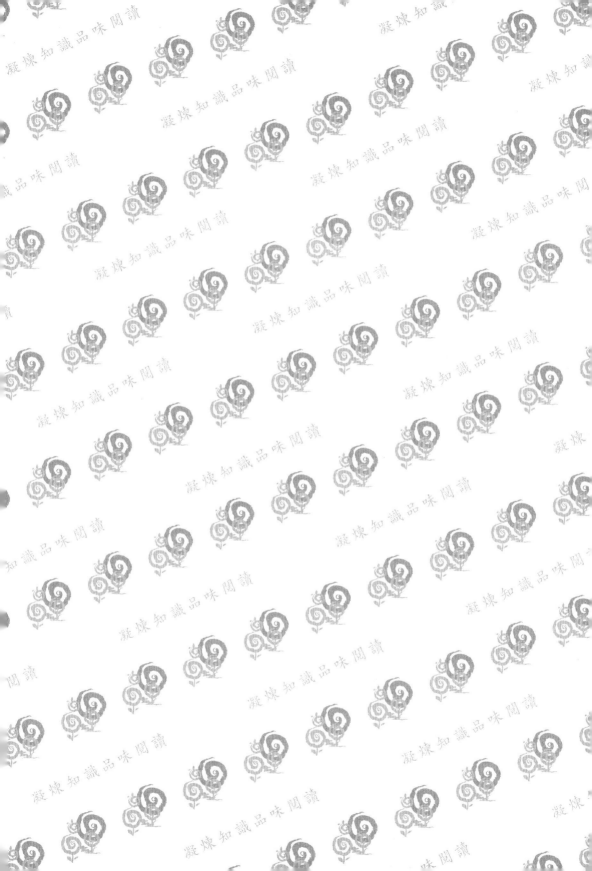

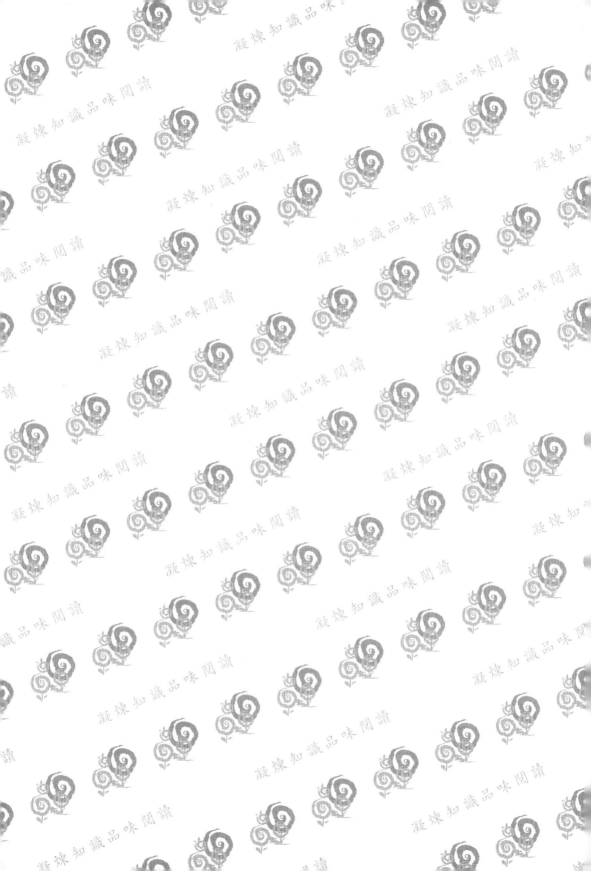

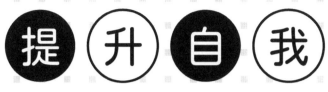

提升自我

Concept and practical application of
improving self-care ability

照顧能力

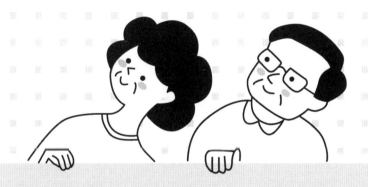

五南圖書出版公司 印行

作者簡介

依姓名筆畫排序

王薏婷

現職

東華醫院營養師

哲佳診所營養師

學歷

亞洲大學醫學暨健康學院健康產業管理學系（長期照護組）碩士班

嘉南藥理大學保健營養系學士

經歷

秀傳醫療社團法人彰化秀傳紀念醫院營養師

財團法人創世社會福利基金會附設苗栗縣私立創世植物人安養院特約營養師

私立同心居養護中心營養師

江禹嫻

現職

靜宜大學社會工作與兒童少年福利學系助理教授

學歷

亞洲大學健康產業管理學系博士

中興大學法律系碩士

亞洲大學社工系碩士

輔仁大學護理系學士

經歷

南開科技大學助理教授

育達科技大學講師／助理教授

李巧彥

現職

強生醫療儀器股份有限公司董事長

強生寓所（優活職能治療所）創辦人

台灣訓練取代照顧推廣協會理事長

學歷

中原大學碩士

經歷

強生醫療儀器股份有限公司董事長

強生寓所（優活職能治療所）創辦人

強生不倒翁社會企業股份有限公司董事長

強生優活有限公司董事長

台灣訓練取代照顧推廣協會理事長

李明明

現職

亞洲大學食品營養與保健生技學系副教授兼系主任

學歷

中國醫藥大學中國藥學研究所藥學博士

經歷

亞洲大學產學營運處產學合作組組長

國立臺北護理健康大學休閒產業與健康促進系兼任助理教授
臺中榮民總醫院教學研究部博士後研究

林志遠

現職

弘光科技大學、朝陽科技大學兼任助理教授

銀髮健康俱樂部執行教練

學歷

亞洲大學健康產業管理研究所博士

中國文化大學運動教練研究所碩士

中國文化大學體育系及食品營養系雙學位

經歷

玄奘大學體育室專任助理教授

玄奘大學體育衛生中心主任

弘光科技大學老人福利與長期照顧系專任助理教授

中華民國定向越野協會副理事長

中華民國定向越野國家代表隊總教練

徐尚爲

現職

國防醫學院公共衛生學系兼任副教授

學歷

美國杜蘭大學公共衛生學院環境衛生學系博士

美國哥倫比亞大學公共衛生學院環境衛生學系碩士

國防醫學院生物化學研究所藥物化學組碩士

國防醫學院藥學系學士

經歷

亞洲大學醫務管理學系副教授

亞洲大學醫務管理學系助理教授

國防醫學院公共衛生學系助理教授

國防醫學院公共衛生學系講師

孫國丁

現職

中國醫藥大學附設醫院 兒童牙科主任

中國醫藥大學牙醫系副教授

中華民國兒童牙科專科醫師

台灣特殊需求者口腔醫學會專科醫師

學歷

中國醫藥大學臨床醫學博士

中山醫學大學牙醫學士

張志隆

現職

植瀚律師事務所律師

學歷

成功大學法律研究所碩士

經歷

社團法人臺中律師公會平民法律服務委員會主任委員

社團法人臺中律師公會副秘書長

社團法人苗栗律師公會理事

中華民國律師公會全國聯合會法規整理委員會副主任委員

全律會消費者保護委員會委員

張家瑜

現職

臺北護理健康大學長期照護系助理教授

學歷

亞洲大學健康產業管理學系博士

臺北護理健康大學護理研究所社區組碩士

經歷

臺中市多加居家長照機構業務負責人／顧問

元培醫事科技大學高齡福祉事業管理學士學位學程講師

亞洲大學健康產業管理學系兼任講師

敏惠醫護管理專科學校長期照顧與健康促進管理科專任講師

陳明安

學歷

高雄醫學大學牙醫學系博士

高雄醫學大學口腔衛生學系碩士

經歷

樹人醫護管理專科學校口腔衛生學科兼任講師

教育部國民及學前教育署學幼童口腔保健計畫口腔保健指導委員

長庚醫療財團法人高雄長庚紀念醫院眼科部副研究醫技員

黃庭偉

現職

實踐大學社會工作學系兼任講師

學歷

國立臺灣師範大學人類發展與家庭學系博士班

法鼓文理學院生命教育碩士學程

國立嘉義大學輔導與諮商學系碩士

天主教輔仁大學兒童與家庭學系碩士

國立暨南國際大學社會政策與社會工作學系學士

經歷

亞東紀念醫院社會工作室社會工作師／諮商心理師

耕莘健康管理專科學校嬰幼兒保育科兼任講師

國立空中大學生活科學系兼任講師

黃雅文

學歷

日本東京大學醫學院保健學博士

經歷

元培醫事科技大學醫務管理系講座教授

臺北教育大學生命教育與健康促進研究所教授兼所長

黃曉令

現職

元培醫事科技大學醫務管理系副教授

學歷

英國曼徹斯特大學醫學院哲學博士

國立陽明大學公共衛生研究所碩士

經歷

英國曼徹斯特大學基層醫療研究發展中心研究助理

楊忠一

現職

新北市輔具資源中心主任

學歷

國立臺灣大學物理治療學系學士

經歷

三軍總醫院物理治療師

聯祥復健診所物理治療師

新北市立八里愛心教養院物理治療師

劉映彤

現職

豐盛長照社團法人附設臺中市私立南丁格爾住宿長照機構督導

學歷

亞洲大學護理碩士

經歷

財團法人為恭紀念醫院綜合科病房護理師

財團法人為恭紀念醫院內科加護病房護理師

臺中署立醫院產房、嬰兒室、病嬰室護理師

中山醫學大學附設醫院呼吸照護病房護理師

南丁格爾護理之家副護理長

羅伊婷

現職

豐盛健康事業集團管理中心主任

亞洲大學健康產業管理系兼任助理教授

學歷

亞洲大學健康產業管理系博士

經歷

財團法人臺中市私立豐盛社會福利慈善事業基金會執行長

臺中市私立南丁格爾護理之家主任

臺中市私立豐馥居家護理所主任

主編序

　　近年來，自立支援、延緩失能和復能訓練等概念逐漸成爲長期照顧領域中的重要焦點，這種轉變將傳統的照顧觀念轉化爲鼓勵失能者透過評估和訓練，發展出最大限度的自我照顧能力，並學習實現獨立生活。因此，自我照顧能力的重要性愈發凸顯。對於失能者而言，他們在日常生活中需要依賴他人的協助，如進食、沐浴、穿衣等，然而這種依賴關係並非僅僅是生理上的局限，更可能引發情緒和心理層面的困擾。照顧者的情緒變化和壓力，可能導致失能者在照顧過程中感受到情緒上的壓迫，不得不時刻顧忌照顧者的感受，或者忍受不耐煩和負面情緒的困擾。因此，確保失能者能夠在充滿尊嚴的環境中生活，就需要專注於提升他們的自我照顧能力，達到更高層次的獨立，減少對外界的依賴，培養自尊心，提升生活品質。

　　在自我照顧訓練的過程中，專業知識和技能的重要性不容忽視。訓練者需要具備專業背景，能夠正確評估失能者的能力水平，並規劃出適合的復能計畫。然而，訓練過程並非一帆風順，失能者在克服身體的痠痛和心理的挫折感方面也面臨極大挑戰。達到目標需要堅定的決心和毅力。在這過程中，家庭和親友的支持與鼓勵成爲不可或缺的因素，對失能者而言，他們的支持會成爲訓練成功的關鍵。自我照顧訓練的範疇並不僅僅限於運動、活動或職能治療。訓練過程中的體力和營養狀況同樣至關重要，涉及口腔的護理、營養的補充等多個方面。這樣的綜合性訓練需要不同專業領域的合作努力，將各種專業知識結合起來，以確保訓練取得最佳效果。

　　《提升自我照顧能力》一書的推出，正是爲了引導讀者深入探索多元議

題。書中涵蓋個人成長、道德觀念、法律界限、心理平衡和家庭支持等多
個領域的知識，爲讀者提供了廣泛且深刻的資源，並以案例說明的方式，
讓讀者能夠把知識連結到實務上，以深入淺出的方式，讓讀者容易理解。
透過這本書，讀者將更能夠應對自我照顧過程中可能出現的各種困難，並
爲自我照顧之路做好充分準備。這些知識和技能的結合，將使失能者能夠
更好地應對各種挑戰，自信地邁向更加獨立的生活方式。這本書不僅讓讀
者學會如何克服困難，更將指引他們在自我照顧的過程中找到明確的方
向。

　　我們深信，《提升自我照顧能力》將成爲讀者在提升自我照顧能力的
道路上無價的良師益友。

羅伊婷

民國 112 年 8 月 20 日

目　錄

第一章　緒論

黃曉令、黃雅文

第一節　找到生命的意義，提升自我照顧動機

　　全球各國都面臨高齡人口快速增加的現象，因此，無論是政府或是民間團體都對促進長者的健康福祉和生活品質愈來愈重視。長者本身隨著年齡增長，他們的身心狀況自然會需要更多的關注，或甚至出現病痛情況，精神醫學家弗蘭克（Frankl）存在主義所提出的求意義的意志（A will to meaning）便能反映在長者的生命歷程中（Frankl, 1959），伴隨著身心理的衰弱或是病痛，使長者產生求生命意義的意志時，換言之，長者因為內心有想要追求的人事物，此時便有可能激勵長者重視自我照顧的重要性，並啟動長者執行保持健康的各項行為，例如：適當的營養、體育活動、藥物依從性和定期健康檢查。

　　本節將探討生活意義與長者自我照顧動機之間關係，並探討生活目標和意義如何影響個體參與自我照顧的動機，以及這些因素如何對長者的整體幸福感和生活品質產生影響。研究領域來自跨領域學科，從多視角的觀點分析長者如何在尋找生命意義的過程中，體悟到自我照顧的重要性，進而提升自我照顧的動機，無論是長者本身或是醫療專業人員和家庭中長者的照顧者，都能從中獲得更多對自我照顧意義的價值。

　　生活意義的概念，通常稱為存在意義或目的，普遍在心理學、哲學和社會學領域中存在相關研究。它指的是個體對方向、重要性以及與自身之外更大的事物之間的聯繫感。研究指出，強烈的生活意義感與更好的心理和身體健康結果、增加的生活滿意度以及降低的死亡風險相關（Steger et.al., 2008; Kim et.al., 2013）。

　　世界衛生組織（WHO）將自我照顧（Self-care）定義為「個人、家庭和社區，無論是在有或沒有醫療提供者之下，都能夠具備促進健康、預防

疾病、維持健康以及調適疾病和殘疾的能力」（The ability of individuals, families and communities to promote health, prevent disease, maintain health, and cope with illness and disability with or without the support of a health-care provider.）（WHO, 2021）。「自我照顧」一詞是以個人自主性和行動為中心的概念，但自我照顧也受到個人因素之外的環境、經濟和社會決定因素的影響。此外，政府和政策制定者也在自我照顧的影響上也扮演重要角色。

有鑑於生活意義和自我照顧對長者可能帶來的益處，有必要探討這兩個概念之間的關係。參與自我照顧活動的動機可能受到個體對自己生活目的和重要性的看法的影響。然而，目前對生活意義如何與長者的自我照顧動機相關實證研究仍然不足，需要更進一步的分析。本節將嘗試闡述自我照顧對長者的重要性，以及其在各種文化和社會經濟背景下的相關性進行探討。

自我照顧在維護長者的身心健康扮演非常重要的角色。參與定期的自我照顧相關活動，例如從事身體活動、保持健康飲食和參與減壓課程，有助於改善整體健康狀況和提高生活品質。當長者被賦予自我照顧技能後，可以培養他們對健康的意識和掌控。藉由積極參與自我照顧，長者可以做出明智的決策，並採取積極的方法來管理健康狀況。當長者自我照顧能力加強後，不僅可以預防常見的各種健康問題，若能透過定期健康檢查和養成規律的生活方式，將有助於降低罹患慢性疾病的可能性（Hooker & Masters, 2016）。

除了長者個人對生命意義的體會及追求的不同會影響自我照顧的動機以外，不同的文化背景而對健康的不同態度，也關係著長者對自我照顧的想法（Krause & Hayward, 2015）。若將自我照顧納入文化規範和傳統中，或許可以使長者更容易接受並實踐健康行為（Kim et al., 2013）。許多文化都非常尊重他們社會中的老年成員的智慧和經驗。促進自我照顧不僅尊重這種智慧，還鼓勵不同世代間對於健康和福祉的知識分享和應用。文化多樣性影響健康信念和對疾病的看法。自我照顧計畫需要考慮長者生命意義的體會及不同文化背景的觀點，以確保自我照顧概念與長者的文化價值觀、信仰和偏好具有一致性（Ho et al., 2010; Martela & Steger, 2016）。

　　在醫療保健服務資源有限的情況下，自我照顧促使長者能夠在現有資源的基礎上管理自己的健康，這在偏遠地區或醫療稀少地區尤其重要。自我照顧對長者和醫療系統都具有正向的成本控制效益，長者可以透過預防措施和自我監測過程，減少頻繁就醫和治療所帶來的經濟負擔。促進自我照顧更是符合支持長者福祉的高齡友善政策的思維，高齡友善政策是讓長者能夠透過自我照顧過程中實踐在地老化，並保持尊嚴和自主性的重要社會政策。

第二節　提升長者自我照顧能力之國際趨勢

　　本節旨在提供有關促進長者健康福祉和生活品質的有效自我照顧理念的國際發展趨勢。透過了解不同國家，包括美國、英國、德國、法國、挪威、瑞典、日本和韓國，藉由實施遠距醫療、資通訊科技、社區健康促進計畫和衛生教育宣傳，增進長者自我照顧的案例分析。

一、美國

　　遠距醫療在美國迅速發展並受到相當程度的民眾接受度。它涉及使用高科技遠端提供醫療服務。透過遠距醫療，長者可以在家中接受醫療諮詢、監測生理指標，並得到個人化的健康建議。服務提供者使用線上會議、遠端監測設備和各種軟體系統，來促進與長者之間的互動及資料蒐集。美國醫療保險和醫療服務中心（Centers for Medicare & Medicaid Services, CMS）在 COVID-19 大流行期間擴展遠距醫療服務的涵蓋範圍。這使得醫療保險受益人可以透過遠距醫療接受更多樣化的醫療服務，減少了面對面訪問的需求。遠距醫療平台，如 Teladoc、Doctor On Demand 和 Amwell，使用量也在疫情期間增加，使長者更易於獲得醫療保健服務相關資源，促進長者自我照顧能力的提升。

　　資通訊科技在支持長者自我照顧活動方面發揮相當關鍵的作用。手機應用程式、可穿戴裝置和線上平台幫助長者追蹤他們的健康數據，管理藥物，並進行運動指導。相當受歡迎的健身應用程式 MyFitnessPal，使長者

能夠監測他們的飲食、追蹤身體活動情形，並設定個人化健康目標。可穿戴設備如 Fitbit，提供關於步數、心率和睡眠模式的即時數據，鼓勵長者保持活躍並保持健康的生活方式。

社區衛生計畫旨在促進長者的社交參與和社會支持。這些計畫通常包括團體活動、教育工作坊和健康檢查活動。美國各地的老年中心提供多種方案，從運動課程到藝術和手工藝，皆達到促進身心健康的目的。AARP 的社區聯繫計畫，安排志工與獨居長者定期電話交流，減少社交孤立。衛生教育宣傳旨在提高長者對健康議題的意識，並促進自我照顧行為。這些宣傳活動使用各種媒介，如工作坊、宣傳手冊、網站和社交媒體，傳播健康相關訊息。國家老化研究所（National Institute on Aging, NIA）推出了 Go4Life 宣傳活動，提供資源和訊息，鼓勵長者參與定期體適能活動。該活動的網站提供運動指南、成功故事範例和促進健康老化的具體方案（Centers for Disease Control and Prevention, 2016; Parker & Ratzan, 2010; Rudd et al., 2004; Williams et al., 1995）。

二、英國

英國遠距醫療已成為支持長者在家中管理健康的重要方法。英國國家健康服務（NHS）提供各種遠距醫療服務，使長者可以遠程訪問醫療專業人員並獲得醫療建議。NHS 111 線上服務提供了一個資訊平台，提供個人（包括長者）評估其症狀並獲得健康相關建議。該平台幫助長者對自身健康做出決策並尋求適當的護理服務。資通訊科技和平台對於英國長者的自我照顧至關重要。手機應用程式、穿戴型裝置和線上資源使長者能夠監測他們的健康及獲得相關訊息。NHS Apps Library 提供健康和福祉應用程式系統，長者可以使用這些系統的各項功能來管理自身健康狀況、追蹤藥物使用情形並獲取健康相關建議。例如，Florence 應用程式幫助患有慢性疾病的長者監測其症狀並獲得客製化諮詢。

英國的社區衛生計畫主要在為長者提供社交互動、教育和健康支持系統。這些計畫通常在當地中心進行，提供參與和學習的機會。Age UK 在英國各地提供多種服務和計畫，促進長者的健康福祉。Age UK 的友誼服

務功能連繫志工與獨居的長者，定期陪伴，減少孤獨感並促進心理健康。衛生教育宣傳的目的是提高英國長者對健康行為的意識，並推動健康行為方案，這些宣傳活動通常包括工作坊、資源和宣傳。英國政府所支持的 One You 宣傳活動提供長者各項資源，幫助個人（包括長者）做出更健康的生活方式選擇。該活動的網站提供評估健康風險、設定目標和獲取有關身體活動和營養建議的工具（Age UK, 2021）。

三、德國

德國遠距醫療解決方案讓長者能夠透過遠距醫療平台和服務，諮詢醫療專業人員並獲取醫療相關建議，而無需親自到診所接受服務。TK-Safe 是由 Techniker Krankenkasse 健康保險公司提供的遠距醫療平台。它使用戶能夠安全地存儲他們的健康相關訊息、醫療紀錄，並透過與醫生線上溝通，讓長者更有效地控制他們的健康狀況。資通訊科技和應用在德國的長者自我照顧中扮演相當重要的角色。這些工具提供了健康監測、藥物管理和生活型態的建議及諮詢。Vivy 是一個資訊健康平台，讓用戶存儲他們的醫療紀錄、追蹤藥物使用情形並獲取個性化的健康建議。長者可以使用 Vivy 來管理預約、查看檢測結果並接收有關健康的提醒。

在德國，社區衛生計畫的重點是透過社交參與、教育和社區支持系統來增強長者的健康福祉，這些計畫通常在當地社區中心進行，提供互動和學習的機會。Sozialverband VdK Deutschland e.V. 是德國最大的社會組織之一，它為長者提供各種服務和計畫，包括教育工作坊、社交活動以及協助提供醫療服務使用上的建議。衛生教育宣傳用意在於提高長者對與健康相關資訊的意識，並鼓勵積極採取對自身有利的正向健康行為。這些宣傳活動通常透過辦理工作坊及研討會方式讓參與者增進健康識能。BZgA（Bundeszentrale für gesundheitliche Aufklärung）是德國的聯邦健康教育中心，定期舉辦各種健康相關的宣傳活動，包括與長者有關的主題，例如健康老化、預防跌倒和疫苗接種宣導（Federal Ministry for Family Affairs, Senior Citizens, Women and Youth, 2020; German Society for Telemedicine, 2021）。

四、法國

　　法國推出的遠距醫療計畫，主要是支持長者從遠端管理自己的健康。遠距醫療平台和服務業者為長者提供線上預約方式，讓他們在無需到診所的情況下，得以諮詢醫療專業人員並獲得醫療建議。Téléconsultation 是由法國國家健康保險（Assurance Maladie）提供的遠距醫療服務。它允許長者透過線上通話與醫療專業人員進行諮詢，針對長者關注的醫療問題及處方用藥進行說明及提供建議。資通訊科技和應用在法國的長者自我照顧過程發揮重要的功能。這些資通訊工具提供健康監測、藥物管理和提供健康相關資源。Dossier Médical Partagé（DMP）是一個健康訊息紀錄系統，允許個人線上存儲醫療服務訊息。長者可以使用 DMP 將他們的健康數據與醫療提供者共享，確保接受到完善和全面的醫療護理相關服務。

　　在法國，社區衛生計畫的重點是整合社會各項資源並為長者提供相關支持服務。這些計畫通常涉及當地社區中心和民間團體，提供各種健康促進活動和服務。CLICs（Centres Locaux d'Information et de Coordination）是提供醫療諮詢和社會服務的資訊整合中心，為長者提供各項活動、辦理工作坊和健康課程活動。法國衛生教育宣傳主要在提高長者對與健康相關的議題和自我照顧能力的提升，這些宣傳活動包括研討會、工作坊和訊息資源。Plan National Bien Vieillir 是法國的一項全國性健康促進倡議，旨在促進長者的健康老化和福祉，它的主題包括均衡營養、身體活動、心理健康和藥物管理等各種主題的教育宣傳活動（Directorate for Research, Studies, Evaluation, and Statistics, 2020; Public Health France, 2021）。

五、挪威

　　挪威已推出遠距醫療服務，以改善長者尤其是在偏遠或鄉村地區的健康護理服務。遠距醫療使長者能夠以遠距方式諮詢醫療專業人員、監測健康狀況並接收醫療建議。「Helsenorge」是一個健康資訊平台，提供遠距醫療服務，如與醫療專業人員的線上討論與諮詢、維護隱私安全的資訊傳遞以及個人健康紀錄的資料庫。該平台使長者能夠在不長途跋涉的情況下，接受醫療服務。資通訊科技和應用程式系統可用於促進長者自我照

顧，使他們能夠有效管理健康。這些工具涵蓋健康監測、藥物管理和健康教育資源。「Min Fastlege」是一個線上服務系統，使個人可以選擇和更改他們的專責醫生（fastlege），並進行門診預約、領取處方藥並查詢健康相關資料等功能。長者可以使用這個服務來了解他們的醫療資訊，並與他們的專責醫生進行互動。

挪威政府特別強調支持長者的社區服務計畫。社區中心提供社交聯誼活動、體育課程和就醫相關的醫療訊息。「Frisklivssentraler」是市政府健康中心，爲利用者制定客製化的身體活動、營養和心理健康計畫。這些中心提供諮詢服務、辦理工作坊和小組活動，幫助長者選擇健康的生活方式並改善他們的自我照顧能力。在挪威，衛生教育宣傳的重點在於教育長者有關自我照顧的健康識能，包括健康促進和疾病預防。這些宣傳活動包括研討會、工作坊和健康資源查詢服務。「Helsedirektoratet」（挪威衛生局）推動有關長者健康老化和福祉的宣傳活動。這些宣傳活動涵蓋營養、身體活動、心理健康和藥物管理等主題（Norwegian Centre for eHealth Research, 2021; Norwegian Directorate of Health, 2021; Norwegian Institute of Public Health, 2022; Norwegian Ministry of Health and Care Services, 2018）。

六、瑞典

瑞典遠距醫療服務已整合到該國的醫療系統中，以促進長者與醫療專業人員之間的遠距諮詢、健康監測和諮詢服務。「1177 Vårdguiden」是一個全國性的醫療訊息服務平台，提供遠距醫療諮詢，長者可以透過電話或線上與護理師或專責家庭醫師諮詢，獲取醫療建議、健康訊息和自我照顧的指導。資通訊科技和平台也廣泛用於賦予長者實現自我監測並促進與醫療提供者的交流。「Min vårdkontakt」是一個訊息服務系統，個人可以查詢他們的健康訊息、進行門診掛號預約和與醫療提供者互動。

瑞典透過社區衛生計畫來提升長者的社交參與、體育活動和醫療服務的可及性。這些計畫通常藉由當地社區中心組織進行推動。「Senioraktiviteter」（長者活動）是由市政府和組織提供的社區健促進計畫。這些計畫包括體育課程、社交聚會、教育活動和針對長者需求的健康

促進工作坊。衛生教育宣傳在於提高長者對健康生活型態、疾病預防和自我照顧能力的健康識能。這些宣傳活動透過各種管道提供訊息，包括紙本材料和網路訊息平台。「Folkhälsomyndigheten」（瑞典公共衛生局）在各種健康議題上執行多項宣傳活動，包括身體活動、心理健康、營養和疫苗接種。這些宣傳活動旨在向長者提供健康訊息並鼓勵他們採取更健康的生活方式（Public Health Agency of Sweden, 2021; Swedish Government, 2019; Swedish National Board of Health and Welfare, 2022; The National Board of Health and Welfare, 2021）。

七、日本

日本為全球高齡人口占比最高的國家，因此遠距醫療服務很早就受到重視及發展，以滿足長者特別是在偏遠或鄉村地區的醫療需求。這些服務提供遠距醫療諮詢、健康監測和支持系統。日本厚生省推動「Hospitals Without Walls」計畫：這個計畫使長者能夠透過與醫療專業人員的線上通話，得到醫療諮詢和建議。它旨在為長者提供方便的醫療服務，無需特別前往醫療機構接受服務。

資通訊科技和平台可用來提供健康訊息、管理健康數據，並促進長者與醫療提供者之間的交流。「My Health Bank」是一個訊息平台，使個人能夠查詢他們的健康紀錄、了解疾病史並接收健康建議。長者可以使用這個工具監測他們的健康狀況。

日本社區衛生計畫主要是在促進長者自我照顧和社會參與，並投入相當大的經費及人力。這些計畫通常會邀請當地社區中心和長者俱樂部共同推動，以「Salus」計畫為例：這個社區計畫提供各種活動，如體育課程、健康工作坊和社交聚會，旨在鼓勵積極的生活方式並促進社交互動。日本衛生教育宣傳的重要目的在於提高長者對健康促進、疾病預防和自我照顧能力的提升。長者健康促進活動主要由地方政府和非營利組織共同舉辦，教育長者有關健康行為、疫苗接種和定期健康檢查（Cabinet Office of Japan, 2018; Japan Ministry of Internal Affairs and Communications, 2022; National Institute of Population and Social Security Research of Japan, 2021;

Ministry of Health, Labor and Welfare of Japan, 2022）。

八、韓國

　　韓國遠距醫療服務主要在於改善居住在農村和偏遠地區長者的醫療服務可及性。這些服務提供遠距諮詢、健康監測和醫療建議。「Senior Telemedicine Center」建立了遠距醫療中心，長者可以透過線上通話與醫療專業人員諮詢。這有助於長者在無需前往醫療機構接受門診服務的情況下獲取醫療建議、處方更新和護理相關服務。資通訊科技和平台業者「Well-Being Apps」發展手機應用程式來提供健康相關訊息、體育運動和飲食建議給長者。這些應用程式幫助長者管理健康並保持活躍。

　　社區衛生計畫在提升長者的自我照顧和社會福祉方面扮演重要角色。當地社區中心和長者俱樂部經常參與這些計畫。「Senior Community Centers」提供各種活動，包括體育課程、健康講座和文化活動。它們為長者提供一個支持性的環境，以進行社交互動並鼓勵保持積極的生活方式。衛生教育宣傳的目的在於提高長者對健康促進、疾病預防和自我照顧的認識。「健康老化宣傳活動」是由政府機構和非營利組織共同推動，教育長者有關健康習慣、疫苗接種和定期健康檢查（Korea Institute for Health and Social Affairs, 2021; Ministry of Health and Welfare of South Korea, 2022; National Health Insurance Service of South Korea, 2022; National Information Society Agency of South Korea, 2020）。

第三節　強化健康識能以利提升自我照顧能力

　　健康識能（Health Literacy），也稱為健康知能或健康素養，最早是由世界衛生組織（1998）所提出：「屬於認知及社會功能的能力，此能力將決定個人是否有動機及能力去獲得、了解及使用促進自身健康的訊息」（The cognitive and social skills that determine the motivation and ability of individuals to gain access, to understand and use information in ways which promote and maintain good health.）。另一個與世界衛生組織的定義相近，而廣泛採用的定義是由美國醫學會於 1999 年所提出的說法：「健康識

能是一種技能的組合，能夠接近、了解及適當運用相關訊息而獲得健康的能力」（A constellation of skills, including the ability of individuals to gain access, to understand and use information in ways which promote and maintain good health.）（Davis et al., 1993; Parker & Ratzan, 2010）。

歐盟針對健康識能的定義指出：「使個人擁有知識、動機及能力，用以獲得、了解、評估及應用健康相關資訊，使自身在生命歷程與健康照護、疾病預防與健康促進有關的日常生活中，維持或改善生活品質」（Health literacy is linked to literacy and entails people's knowledge, motivation and confidence to access, understand, appraise and apply health information to make judgments and take decisions in everyday life in terms of health care, disease prevention and health promotion to promote and maintain quality of life during the life course.）（Sørensen, 2013）。Nutbeam（2000）有關健康識能的定義也與上述機構或組織所提出的概念不謀而合，然而，他更進一步從公共衛生的社會健康觀點闡述健康識能定義。他提出的健康識能的三個層次為：功能性（functional）、互動性（interactive）、批判性（critical），分述如下：

1. 功能性健康識能：具備基本的閱讀及書寫能力，有效應付日常生活各種狀況，此為最狹義的健康識能定義。
2. 互動性健康識能：具備較高階的社會認知功能及識字能力，可主動從日常生活中透過不同的媒介管道，獲取有用訊息，在與他人的互動溝通中獲得啓發，並將新的資訊運用於各種變化的環境中。
3. 批判性健康識能：具備最高階的認知能力，可批判性地分析及評估資訊後的結論作妥善應用，並且對於生活事件與處境擁有更多的自主權。

Nutbeam 學者所提出的健康識能定義中，兼顧個人行為改變（功能性）及改善社會環境（互動性及批判性）的兩大面向，這個定義的產生使得健康識能的測量上也能夠更明確的進行。Paasche-Orlow 及 Wolf 兩位學者（2007）的研究發現，健康識能及其健康狀況不僅受到個人因素的影響，例如：年齡、教育程度及種族，更有可能是環境因素，例如：社會支持系統及文化，導致個人健康情形的差異性。更有學者明確指出健康識能不僅是個人的能力，而是個人能力與健康識能相關的需求度與照護體系的

複雜度互動之下的產物（Baker, 2007; Rudd 2003）。

　　擁有較高的健康識能者更能理解和解讀健康相關訊息，使他們更容易進行自我照顧行為。同時高健康識能者也對醫療處置、疾病管理和預防保健的知識理解度較高，使個體能夠對其健康做出較好的決策（Berkman et al., 2011; Jordan et al., 2010; Nutbeam, 2000; Osborne et al., 2013, Sørensen et al., 2012）。較高的健康識能者能夠掌握自己的健康，從而提高參與自我照顧行動的程度。當個人能夠理解與健康相關的訊息，查詢醫療資訊並評估健康建議時，他們更有達成良好自我照顧的可能性與能力（Davis et al., 2006; Froos et al., 2016; Nutbeam, 2008; Schillinger et al., 2004; Speros, 2005）。

　　具有較高健康識能的人除了在臨床處置的過程較能夠理解醫療專業人員的指導以外（Gazmararian et al., 2003），在預防保健的重要性，例如定期健康檢查和接種疫苗等自我照顧行為上的實踐能力也較高，因此，有助於早期發現健康問題（DeWalt et al., 2004; Jordan et al., 2010; Nutbeam, 2008; Paasche-Orlow et al., 2005; Williams et al., 1995）。擁有較高健康識能者較能夠理解自我照顧方法，包括藥物使用說明和治療方案。這種理解將有助於實現自我照顧（Friis et al., 2016; Lee et al., 2004）。

　　擁有較高健康識能者除了在臨床處置及預防保健上的理解力及實踐力較缺乏健康識能者高以外，前者也較能夠自行搜尋健康資源並參與支持自我照顧的各種活動。如此較為積極的健康促進方法，通常源於不同健康識能水準導致對自我照顧行為的潛在益處和風險理解之不同所造成（Ishikawa & Yano, 2008; Pleasant & McKinney, 2011; Wolf et al., 2005）。健康識能較高的人往往將自我照顧視為對個人承諾，因為他們認識到自我照顧對其整體健康的影響。他們更有可能保持持續學習的行為及態度，根據不斷變化的身心理需求調整自我照顧方式，並進而鼓勵他人實踐良好的自我照顧生活模式（Haun et al., 2015）。

　　綜觀之，提升健康識能是促進積極自我照顧的關鍵因素，能夠使個人理解健康相關訊息，查詢各項醫療資訊，與醫療專業人員有效溝通並做出對自身有益於整體健康的各項決策，達成高品質的生活品質（Sentell & Braun, 2012; Wolf et al., 2005）。

參考文獻

Age UK. (2021). Supporting older people to stay active. https://www.ageuk.org.uk/information-advice/health-wellbeing/fitness/

Baker, D. W., Wolf, M. S., Feinglass, J., Thompson, J. A., Gazmararian, J. A., & Huang, J. (2007). Health literacy and mortality among elderly persons. *Archives of Internal Medicine, 167*(14), 1503-1509.

Berkman, N. D., Sheridan, S. L., Donahue, K. E., Halpern, D. J., & Crotty, K. (2011). Low health literacy and health outcomes: An updated systematic review. *Annals of Internal Medicine, 155*(2), 97-107.

Cabinet Office (Japan). (2018). Annual Report on the Aging Society: 2017. https://www8.cao.go.jp/kourei/whitepaper/w-2017/zenbun/pdf/1s1s_01.pdf

Centers for Disease Control and Prevention. (2016). Learn about health literacy. Retrieved from http://www.cdc.gov/healthliteracy/learn/index.html

Davis, T. C., Long, S. W., Jackson, R. H., Mayeaux, E. J., George, R. B., Murphy, P. W., & Crouch, M. A. (1993). Rapid estimate of adult literacy in medicine: A shortened screening instrument. *Family Medicine, 25*(6), 391-395.

Davis, T. C., Wolf, M. S., Bass, P. F., Thompson, J. A., Tilson, H. H., & Neuberger, M. (2006). Literacy and misunderstanding prescription drug labels. *Annals of Internal Medicine, 145*(12), 887-894.

DeWalt, D. A., Berkman, N. D., Sheridan, S., Lohr, K. N., & Pignone, M. P. (2004). Literacy and health outcomes: A systematic review of the literature. *Journal of General Internal Medicine, 19*(12), 1228-1239.

Directorate for Research, Studies, Evaluation, and Statistics (DREES). (2020). Overview of Accommodation Facilities for Dependent Elderly People - 2020 Edition. https://drees.solidarites-sante.gouv.fr/etudes-et-statistiques/publications/panoramas-de-l-offre-de-soins-et-de-l-autonomie/article/panorama-des-etablissements-d-hebergement-pour-personnes-agees-dependantes

Federal Ministry for Family Affairs, Senior Citizens, Women and Youth. (2020). Images of Aging in Germany. https://www.bmfsfj.de/blob/156760/0dc2693 d1a542b7ecdb890fa948c4872/altersbilder-in-deutschland-2020-data.pdf

Frankl, V. E. (1959). *Man's Search for Meaning: An Introduction to Logotherapy*. Beacon Press.

Friis, K., Lasgaard, M., Rowlands, G., & Osborne, R. H. (2016). Maindal, H. T. Health literacy mediates the relationship between educational attainment and health behavior: A Danish population-based study. *Journal of Health Communication, 21*(sup2), 54-60.

Gazmararian, J. A., Williams, M. V., Peel, J., & Baker, D. W. (2003). Health literacy and knowledge of chronic disease. *Patient Education and Counseling, 51*(3), 267-275.

German Society for Telemedicine e.V. (2021). Telemedicine in Geriatrics. https://www.telemedizinfuehrer.de/telemedizin/anwendungen-in-der-medizin/geriatrie

Haun, J. N., Patel, N. R., French, D. D., Campbell, R. R., Bradham, D. D., Lapcevic, W. A., & Bailey Jr, S. C. (2015). Association between health literacy and medical care costs in an integrated healthcare system: A regional population-based study. *BMC Health Services Research, 15*(1), 249.

Ho, M. Y., Cheung, F. M., & Cheung, S. F. (2010). The role of meaning in life and optimism in promoting well-being. *Personality and Individual Differences, 48*(5), 658-663.

Hooker, K., & Masters, K. S. (2016). Purpose in life is associated with physical activity measured by accelerometer. *Journal of Health Psychology, 21*(6), 962-971.

Ishikawa, H., & Yano, E. (2008). Patient health literacy and participation in the health-care process. *Health Expectations, 11*(2), 113-122.

Japan Ministry of Internal Affairs and Communications. (2022). Annual Report on the Aging Society: 2022. https://www8.cao.go.jp/kourei/whitepaper/w-2022/zenbun/33pdf_index.html

Jordan, J. E., Buchbinder, R., & Osborne, R. H. (2010). Conceptualising health literacy from the patient perspective. *Patient Education and Counseling*, *79*(1), 36-42.

Kim, E. S., Sun, J. K., Park, N., & Peterson, C. (2013). Purpose in life and reduced incidence of stroke in older adults: The Health and Retirement Study. *Journal of Psychosomatic Research*, *74*(5), 427-432.

Korea Institute for Health and Social Affairs. (2021). 2021 Elderly Welfare Report. https://www.kihasa.re.kr/web/publication/reports/view.do?menuId=32&tid=41&bid=72&divId=2

Krause, N., & Hayward, R. D. (2015). Religious involvement, gratitude, and change in depressive symptoms over time. *International Journal of Aging & Human Development*, *80*(4), 322-341.

Lee, S. Y. D., Arozullah, A. M., & Cho, Y. I. (2004). Health literacy, social support, and health: A research agenda. *Social Science & Medicine*, *58*(7), 1309-1321.

Martela, F., & Steger, M. F. (2016). The three meanings of meaning in life: Distinguishing coherence, purpose, and significance. *Journal of Positive Psychology*, *11*(5), 531-545.

Ministry of Health and Welfare (South Korea). (2022). 2022 Elderly Health Promotion Policy Directions. http://www.mohw.go.kr/react/jb/sjb030301vw.jsp?PAR_MENU_ID=03&MENU_ID=032903&page=1&CONT_SEQ=367787

Ministry of Health, Labor and Welfare (Japan). (2022). Comprehensive Strategy for Social Security and Tax Reform. https://www.mhlw.go.jp/english/wp/wp-hw4/dl/summary.pdf

National Health Insurance Service (South Korea). (2022). Senior Healthcare Support Program. https://www.nhis.or.kr/static/html/wbd/g/a/wbdga0402.html

National Information Society Agency (South Korea). (2020). Development and Spread of Senior-Friendly Contents. https://www.nia.or.kr/site/nia_kor/ex/

bbs/View.do?cbIdx=202

National Institute of Population and Social Security Research (Japan). (2021). Population Projections for Japan: 2021-2115. https://www.ipss.go.jp/pp-ajsetai/e/ppajsetai2021e.pdf

Norwegian Centre for eHealth Research. (2021). eHelse og samhandling. https://ehealthresearch.no/om-oss/ehealth-and-collaboration/

Norwegian Directorate of Health. (2021). Melding om behov for habilitering og rehabilitering i spesialisthelsetjenesten. https://www.helsedirektoratet.no/meldinger/habilitering-rehabilitering

Norwegian Institute of Public Health. (2022). Eldre og folkehelse. https://www.fhi.no/tema/helse-og-livsstil/eldres-helse/

Norwegian Ministry of Health and Care Services. (2018). Meld. St. 15 (2017-2018) Leve hele livet - en kvalitetsreform for eldre. https://www.regjeringen.no/no/dokumenter/meld.-st.-15-20172018/id2589310/

Nutbeam, D. (2000). Health literacy as a public health goal: A challenge for contemporary health education and communication strategies into the 21st century. *Health Promotion International*, *15*(3), 259-267.

Nutbeam, D. (2008). The evolving concept of health literacy. *Social Science & Medicine*, *67*(12), 2072-2078.

Osborne, R. H., Batterham, R. W., Elsworth, G. R., Hawkins, M., & Buchbinder, R. (2013). The grounded psychometric development and initial validation of the Health Literacy Questionnaire (HLQ). *BMC Public Health*, *13*, 658.

Paasche-Orlow MK., & Parker RM. (2007). Improving the effectiveness of patient education: A focus on limited health literacy. In T. E. King, & M. B.Wheeler (Eds.), *Medical management of vulnerable and underserved patients: Principles, practice, and populations*. McGraw Hill 101-109.

Paasche-Orlow, M. K., Parker, R. M., Gazmararian, J. A., Nielsen-Bohlman, L. T., & Rudd, R. R. (2005). The prevalence of limited health literacy. *Journal of General Internal Medicine*, *20*(2), 175-184.

Paasche-Orlow, MK, Wolf, MS. (2007). The causal pathways linking health literacy to health outcomes. *Amerian Journal of Health Behavior, 31,* S19-S26.

Parker, R. M., & Ratzan, S. C. (2010). Health literacy: A second decade of distinction for Americans. Journal of Health Communication, 15(sup2), 20-33.

Pleasant, A., & McKinney, J. (2011). Coming to consensus on health literacy measurement: An online discussion and consensus-gauging process. *Nursing Outlook, 59*(2), 95-106.

Public Health Agency of Sweden. (2021). Public Health Report 2021. https://www.folkhalsomyndigheten.se/the-public-health-agency-of-sweden/about-us/publications/public-health-report/2021-public-health-report/

Rudd RE, Comings JP, Hyde J. 2003. Leave no one behind: Improving health and risk communication through attention to literacy. *Journal of Health Communication*, Special Supplement on Bioterrorism, 8(Supplement 1), 104-115.

Public Health France. (2021). National Health and Environment Plan 4 (PNSE 4) - 2020-2024. https://www.santepubliquefrance.fr/maladies-et-traumatismes/maladies-et-infections-respiratoires/aer-allergenes/documents/plan-national-sante-environnement-4-2020-2024

Schillinger, D., Bindman, A., Wang, F., Stewart, A., & Piette, J. (2004). Functional health literacy and the quality of physician-patient communication among diabetes patients. *Patient Education and Counseling, 52*(3), 315-323.

Sentell, T., & Braun, K. L. (2012). Low health literacy, limited English proficiency, and health status in Asians, Latinos, and other racial/ethnic groups in California. *Journal of Health Communication, 17*(sup3), 82-99.

Sørensen, K (2022) Self care literacy. Global Health Literacy Academy. https://www.wsmi.org/sites/default/files/media/documents/2022-04/GSCF%20WP%20Self-Care%20Literacy%20120422.pdf

Sørensen, K., Van den Broucke, S., & Pelikan, J.M. (2013). Measuring health literacy in populations: illuminating the design and development process of the European Health Literacy Survey Questionnaire (HLS-EU-Q). *BMC Public Health*, *13*, 948.

Sørensen, K., Van den Broucke, S., Fullam, J., Doyle, G., Pelikan, J., Slonska, Z., & Brand, H. (2012). Health literacy and public health: A systematic review and integration of definitions and models. *BMC Public Health*, *12*, 80.

Speros, C. (2005). Health literacy: Concept analysis. *Journal of Advanced Nursing*, *50*(6), 633-640.

Steger, M. F., Kashdan, T. B., Sullivan, B. A., & Lorentz, D. (2008). Understanding the search for meaning in life: Personality, cognitive style, and the dynamic between seeking and experiencing meaning. *Journal of Personality*, *76*(2), 199-228.

Swedish Government. (2019). Elderly care policy. https://www.government.se/government-policy/elderly-care-policy/

Swedish National Board of Health and Welfare. (2022). Digital tools for health and care. https://www.socialstyrelsen.se/en/statistics-and-data/registers/register-information/ehalsomyndigheten/

The National Board of Health and Welfare. (2021). Welfare Technology in Care and Health. https://www.socialstyrelsen.se/globalassets/sharepoint-dokument/artikelkatalog/ovrigt/2021-6-6510.pdf

Williams, M. V., Parker, R. M., Baker, D. W., Parikh, N. S., Pitkin, K., Coates, W. C., & Nurss, J. R. (1995). Inadequate functional health literacy among patients at two public hospitals. *Journal of the American Medical Association*, *274*(21), 1677-1682.

World Health Organization. (2021). Classification of self-care interventions for health: a shared language to describe the uses of self-care interventions. https://apps.who.int/iris/handle/10665/350480.

Wolf, M. S., Gazmararian, J. A., & Baker, D. W. (2005). Health literacy and functional health status among older adults. *Archives of Internal Medicine*, *165*(17), 1946-1952.

第二章 倫理與法律

羅伊婷、張志隆

前言

　　活得有尊嚴對每個人來說都非常重要，尊嚴是指「被視為有價值」和「受到他人尊重的權利和價值觀」。每個人都應該是平等且值得尊重的個體。「活得有尊嚴」意味著受到他人平等對待，無論種族、性別、年齡、宗教信仰或者是否需要他人協助照顧。然而，在實務上，對於失能者而言，一旦自我照顧能力喪失，即意謂著需要他人的協助，不僅在有需求時，需要藉助他人的幫忙，也會導致自尊與自我價值感下降，而照顧者也常會因為長時間的照顧，或是對於失能者恢復的期待過高，而導致過度嚴厲、缺乏耐心、忽略尊重。

　　在台灣，長期照顧制度鼓勵失能者進行復能訓練，以增進自我照顧能力。然而，在復能訓練的過程中，失能者可能面臨各種困難和挑戰。首先，有些失能者可能出於自我放棄的心態而拒絕訓練，他們可能覺得自己無法恢復到以前的狀態，因此失去了進一步努力的動力。其次，當失能者感覺訓練成效不明顯時，可能會感到挫折和失望。復能訓練需要時間和努力，但結果可能不是立即顯示出來的。這需要失能者和訓練專業人員之間的耐心和理解，以確保失能者能夠堅持下去。此外，訓練的程度也是一個需要拿捏的問題。失能者的能力和限制可能不同，因此訓練計畫需要個別化和適應性。專業人員需要評估失能者的狀況，制定適合他們的訓練目標和方法，並在適當的時候進行調整。在進行復能訓練的過程中，訓練專業人員還需考慮法律和倫理的層面。他們需要確保訓練方法符合專業標準和倫理規範，並尊重失能者的意願和隱私權。同時，他們也需要提供必要的支持和安全措施，以確保失能者的身心健康。

　　總而言之，鼓勵失能者進行復能訓練以增進自我照顧能力很重要，但

在訓練過程中可能會面臨各種挑戰。理解失能者的心態、提供適當的支持和尊重他們的尊嚴，同時考慮法律和倫理的層面，才有助於確保訓練的有效性和失能者的整體福祉，以下將依章節進行討論及分享。

第一節　自我照顧的哲理

自我照顧的哲理是一種關於個人責任和自主性的理念，強調個人應該主動參與和承擔自己的健康和福祉。其涉及到個人對自我身心健康的關注，並透過一系列的行動和決策來維護和促進自身的健康。

自我照顧的哲理強調個人在生活中擔當起主動的角色，而不僅僅是依賴醫療專業人員或其他人的幫助。這種新觀念打破了過去我們所持有的舊有觀念，也就是受照顧就必須完全依賴他人的想法。過去，當失能者康復情況不如預期時，多數人常常將錯誤歸咎於照顧者的不盡責、治療師或醫生的失誤，卻忽略了失能者本身在康復過程中所需付出的努力。如今，自我照顧的理念彰顯了個體在促進健康和康復方面的主動作用。這意味著個人應該積極參與自己的健康管理，從飲食和運動到心理健康，都需要有意識地投入努力。自我照顧不僅僅是遵循專業建議，更是培養出自主管理能力的過程，使個體能夠更佳了解自己的身體和需求。這種轉變的觀念也有助於建立積極的康復心態。當人們認識到自己在康復過程中扮演著關鍵角色時，他們更有可能克服困難並堅持下去。自我照顧也有助於減少過度依賴醫療專業人員的情況，使醫療資源能夠更有效地分配給那些真正需要的人。因此，自我照顧的哲理呼籲我們從被動的角色轉變為積極參與者、為自己的健康負責。自我照顧鼓勵個人學習和發展必要的知識、技能和行為，以管理自己的身體健康和心理健康，這種哲理也提倡個人的自主性和自決權。個人應該有權做出關於自己健康和福祉的決策，並參與制定個人化的醫療計畫和健康管理策略。它強調個人對自身需求和價值觀的了解，並促使個人主動地追求符合自己健康目標和價值觀的行為。此外，自我照顧的哲理還包括促進健康和預防疾病的觀念。它鼓勵個人透過良好的生活方式選擇，如均衡的飲食、適度的運動、充足的休息和應對壓力的方法，

來維護身心健康。它提倡早期檢測和定期健康檢查，以及積極參與預防性
的醫療措施，以減少疾病的風險。

　　自我照顧的哲理在醫學及心理學領域有相關的理論，提供了對自我照
顧行為的解釋和指導，幫助我們了解個人如何參與自我照顧，並提供指導
如何促進和支持個人的自我照顧能力。它們強調個人信念、價值觀、能力
和環境因素對自我照顧的重要性。這些理論可以應用於設計和實施相關的
健康教育及行為介入，以下將介紹三個常見的理論：

一、健康信念模式（Health Belief Model）

　　健康信念模式是一種解釋人們對健康行為的決策和行動的理論。它提
出人們的健康行為取決於對疾病風險的認知、對預防和治療行為效果的信
念以及對行為成本和障礙的感知。這個模型強調個人對自身健康問題的認
知和對健康行為的價值觀。

　　健康信念模式中認為，個體的健康行為取決於多種因素的交互作用。
首先，個體對於患病風險的認知對其健康行為產生影響。當個體認識到某
種行為可能增加患某種疾病的風險時，他們更可能採取相應的預防措施，
以減少患病風險。此外，預防和治療行為效果的信念也在健康信念模型中
占據重要地位。個體對於採取某種健康行為後可能帶來的益處和效果的預
期，會影響他們是否願意付諸行動，因此如果個體相信某種行為能夠有效
預防或治療特定疾病，他們更有可能積極採取這種行動。

　　此理論亦強調了個體對於健康行為成本和障礙的感知。個體在考慮是
否執行某種健康行為時，會衡量行為所需的成本、付出的努力以及可能出
現的障礙。這些因素將影響個體是否能夠克服困難並採取行動。進一步來
看，健康信念模型強調了個體對自身健康問題的認知和對健康行為的價值
觀。個體的健康觀念和價值觀在很大程度上塑造了他們的行為模式。如果
個體對於保持健康的重要性有著清晰的認知，並且對於某種健康行為抱有
積極的價值觀，他們更有可能積極地參與這種行為。因此透過分析個體對
於風險、效果、成本和價值的認知，我們更可以預測和解釋人們的健康行
為。此模式不僅在健康教育和宣傳中具有重要意義，也對制定有效的健康

政策和介入措施提供了寶貴的參考。

二、自我效能理論（Self-efficacy Theory）

自我效能理論，是由著名心理學家阿爾伯特‧班達拉（Albert Bandura）於 20 世紀提出的，旨在深入探究個人對於特定行為執行的信心和能力。此理論對於解釋人們的行為選擇、自我調節以及成就動機方面具有重要的意義。在自我照顧的背景下，自我效能裡論指出個人對於執行健康行為，如在復能訓練的過程中，失能者的信心和自信是達成目標的重要關鍵。因此，個體是否能夠成功地恢復健康、自我照顧的能力，與失能者個人的信心以及執行的毅力密切相關，這些因素在整個康復過程中扮演著極為重要的角色。

自我效能理論的核心概念在於「自我效能感」，即個人對於自己能夠成功完成特定任務的信心程度。這種信心源於個人的經驗、觀察、情感以及社會支持等因素的綜合影響。例如，當一個人在過去多次成功地達到健康促進行為，如堅持養成健康飲食習慣，他的自我效能感可能會提升，因為他已經累積了相關的成功經驗。在復能訓練的情境下，個人的自我效能感會直接影響他們是否願意和能夠參與促進健康或延緩失能的行為。當一個人對於自己能夠有效地實施自我照顧行為，如：每天練習 30 分鐘的行走、在沒有疾病限水的情況下，保持每天至少飲水 2000 毫升等健康行為後，其會增強信心，因而使他更有可能堅持執行這些行為，並克服過程中的困難。相反，如果個人對於自己的能力存疑，例如：因為練習行走過程中的肌肉痠痛或者跌倒風險，可能會使其陷入拖延、放棄或選擇不執行這些有益的復能行為，因此以消極態度面對能力重建。

此外，社會支持和情感因素對於自我效能感的形成和提升也至關重要。當個人受到家人、朋友或專業人士（醫師、治療師等）的鼓勵及支持時，他們的自我效能感可能會增強。同樣，情感狀態，如情緒積極和心理穩定，也可能提升個人的自我效能感，使他們更有信心面對健康挑戰。因此，自我效能理論在自我照顧領域具有深遠的影響。透過了解個人對於自我照顧行為的信心和能力，我們可以採取有目標性的介入措施，幫助個人

建立和增強自我效能感，進而促進他們更積極地參與健康行爲。教育、訓練和資訊傳遞等手段與方法，都有助於提升個人對於自我照顧行爲的信任，增強他們克服困難、保持努力的能力，並最終實現更健康的生活方式。

　　自我效能理論強調個人對於執行特定行爲的信心和能力，對於自我照顧領域具有重要的指導作用。透過培養個人的自我效能感，我們能夠在健康促進和疾病預防方面取得更加積極和持久的效果，從而提升個人和社會的整體健康水平。

三、生態學系統理論（Ecological Systems Theory）

　　生態學系統理論由發展心理學家烏利・布羅芬伯倫納（Urie Bronfenbrenner）提出，強調個體與其生活環境的互動關係。此理論指出，個體從幼兒時期就開始和所處的環境產生互動，因此在不同的文化、家庭、社區中，會影響個體未來對事物的認知及行爲，因此在此理論中，以個體爲中心，被微觀系統、中觀系統、外部系統和宏觀系統所包圍。在自我照顧的背景下，這個理論關注個人在不同系統（如家庭、社區和文化）中的環境影響和支持，以及這些系統如何促進或阻礙個人的自我照顧能力，因此假設將失能者視爲一個生態系統的一部分，考慮他們與環境和社會之間的多種互動關係。以下是生態學系統理論如何應用於失能者的復能過程的幾個方面：

1. 個體層面的適應：生態學系統理論強調失能者與其生活環境的互動。復能過程應該關注促進失能者在現實世界中的適應能力，幫助他們適應各種生活場景，並提高他們參與社會和環境的能力。
2. 社會支持網絡：理解失能者的社會支持網絡對於復能過程至關重要。這包括家人、朋友、社區和專業醫療團隊等。生態學系統理論鼓勵專業人員與這些關係人密切合作，確保失能者獲得全方位的支持和協助。
3. 環境適應：復能過程應該關注失能者在不同環境中的適應能力。這包括居住環境、工作場所、社交場合等，透過設計適合失能者能力和需求的環境，可以促進他們的參與和自主性。

4. 個人化計畫：基於生態學系統理論，復能計畫應該是個別化的，根據失能者的獨特狀況和需求來制定。這可以包括身體功能的恢復、情感支持、社交參與等各個方面。

5. 社會參與和生活品質：生態學系統理論強調參與社會和活動的重要性。復能過程應該致力於幫助失能者重建社會參與，提高他們的生活品質，並幫助他們實現全面的健康和幸福。

　　總之，生態學系統理論提供了一個綜合性的框架，可以幫助復能活動執行者更全面地理解失能者的需求，並設計出更有效的計畫，以促進他們在社會和環境中的全面適應和參與。

第二節　照顧倫理與法律

　　近年來，長期照顧領域備受專家關注，他們提出以「自立支援」為核心目標來提供照顧，並在實際應用中，「自立支援」和「自我照顧能力提升」的照顧模式已逐漸成為主流。這種新觀念的出現與以往的保護觀念有所不同。傳統觀念主要著重於保障弱勢群體的生存權利，然而，「自立支援」的理念更加強調積極、自由的生活，旨在在提供更廣泛的支援後，協助失能者建立起支持選擇和獨立的生活方式。這種轉變的思維背後的初衷是讓失能者能夠活出自己的價值和尊嚴。然而，在實現這一目標之前，失能者需要經歷漫長且困難的訓練過程。

　　這種訓練過程可能面臨一些挑戰。一方面，失能者的訓練不應該受到過度的期望和壓力，避免造成訓練過程過於嚴苛、霸凌或虐待的情況。訓練者在與失能者互動時，需要平衡訓練的強度和嚴格要求，避免過度要求導致虐待，同時也不能過於寬鬆，以確保失能者能夠實現復能的目標。另一方面，當失能者尚未具備特定功能時，照顧過程可能會面臨風險。然而，為了降低風險，可能會限制失能者原本具有的能力。舉例來說，對於失去吞嚥能力的長者，為了防止誤吸導致肺部感染，可能會選擇將鼻胃管置入，但這樣的做法有可能忽略了長者的口腔需求和吞嚥訓練，導致長期無法進食。如何在確保照顧風險的同時，兼顧失能者的尊嚴和自主權，成

爲一個倫理和法律上的難題。

　　從倫理的角度來看，照顧者應該始終尊重失能者的權利和尊嚴，確保訓練過程不涉及過度限制或虐待。同時，法律框架也應該加強對於照顧失能者的保障，確保他們的基本權益得到充分保護。在這一課題上，需要綜合考慮倫理、法律以及失能者的尊嚴。訓練過程應該建立在尊重和自主的基礎上，同時採取適當的風險管理措施，確保失能者在獲得適當支援的同時，能夠實現更多的自立和生活品質的提升。這需要照顧者、專業人士以及社會各界的共同努力，才能夠在失能者的照顧中取得平衡，實現倫理、法律和尊嚴的多重目標。

一、倫理的觀點

（一）照護倫理

　　照顧倫理是由美國哲學家卡羅爾・吉利根（Carol Gilligan,1993）於20世紀提出的概念。她在她的著作《道德的不同聲音：照顧倫理與正義倫理的女性發展觀點》（In a Different Voice: Psychological Theory and Women's Development）中，強調人們在道德抉擇中應該考慮關係、情感和照顧，並將關心他人的需求視爲重要的道德考量。這種觀點與以往主要強調抽象原則和權利的正義倫理觀有所不同。因爲人類是社會性動物，我們的生活和幸福常常與我們的關係和情感連結在一起。照顧倫理強調這些人際關係在道德抉擇中的影響，並認爲我們的價值觀和道德判斷不僅受到抽象原則的影響，還受到與他人的連結和情感的影響，因此人的關係和情感是重要的人類經驗。而在關係中，展現照顧和關心他人需求，有助於建立共融、理解和信任。這種共融和信任有助於促進社會和諧，並在個人和社群層面上帶來積極的影響。社會的持續運作需要人們彼此關心和支持，家庭、社區、職場等各種場合都需要人們互相照顧，以確保社會的穩定和繁榮。照顧倫理強調這種互相支持的價值，並提醒人們不僅要考慮自己的需求，還要關心他人的需求。

（二）醫療倫理

　　在長期照顧與醫療的領域中，因爲專業人員常處於法律、價值觀與

道德原則的兩難中，因此多位學者在醫療領域中逐漸塑造了醫療倫理的理念與原則，來幫助醫療專業人員、失能者、家屬和相關利益相關者處理各種倫理難題，確保在醫療決策和護理中維護最高的道德標準。在長照領域中，最常被引用的為以下之倫理原則：

1. 尊重自主權和知情同意：失能者有權參與醫療決策，並根據充分的資訊做出自主選擇。在醫療領域，確保失能者充分了解醫療選項、風險和效益，同時尊重其自主權和知情同意，是一項核心的倫理原則。然而，在長期照護的情境下，尊重自主權和知情同意的原則可能與安寧緩和議題產生倫理困境。特別是在疾病末期的情況下。當家屬得知失能者的病情嚴重時，有時會希望醫療人員不要向失能者透露全部的病情，以減少其心理負擔。然而，這種做法可能導致失能者失去了知情同意和自主權，無法有效地參與醫療決策，影響到其臨終前的生活決定和生活品質。在這種情況下，醫療專業人員面臨著困難的平衡，既要尊重家屬的願望，又要確保失能者的權利得到保護。因此當面對這種倫理困境時，建議醫療人員可以透過建立有效的溝通，與家屬進行坦誠的對話，解釋知情同意的重要性，並協助他們理解可能的後果。其次，醫療專業人員應該積極促進家屬與失能者之間的共同決策。這需要建立一個開放的對話環境，讓失能者和家屬能夠自由表達他們的願望、關切和價值觀。透過鼓勵失能者和家屬分享意見，醫療人員可以幫助他們理解彼此的想法和期望，並尋找共識。在制定適合的醫療計畫時，應該充分考慮失能者的意願和價值觀，以確保最終的決策是共同討論的結果。最後，提供全方位的心理支持和輔導至關重要。家屬在面對失能者的瀕死症狀時可能感到不安、無助和內疚。醫療人員可以透過情感支持和解釋，幫助他們更好地理解這些症狀，並鼓勵他們積極參與失能者的安寧緩和護理。特別是當失能者出現呼吸急促、血壓下降等症狀時，家屬可能因此而驚慌和焦慮。醫療人員的角色不僅在提供醫療照護，也在於提供情感支持，協助家屬處理情緒，減輕他們的壓力。在安寧緩和護理中，家屬決定讓失能者接受這種形式的照護，展現了尊重失能者的意願和善終的概念。然而，當失能者出現瀕死症狀時，家屬可能因為擔心失能者不舒服而感到焦慮。醫療人員

的角色變得至關重要。如果未能給予適當的心理支持，家屬可能會中斷他們的原本想法，將失能者送至醫院急救，中斷安寧善終的過程。因此，尊重失能者的知情同意及自主權，可以更有效應對困境，確保最終的醫療決策能夠符合失能者的最佳利益。透過這些努力，醫療人員能夠為失能者和家屬提供持續的支持和照顧，確保他們在這個關鍵時刻獲得所需的關愛與尊重。

2. 不傷害原則與有益原則：醫療專業人員應努力不對失能者造成傷害，並最大限度地減少潛在的風險和副作用外，醫療專業人員應確保醫療行為對失能者產生正面效益，並在可能的情況下，最大程度地提高失能者的健康和福祉。舉例說明，在失智症失能者出現吞嚥功能下降、有嗆到的情形時，醫師可能提出調整失能者飲食型態為半流質飲食或暫時的鼻胃管放置。這些醫療建議反映了有益原則，旨在確保失能者獲得足夠的營養，防止嗆到和進一步的健康風險，然而，家屬希望失能者保留由口進食的能力，可能是出於尊重失能者的自主權、文化價值觀或其他因素。這種情況下，不傷害原則的應用變得關鍵。如果鼻胃管放置對失能者造成過多的痛苦、情感壓力或心理困擾，可能會違反不傷害原則。因此，醫療專業人員應該與家屬溝通，深入了解他們的立場，以協助做出最適當的決策。在這種倫理困境的情況下，醫療專業人員需要平衡有益原則和不傷害原則。他們可以與家屬合作，共同尋找其他可行的飲食方案，可能包括更仔細的飲食管理、監測或其他替代方法，以確保失能者的健康和福祉得到照顧，同時尊重失能者和家屬的價值觀和意願。

3. 公平正義原則：醫療資源應公平分配，所有失能者都應享有平等的機會和對待。這包括確保照顧不受種族、性別、社會地位或其他不公平因素的影響。舉例來說，在臨床實務中，健康保險的預算限制和支付限制對中風失能者的復健成效和次數產生影響，同時也影響著醫院的經營運作。鑒於此，許多醫院採用獎金制度以鼓勵治療師推動失能者自行支付復健費用，然而，這樣的做法可能使經濟處境較弱的族群難以承擔高昂的治療費用，甚至可能無法負擔其他相關醫療支出，如交通和藥物費用，因而無法獲得必要的復健服務，進一步加劇了健康不平

等的現象。在資源有限的情況下，當治療人員需要在不同失能者間進行資源分配時，由於時間和經費的限制，可能傾向考慮高收入失能者的需求，這可能導致將經濟弱勢戶排除在外，進一步損害了公平正義原則；而此原則強調在醫療分配和決策中，應確保對所有人平等公平地提供醫療照護，無論其社會經濟地位如何。因此，醫療從業人員常陷入一個倫理困境，即在追求醫院政策和經營績效的同時，也必須考慮失能者的最大利益。在這種情況下，如何平衡經濟需求與公平正義原則變得非常重要。爲解決此倫理困境，醫療人員須制定更具包容性和可行性的復健方案，確保經濟弱勢族群也能夠獲得必要的復健治療，並減少經濟負擔。

4. 保密原則：醫療專業人員應保護失能者的隱私和機密性，不得未經授權揭露失能者的個人資訊，而個人資訊包含病歷、診斷、治療計畫、檢查結果等。保密原則的目的是確保失能者的隱私權利得到尊重，並建立一個安全的環境，讓失能者能夠開放地與醫療專業人員交流，而不必擔心個人訊息的洩露給他人，增進醫療人員與失能者的信任。

5. 誠實和誠信原則：醫療專業人員應該保持誠實和誠信，提供準確的資訊，並尊重失能者對眞相的知情權。

6. 尊重尊嚴原則：醫療專業人員應尊重失能者的尊嚴、文化、宗教和價值觀，確保在護理和治療中尊重他們的人格。

　　這些原則通常作爲醫療倫理的基礎，醫療專業人員在臨床中會根據個案不同情況和倫理困境來平衡這些原則。值得注意的是，這些原則可能在不同的文化、社會和法律環境中有所變化，並且在某些情況下可能存在衝突，需要進行謹愼的權衡和判斷。

（三）照護倫理與醫療倫理的差異與綜合應用

　　照顧倫理（Care Ethics）和醫療倫理（Medical Ethics）是兩個相關但又有所不同的概念。它們都涉及到道德和倫理原則在特定情境中的應用，但是它們強調的焦點和應用領域有所不同，因此兩者差異如下表：

	照顧倫理	醫療倫理
倫理內涵	・照顧倫理強調關係、情感、照顧和關懷在道德判斷和行為中的重要性。它關注人與人之間的連結，以及對他人需求的關心 ・照顧倫理強調情感的角色，主張我們應該以關心、照顧和理解的方式對待他人，並考慮他們的情感需求	・醫療倫理專注於醫療和醫療保健領域的倫理議題。它涉及醫療專業人員、患者和醫療系統中的道德問題 ・醫療倫理關注在醫療決策、治療、研究和護理中應遵循的道德原則，如尊重自主權、不傷害、有益、公平正義等 ・醫療倫理是一個特定的領域，強調在醫療環境中處理倫理困境和衝突

綜合上述，照護倫理與醫療倫理需綜合考慮，對於失能者而言，才能確保能平等地參與並受益於訓練計畫，並獲得尊嚴和自主權。舉例來說，中風患者在復能的過程中，在照顧倫理的層面，治療師需聆聽患者的需求和擔憂，進而建立信任感，並根據個人情況調整訓練計畫的，每位中風患者的情況都是獨特的，因此治療師應該制定個性化的復能訓練計畫，考慮到患者的能力、目標和喜好。這有助於確保訓練的有效性和可持續性。另外，尊重患者的意願和偏好，與患者及其家人合作，共同制定訓練目標，確保患者參與並理解治療過程。

在醫療倫理的層面，治療師應提供足夠的訊息，幫助患者了解訓練的風險、效益和可能的結果，以便他們做出知情的選擇。在每次復能訓練開始之前，治療師應該確保患者了解訓練的內容、目的、預期效果和可能的風險。患者應該以知情同意的形式確認他們願意參與訓練。

二、法律的觀點

照顧人員需要了解法律以確保他們的工作符合法律規範，保護患者的權益，避免法律風險，並確保自己的職業行為合法合規。這有助於確保照顧人員提供的護理和照顧服務是安全、高品質且合法的。

1. 法律責任分為以下三種，其中刑事責任與民事責任為復能過程中容易遇到的法律問題，故以刑事責任及民事侵權行為為主要探討：

   (1) 刑事責任：過失傷害、遺棄罪、妨害祕密罪等。

(2) 民事責任：契約責任、侵權行為責任、不當得利、無因管理、無體財產權、各種物權等等。

(3) 行政責任：證照取得、撤銷、罰款等。

2. 刑事責任

(1) 故意、過失：

A. 刑法第 13 條（直接故意與間接故意）：行為人對於構成犯罪之事實，明知並有意使其發生者，為故意。行為人對於構成犯罪之事實，預見其發生而其發生並不違背其本意者，以故意論。

B. 刑法第 14 條（有認識之過失與無認識之過失）：行為人雖非故意，但按其情節應注意，並能注意，而不注意者，為過失。行為人對於構成犯罪之事實，雖預見其能發生而確信其不發生者，以過失論。

(2) 以下規範均可認定為屬注意義務規範：

可能涉犯法條：刑法第 276 條過失致死、284 條第 1 項前段過失傷害或後段過失致重傷罪。

A. 護理人員法

第 24 條（護理人員之業務）

護理人員之業務如下：

a. 健康問題之護理評估。

b. 預防保健之護理措施。

c. 護理指導及諮詢。

d. **醫療輔助行為**。

前項第四款醫療輔助行為應在醫師之指示下行之。

專科護理師及依第七條之一接受專科護理師訓練期間之護理師，除得執行第一項業務外，並得於醫師監督下執行醫療業務。

前項所定於醫師監督下得執行醫療業務之辦法，由中央主管機關定之。

第 25 條（護理人員執行業務之紀錄及保存期限）

護理人員執行業務時，應製作紀錄。

前項紀錄應由該護理人員執業之機構依醫療法第 70 條

辦理。

※ 臺灣高等法院 96 年度上訴字第 1868 號刑事裁判要旨：所謂醫療業務之行為，係指以治療、矯正或預防人體疾病、傷害、殘缺為目的，所為的診察、診斷及治療；或基於診察、診斷結果，以治療為目的，所為的處方、用藥、施術或處置等行為的全部或一部而言。所稱醫療輔助行為之範圍包含輔助施行侵入性治療、處置等，而護理人員因未具合法醫師資格，僅能進行健康問題之護理評估、預防保健之護理措施、護理指導及諮詢，實施醫療輔助行為亦僅能在醫師指示下始得為之，不得擅自執行醫療業務。

※ 醫師親自執行的項目為五大項：診斷、處方、手術、病歷記載及麻醉。

Q：看護工餵食老人流質食物，是否需在旁監看？

A：臺灣高等法院高雄分院 98 年度醫上字第 2 號民事裁判要旨：按患者確為老人失智症患者，係屬吞嚥困難、易發生食物梗塞之高危險群，照顧者在餵食之際應格外注意，如照顧者已知悉需餵患者流質食物，並已注意到患者吃太快，仍未停止餵食，則患者因為食物嚴重阻塞呼吸道，導致發生缺氧性腦病變而昏迷，兩者間有因果關係，從而照顧者應負過失損害賠償責任，且其僱主亦應負連帶賠償責任。**又值班護理人員依護理人員法第 24 條規定，對於看護工照護及餵食患者之食物負有指示及監督責任，如護理人員亦已知悉患者需餵流質食物，卻未制止看護工餵食非流質食物，且未在旁監督看護工餵食患者速度，致患者因為食物梗嚥，即有怠於履行其防止危險發生之義務，**而有照護上之過失，應負過失損害賠償責任，且其僱主亦應負連帶賠償責任。

B. 醫師法

未取得合法醫師資格，擅自執行醫療業務者，處 6 個月以上 5 年以下有期徒刑，得併科新臺幣 30 萬元以上 150 萬元以下罰金，其所使用之藥械沒收之。但合於下列情形之一者，不罰：

a. 在中央主管機關認可之醫療機構，於醫師指導下實習之醫學

院、校學生或畢業生。

b. **在醫療機構於醫師指示下之護理人員、助產人員或其他醫事人員。**

c. 合於第 11 條第 1 項但書規定。

d. **臨時施行急救。**

臺灣高等法院 102 年度上訴字第 228 號刑事裁判要旨：醫師法第 28 條規定，未取得合法醫師資格者，不得擅自執行醫療業務，又所稱「醫療業務」之行為，係指以治療、矯正或預防人體疾病、傷害、殘缺為目的，所為的診察、診斷及治療；或基於診察、診斷結果，以治療為目的，所為之處方、用藥、施術或處置行為的全部或一部，均屬之。

Q：傳統推拿、整脊是醫療業務嗎？

A：為兼顧民俗療法之現況，行政院衛生署公告（行政院衛生署 82 年 11 月 19 日衛署一字第 82075656 號）對於未涉及接骨或交付內服藥品，以傳統之推拿手法，或使用民間習用之外敷膏藥、外敷生草藥與藥洗，對運動跌打損傷所為之處置行為。未使用儀器、未交付或使用藥品，或未有侵入性，而以傳統習用方式，對人體疾病所為之處置行為。如藉按摩、指壓、刮痧、腳底按摩、收驚、神符、香灰、拔罐、氣功與內功之功術等方式，對人體疾病所為之處置行為，均不列入醫療行為。而所謂的「整脊」係為對脊椎之矯治，已逾越前述所稱不列入醫療管理範圍，應受醫師法第 28 條之約束，由醫師執行或由物理治療師依醫師指示下為之。民間若有以不具侵入性之方法（如徒手整復、徒手脊背調理等），從事身體調理服務，未宣稱療效，且無違反其他醫事法令之規定者，得免列入重點查處範圍。

C. 醫療法

第 68 條　醫療機構應督導其所屬醫事人員於執行業務時，親自記載病歷或製作紀錄，並簽名或蓋章及加註執行年、月、日。前項病歷或紀錄如有增刪，應於增刪處簽名

或蓋章及註明年、月、日；刪改部分，應以畫線去除，不得塗燬。醫囑應於病歷載明或以書面爲之。但情況急迫時，得先以口頭方式爲之，並於 24 小時內完成書面紀錄。

第 102 條　有下列情形之一者，處新臺幣 1 萬元以上 5 萬元以下罰鍰，並令限期改善；屆期未改善者，按次連續處罰：違反第 25 條第 1 項、第 26 條、第 27 條第 1 項、第 59 條、第 60 條第 1 項、第 65 條、第 66 條、第 67 條第 1 項、第 3 項、**第 68 條**、第 70 條、第 71 條、第 73 條、第 74 條、第 76 條或第 80 條第 2 項規定。

Q：醫療機構所僱用之醫事人員於其病歷上爲不實之記載所致生之損害，雇主是否同負賠償責任？

A：臺灣高等法院 101 年度保險上字第 4 號民事裁判要旨：按醫師法第 12 條、醫療法第 67 條第 1 項、第 3 項及第 68 條第 1、2 項規定之立法目的，係確保病歷之完整性與眞實性，並賦與醫療機構以監督之義務，如醫療機構所僱用之醫師於其病歷上爲不實之記載，並以醫療機構之名義開立不實之診斷證明書者，在客觀上自足以認定該醫師係執行醫療機構之業務範圍。是以，醫療機構之受僱人利用其職務上機會，制作不實之病歷及診斷證明書，其行爲與執行職務之時間及處所既有密切之關係，且其行爲在外形之客觀上亦足以認定與執行職務有關，致不法侵害他人之權利，縱受僱人係爲自己利益所爲，亦應包括在內。

3. 民事侵權行爲責任
   (1) 體傷：醫藥費、看護費、喪失勞動能力、薪資損失、慰撫金、營養品或輔具。
      A. 第 193 條侵害身體健康之賠償：不法侵害他人之身體或健康者，對於被害人因此喪失或減少勞動能力或增加生活上之需要時，應負損害賠償責任。
      前項損害賠償，法院得因當事人之聲請，定爲支付定期金。但須

命加害人提出擔保。

B. 第 195 條侵害健康之非財產損害：不法侵害他人之身體、健康、名譽、自由、信用、隱私、貞操，或不法侵害其他人格法益而情節重大者，被害人雖非財產上之損害，亦得請求賠償相當之金額。其名譽被侵害者，並得請求回復名譽之適當處分。

前項請求權，不得讓與或繼承。但以金額賠償之請求權已依契約承諾，或已起訴者，不在此限。

前 2 項規定，於不法侵害他人基於父、母、子、女或配偶關係之身分法益而情節重大者，準用之。

(2) 致死：喪葬費、扶養費、非財產損害。

A. 第 192 條侵害生命權之損害賠償：不法侵害他人致死者，對於支出醫療及增加生活上需要之費用或殯葬費之人，亦應負損害賠償責任。

被害人對於第三人負有法定扶養義務者，加害人對於該第三人亦應負損害賠償責任。

第 193 條第 2 項之規定，於前項損害賠償適用之。

B. 第 194 條侵害生命權之非財產上損害賠償：不法侵害他人致死者，被害人之父、母、子、女及配偶，雖非財產上之損害，亦得請求賠償相當之金額。

第三節　案例分析

一、個案簡述

94 歲陳奶奶有膀胱癌末期合併骨轉移、肺轉移，營養不良、失智症病史，因尿道感染合併敗血症入院治療後，於 109 年 10 月 31 日出院轉至護理之家照顧，鼻胃管、尿管存留，因預防自拔管路，故雙手約束，個案精神倦怠，可對答回應，下肢無力。11 月 23 日精神佳、心情愉悅，開始給予個案進行吞嚥訓練及下肢訓練，12 月 21 日精神佳，可由口吃稀飯、自行拿餅乾吃，吞嚥良好，無嗆咳情形。12 月 31 日精神佳、心情愉悅，

可由照服員及家屬陪伴，自行拿四腳拐走至廁所，故經醫師巡診後，依醫囑給予解除約束。110 年 1 月 6 日凌晨 5 點聽到個案大喊，照顧服務員及護理師前往探視發現患者躺臥在地上，意識清楚，表示自己要去搭火車，下床時跌倒（床欄有圍起），主訴腳痛，檢查個案頭部有 5×5 公分血腫合併撕裂傷 1×1 公分，檢查四肢無明顯外傷，並於 5 點 10 分送至 A 醫院急診室就醫，6 點 30 分急診室告知 X 光為股骨頸骨折，需住院治療，家屬表示欲轉院至 B 醫院，1 月 8 日家屬來電表示個案已死亡，並於 110 年 2 月向照顧服務員提告業務過失，111 年 7 月向護理之家侵權行為及債務不履行之損害賠償，求償 336 萬 1456 元。

二、問題

1. 陳奶奶死亡與其從床上跌落應是因果關係？
2. 未將床兩邊欄杆圍起來，導致陳奶奶從床上跌落？
3. 未以手拍將陳奶奶的手固定，導致陳奶奶翻越床欄，跌落床邊？
4. 沒有每 2 小時為陳奶奶翻身，提早察覺個案想外出的意圖，而導致意外？

三、討論

（一）「陳奶奶死亡與其從床上跌落應是因果關係？」在法律及證據佐證上，有以下幾點提供參考

1. 觀諸 B 醫院死亡證明書記載略以：「死亡種類：病死或自然死」、「1. 直接引起死亡之疾病或傷害：吸入性肺炎；先行原因（若有引起上述死亡疾病或傷害）：敗血性休克、心肺衰竭。2. 其他對於死亡有影響之疾病或身體狀況（但與引起死亡之疾病或傷害無直接關係者）：無」等語。足見 B 醫院認定陳奶奶死亡方式為病死或自然死。
2. 又陳奶奶死亡後，經地方法院檢察署檢察官會同法醫師相驗及解剖，認為：「排除死亡原因有外力介入，死者（即陳奶奶）已屆老邁高齡，有慢性腎功能不全、膀胱癌、膽結石、慢性貧血等多年病史，近年來間歇有肺炎、慢性支氣管炎及泌尿道感染等問題多次入院治療；透過病

歷資料、解剖及顯微鏡觀察綜合研判，推判其死亡原因應爲全身器官時間多重障礙之累積，最終導致多重器官衰竭死亡」、「研判死亡原因：甲、多重器官衰竭。乙、長期呼吸系統及多重泌尿系統疾病」等語，並於相驗屍體證明書記載其死亡方式爲「病死或自然死」、死亡原因爲「1.直接引起死亡之原因：甲、多重器官衰竭。先行原因：（若有引起上述死因之疾病或傷害）乙（甲之原因）、長期呼吸系統及多重泌尿系統疾病」等語，此有地檢署法醫鑑定報告及相驗屍體證明書附於地檢署相驗卷（下稱相驗卷）在卷可參。**足見上開法醫鑑定報告明確記載：「直接引起死亡之原因：甲、多重器官衰竭。先行原因：（若有引起上述死因之疾病或傷害）乙（甲之原因）、長期呼吸系統及多重泌尿系統疾病」，且死亡方式爲病死或自然死。**

3. 另因陳奶奶之家屬對於上開死因鑑定存在不同看法，地檢署再送請中山醫學大學醫學研究所爲鑑定，鑑定結果認爲：「陳奶奶年紀過大，身體存在慢性病，器官功能退化，生命存在風險，**骨折及頭皮擦傷無證據與死因存在相當因果關係**。且檢視相關資料，並無新事證可證明需改變死因的理由。死者長期呼吸系統及多重泌尿系統疾病，導致多重器官衰竭致死的死因鑑定，並無不妥」等語，此有法醫文書鑑定報告書附於相驗卷可佐。本院復依原告聲請傳喚證人中山醫學大學醫學研究所蔡姓教授到庭說明上開鑑定情形及陳奶奶之死亡原因，證人蔡姓教授證稱：伊目前在中山醫學大學醫學研究所擔任教授，授課內容爲病理學、法醫學、鑑定倫理學，已服務 37 年，從 79 年迄今從事解剖鑑定，1 年大概 40 件。

本件鑑定係依地檢署提供的 3 分資料做鑑定，伊之著眼點在於陳奶奶有傷害，又患有疾病，所以到底死因是何者爲重，伊在鑑定研判經過分成身體狀況分析、死者骨折未開刀治療、解剖所見、家屬意見等方面分析。而依照一般的股骨骨折是不會造成死亡，陳奶奶之慢性病非常多，既然是骨折，依照現今之醫療應該是可以治療，故伊去了解爲何陳奶奶並沒有開刀治療，乃係因陳奶奶的身體狀況在骨折之前已經存在很多慢性病而使其身體狀況無法開刀治療。由於陳奶奶的身體狀況無法開刀治療，所以死因的主因應該是慢性疾病，傷害只是促進因

子，衡量之下並參考各種資料，乃認定陳奶奶的死因是疾病大於傷害，所以最後死亡方式爲自然死或病死。另參照法醫鑑定報告解剖觀察結果，其中也有做顯微鏡觀察，已記載出血及發炎細胞浸潤，但並未記載有非常嚴重發炎的情形，該法醫鑑定報告也有注意到有無發炎的狀況，因爲這個部分是重點。

伊出具之鑑定報告認爲陳奶奶並非敗血性休克，主要是因爲陳奶奶的白血球並沒有上升，頭皮擦傷、股骨骨折若與死亡有因果關係，最常見的就是擦傷或骨折的地方要有很嚴重的發炎，才會引起敗血性的休克，但解剖之結果並沒有看到該部分有很嚴重的發炎；另外，骨折的話，如果脂肪跑出來，若跑到肺部就會引起脂肪栓塞，會影響肺臟的功能，就會造成死亡。而陳奶奶都沒有以上這二個現象。所以主因應該還是疾病，骨折只是促進因子，並非主因。

再者，如果單純是在跌倒後罹患股骨骨折導致疼痛而死亡，即稱作神經性休克導致死亡，並非稱作心因性休克，陳奶奶有很多潛在的慢性病，器官是不理想的，疼痛應該也是促進因子而已，而陳奶奶之死亡並非是神經性休克。此外，敗血性休克死亡，最後都是多重器官衰竭，解剖是死亡時最終的表現，臨床醫師所作的是初步的診斷，解剖時的診斷稱爲最後的診斷，因爲陳奶奶有潛在的疾病，而無法開刀，只要有任何的觸動，就會引發潛在的疾病。

至於伊無法知道陳奶奶沒有跌倒是否會死亡，但陳奶奶有很多潛在的疾病，潛在疾病一發作，就會造成猝死，所謂猝死就是發作後 24 小時內死亡」等語。**足見證人蔡姓教授係認爲法醫解剖觀察結果於陳奶奶之骨折處並無白血球上升或嚴重發炎，亦無因骨折造成肺部脂肪栓塞而影響肺臟功能，故應非神經性休克死亡，且經過身體狀況、死者骨折未開刀治療、解剖所見、家屬意見等方面分析，而認因陳奶奶的身體狀況在骨折之前已經存在很多慢性病而使其身體狀況無法開刀治療，故死因的主因爲慢性疾病，傷害只是促進因子，死亡方式應爲自然死或病死。**

4. 原審依上訴人聲請就被上訴人之照護是否有過失，及系爭事故與陳奶奶死亡之結果是否具有相當因果關係等情，送「法務部法醫研究所」

鑑定，該所鑑定結果認：（一）陳奶奶於1月6日疑似跌落病床事故前病史包含巴金森氏症、泌尿上皮細胞癌併膀胱癌侵犯併血尿、泌尿道感染、慢性腎功能不全、肺炎及失憶症，尤其被診斷含有急性混亂發狂性失智症等病史，此類急性混亂發狂性失智症，常會併發躁動、憂鬱、失眠、焦慮、遊走、妄想、幻覺、癲癇發作之情況，故又名為霧靄之中癡呆症。由家人或醫護人員照顧均有無法避免之潛在跌倒或搬翻病患即可造成股骨骨折之風險。

陳奶奶在跌倒後2天後死亡，而一般骨折在一般人同樣情況與條件下應尚能存活，陳奶奶為癌症末期患者達多重器官衰竭，實為癌症末期之併發症，死亡原因與骨折之病程似無相關性。且依法醫學經驗法則，常見長期臥床老者併發骨質疏鬆症、缺血性壞死於股骨頭間，即運用少許力量即會造成骨折。**故綜合研究陳奶奶於1月6日若有由病床跌落造成骨折後2日死亡，骨折在一般人同樣情況與條件下應尚能存活。而陳奶奶為91歲之高齡患有癌症末期患者達多重器官衰竭，實為癌症末期之併發症包括敗血性休克之可能，死亡之結果與骨折之病程，無相當因果關係之相關性」**等語，此有法醫研究所法醫文書審查鑑定書在卷可稽。

足見法醫研究所認為陳奶奶於1月6日前即患有巴金森氏症、泌尿上皮細胞癌併膀胱癌侵犯併血尿、泌尿道感染、慢性腎功能不全、肺炎、急性混亂發狂性失智症，常會併發躁動、憂鬱、失眠、焦慮、遊走，且長期臥床之老者會併發骨質疏鬆症、缺血性壞死於股骨頭間，運用少許力量即會造成骨折，照顧上極為不易；又陳奶奶已達91歲之高齡且患有癌症末期患者達多重器官衰竭，併發症包括敗血性休克之可能，其死亡之結果與骨折之病程，無相當因果關係之相關性。

　綜上所述，在無法排除陳奶奶已達91歲之高齡且其原患有癌症末期患者導致多重器官衰竭，併發症包括敗血性休克之可能，且依上開事證，均認陳奶奶最後死亡方式為自然死或病死，即難認陳奶奶因系爭事故所受之系爭傷害，於事後為客觀之審查，在一般情形上，均會發生相同之死亡結果，是以，系爭事故與陳奶奶之死亡結果間並無因果關係。

（二）未將床兩邊欄杆圍起來，導致陳奶奶從床上跌落？

依據勘驗筆錄，其上記載：「床的擺設及床的位置回復至事發當時之狀況，床鋪左右有床欄，自欄杆底部至欄杆上緣約 39 公分……，自床墊量至欄杆上緣約為 13 公分。」（此為被上訴人之訴訟代理人於原審閱卷時抄錄之紀錄），上訴人等亦於勘驗時在場，亦表示並無意見，足認上訴人此時主張被上訴人未將床兩邊欄杆圍起來之主張，顯非事實。

（三）未以手拍將陳奶奶的手固定，導致陳奶奶翻越床欄，跌落床邊？

上訴人主張「未以手拍將陳奶奶的手固定」，依據 1 月 3 日之護理記錄，陳奶奶「心情愉悅、進食佳、精神佳」，後雖於同年 1 月 5 日有流鼻水及咳嗽（被上證二），但並無睡眠障礙問題，本件事故為單一偶發事故，並無須把陳奶奶四肢固定在兩邊床欄之必要。

（四）沒有每 2 小時為陳奶奶翻身，提早察覺個案想外出的意圖，而導致意外？

依據原告於起訴狀所提出之自費安養契約第 10 條標題三（二）護理服務第 1 點：「對臥床住民每 2 小時翻身一次，並有紀錄。」（被上證三）。惟，陳奶奶並非臥床之住民，並不需要每 2 小時翻身一次；更何況，一般人熟睡中，每 2 小時要進入熟睡時，均有人來翻動身體，如此舉動，反倒干擾睡眠。

四、以倫理角度分析此個案

從倫理的角度來分析陳奶奶的情況，涉及到醫療決策、病患權益和生活品質等議題。

（一）雙手約束的考量

1. 預防自拔管路：陳奶奶在出院後因患有失智症、膀胱癌末期等病症，並且有鼻胃管、尿管存留。雙手約束可能是為了確保她不會無意間拔除這些管路，這是為了確保她的醫療狀況穩定，避免不必要的併發症。

2. 預防跌倒及受傷：由於陳奶奶的下肢無力，自主下床活動可能會增加她跌倒的風險，可能會對她的健康造成嚴重的影響。雙手約束可能是爲了減少她自行行動時跌倒的機會，以保護她的安全。

（二）解除約束的考量

1. 醫療專業評估：在 12 月 21 日，陳奶奶的營養狀況改善，吞嚥功能良好，這可能有助於降低她進一步嗆咳或肺部併發症的風險。醫師基於醫療專業評估後，認爲可以解除約束，因爲約束在陳奶奶此階段來說，阻礙其自我照顧能力進步，因此開立醫囑，解除約束。

2. 促進生活品質及自主：劉家勇等人（2018）指出身體約束被視爲一種保護性的護理方法，目的在於預防老年人的意外傷害。目前，老年福利機構的評鑑標準和相關法律條文已經明確規定了「約束」的操作方式和護理標準模式。然而，仍然有不少與身體約束相關的負面新聞事件和法律糾紛不斷浮現。虐待和保護之間，只有一線之隔。在 11 月 23 日，陳奶奶的精神狀態開始改善，並展現出進行吞嚥訓練和下肢訓練的能力，在此時，若未重新評估陳奶奶的身體功能，而執行約束，極有可能違反刑法第 302 條「妨礙自由」罪，剝奪人之行動自由者，處五年以下有期徒刑、拘役或九千元以下罰金。

3. 依據醫療倫理的不傷害原則及公平正義原則而言，約束而產生肢體關節活動受限、無耐力，及長期臥床所致壓瘡、肺炎等副作用，與跌倒風險相比，顯然約束的副作用發生機會大於跌倒風險，因此以不傷害原則來說，應選擇解除約束，避免對陳奶奶造成更多傷害；而公平正義原則，雖然陳奶奶有失智症，但醫療人員須以客觀角度評估患者是否有安全和醫療需求，確保她不會因爲失智症和病情而受到不公平的待遇。

結語

在本章案例中，涉及一宗倫理衝突，主要是由於陳奶奶的狀況引起。家屬認爲陳奶奶罹患失智症，導致她在不可預測的時間躁動並可能面臨危

險；因此，家屬主張應對陳奶奶實施持續的保護性約束措施。然而，醫療人員持不同觀點，他們認爲儘管陳奶奶有失智症，但她的日常精神狀態良好，情緒穩定，且具有自行進食和使用四腳拐的能力。基於這些理由，醫療人員主張應該解除對陳奶奶的約束，以確保她的舒適和尊嚴。

在案例中，陳奶奶經過復能訓練後，身體功能有所改善。這些進步使她產生了一種「可以靠自己，不用麻煩他人」的信念，因此她可能不再頻繁地按鈴尋求幫助，甚至可能試圖自行下床，這可能導致跌倒的風險。這種情況使得照顧者陷入了倫理兩難的困境。在這種情況下，我們需要平衡家屬和醫療人員之間的不同觀點，並尋找一個能夠照顧陳奶奶身體和心理需求的解決方案。首先，可以進行綜合評估，充分了解陳奶奶的身體狀況、認知能力和情緒狀態。其次，可以採取一系列的措施，例如提供更爲安全的環境設施，以減少她自行活動可能帶來的風險；同時，也可以建立定期的監測機制，確保她的安全。此外，醫療團隊應該與家屬密切合作，共同制定關於約束和監護的計畫，以確保在保護陳奶奶的同時，也能讓她保持尊嚴和舒適。

在倫理衝突方面，我們應該尋求專業機構和專家的意見，並尋求全體利益的平衡，以確保陳奶奶得到適切的照顧和支持。同時，我們也應該關注提供家屬必要的心理支持，幫助他們理解和處理這種複雜的情況。總之，透過全面的評估、合作和尋求專業意見，我們可以找到一個能夠平衡各方需求的解決方案，從而應對這種倫理兩難情境。

在醫療照顧領域，面對家屬不理解而提起法律訴訟時，自我保護至關重要。訴訟程序強調證據，因此在日常工作中，針對失能者的復能計畫、評估紀錄等相關文件，必須進行詳實的記錄。在進入訴訟程序時，應意識到閱讀這些文件的人可能是法官、檢察官、律師等非醫療專業人士。考慮到訴訟可能長達 1-2 年，紀錄應該盡可能詳盡且易於理解，以幫助訴訟人員清晰地了解並還原當時的情況，進而做出正確的判決。

此外，在訴訟期間，醫療團隊應保持與法律代表的緊密合作。律師可以提供專業意見，幫助整理並呈現證據，以確保其在法庭上的效力。與此同時，醫療人員應隨時準備回答可能出現的問題，以確保對所記錄的內容有深入的了解。

參考文獻

正木浩司（2014）。釧路市の生活保護自立支援プログラムの特徴と意義。自治総研，*40*(433)，1-36。

宇野重規（2021）。ケアの倫理と当事者意識：多様性の社会哲学として。日本看護倫理学会誌，*13*(1)，82-83。

西村淳（2019）。ケアの倫理と関係的権利に基づく社会保障制度の構想：イギリスのケア法制を手がかりに。年報公共政策学，*13*，207-222。

長期照護構護理人員對老人保護工作認知之研究：以身體約束爲例。台灣醫學人文學刊，2018, 19.1&2: 69-79。

織田なおみ（2021）。特別養護老人ホームにおける新人介護福祉士の実践と養成教育の課題―倫理綱領遵守の観摯から―。北海道医療大学看護福祉学部学会誌

Bronfenbrenner, U. (2000). Ecological systems theory. In A. E. Kazdin (Ed.), *Encyclopedia of Psychology* (Vol. 3, pp. 129-133). Oxford University Press.

Gilligan, C. (1993). *In a different voice: Psychological theory and women's development*. Harvard university press.

Papanikitas, A. (2023). *The Oxford handbook of medical ethics and law* (Oxford Medical Handbooks). Key Ethical Tools.

Percival, T. (Cakmak) *Medical ethics*. Cambridge University Press.

Rosenstock, I. M. (2000). Health Belief Model. In A. E. Kazdin (Ed.), *Encyclopedia of psychology* (Vol. 4, pp. 78-80). Oxford University Press.

Schunk, D. H., & Pajares, F. (Ranasinghe et al.). Self-efficacy theory. *Handbook of motivation at school*, *35*, 54.

第三章 自我照顧訓練過程的心理調適

黃庭偉

前言

本章節主要從心理學相關研究來介紹「自我照顧」。自我照顧相信很多人都能從字面上的意涵理解為「自己照顧自己」，也往往很多人帶著不捨的口吻與心疼表情對著失能的病人說：「你要好好照顧自己啊！」然而這樣由他人從外而內的叮嚀與善意，是常見的人際互動問候嗎？抑或是真誠的關懷，但又要如何落實？自己要如何從內而外地自我照顧呢？還是又或者「自我照顧」就等同自我放縱、自我放棄，以及自我照顧是失敗者的自我安慰，更是患病後的無能為力！到底我們要怎樣因應失能後的生活挑戰並從中自我照顧？期待讀者閱讀此章節後會對這些論述有更多自己的想法。本章節依序介紹自我概念的意涵、相關理論、患者常見心理挑戰及實際作法。

第一節　自我照顧的意涵

美國心理學會（APA）將自我照顧定義為：「提供適切的關注在個人的生理、心理的安適」（providing adequate attention to one's own physical and psychological wellness）（Beauchamp & Childress, 2001）。從這句話來看「適切」、「身體與心理的安適」又是什麼意思？

「適切」就是在兩種力量當中取得平衡、人一出生就要面對死亡；遭逢苦難也必有收穫；困厄中知道歡樂的重要性；壓力大時需要休息，在安逸生活中為了生活改善就要有些壓力。「適切」就是剛好，不過度滿足自己的不足，但也不忽略自己的需要。

「生理安適」──一般來說就是在每日的生活當中維持身體健康，包

括：預防疾病、覺察病痛並獲得足夠的醫療資源。

「心理安適」一個體對自己的生活，乃至自我、對關係、對世界有著正向的感受及觀點。

更進一步說，Godfrey 等人（2010）提倡自我照顧在生理健康的觀點上，將自我照顧定義為「個體試著促進理想的健康，預防疾病、早期發現疾病病徵、控制慢性疾病」。從上述定義來看，自我照顧是一個自我覺察的歷程，一個從個人外在思考自己內在的歷程：為了自己好，預防疾病，進行健康促進活動，並覺察自己身心狀況好發現病徵，並能配合醫療團隊、自我身心狀況及人際網絡等面向來控制疾病。因而自我照顧也有著覺察、接納、行動等三個面向。下列即簡單以「生理」、「心理」兩個層面來說明何謂自我照顧，同時也舉出不是自我照顧的狀況。自我照顧的方式往往也因人而異，依循著每個人的需求而定。同時也進一步說明自我照顧的難為與自我照顧的核心。

一、生理層面的自我照顧

生理層面的自我照顧包括：理解自己身體生理需求、獲得適當的休息和睡眠、維持基本的活動，好讓身體發揮新陳代謝；從食物中獲得足夠及適當的營養、連帶個體還要有定期健康檢查的習慣。從上述內容皆可發覺每個自我照顧方式都有覺察自己的需求、接納自己的需要，並採取適當的行動。

那什麼不是理想的生理自我照顧呢？即無法覺察、接納並採取適當行動來自我照顧的人。實務上，有些完美主義的人可能心中都有個未曾滿足的期待，可能是過往經驗的挫敗、羞辱、指責、拋棄，而使得自己擔心過往負面經驗重蹈覆轍而對自己過度鍛鍊或過度要求，似乎期待自己的所作所為可以達到某人的肯定或目標，無法從表現行為中看穿自己內在的渴望與身心需求，往往是身體出現問題，包括：過勞、食慾低落、睡眠不足、心悸、盜汗、恐慌、肥胖、心血管疾病……等，人才知道要調整自我內在狀態及因應方式。因而，理想的自我照顧是理解自己的情況，也接納自己的狀態，也清楚自己對於休息、懶惰或放縱的定義，並在當中取得平衡。

二、心理層面的自我照顧

　　心理層面的自我照顧，延續著對生理層面自我照顧的理解、接納、行動，是讓自己的想法、情緒維持理想的狀態。儘管人都會有難過悲傷、低落、後悔不已的情緒，但依舊可以進行情緒調節，透過抒發、傾吐、接納、學習，發現自己內在的平靜、愉悅、幸福，達到心靈平靜的狀態。因而你可以做些讓自己愉悅的活動，包括：閱讀、與親友聊天、聆聽音樂、參加宗教活動。

　　那什麼不是理想的心理自我照顧呢？心理自我照顧與生理照顧乃是相互連帶影響延續前述，過往的負面經驗可能形成一種對自己嚴苛的標準、一種指責的聲音，一種僵化、缺乏彈性、沒有其他選擇式想法，像個緊箍咒一樣，將人給綑綁住難以自拔，例如：我一定要成功、事情必須要達到某個標準（儘管多數人不會承認這個標準就是高標準，承認自己是個完美主義者）；人一定要具有什麼特質才是成功、才有地位、才有尊重（儘管有些人知道這樣不好，卻也矛盾似的認為這樣的要求可以給自己獲得安全感，深陷其中難以自拔），但也受此標準而相當痛苦。因而，我們也可以說自我照顧也包括在他人的期待與自己狀態當中取得平衡、過往的經驗與現在的需求當中取得平衡。

三、自我照顧的困難——平衡

（一）「適切」的難為

　　「趨近快樂、遠離痛苦」是人的天性，人自然在過往生命經驗中學得自我照顧的方式。但，隨著人的生命成長歷程，也可能過往某些經驗卻沒有隨著個人生命歷程展開而有所更新認知、感受與行為，這樣的狀況常常在影劇作品當中看到，如某些反派角色不是天生就是壞胚子，而是在其過往生命經驗當中被惡意對待，使其對人性、對世界產生的偏頗的觀點，想要改變世界秩序來重新建構新樂園，但更細究其行為背後的思考邏輯，可能有相當部分的自我害怕負面經驗重蹈覆轍。又或者，臨床實務上某些藥酒癮個案，他們都會陳述當人際壓力出現的時候，當自己又感受到被指責、不被喜愛、要被拋棄的時候，可能難以負荷巨大的負面情緒，所以喝

酒、吸毒來麻痺自己。我想藉由這兩種案例來說明「適切」就相當清楚。「適切」的需求讓我們得以休息，知道接納自己的需要而不過度耽溺致無法自拔；因為當我們過度滿足某個情緒的時候，可能又會形成另外的壓力及身心議題，例如：過度追求成就動機，接續自己身體就會出了毛病；想要遠離被拋棄的感受，使用酒精麻痺自己，但酒後的混亂行為造成更大問題，如親友無法提供支持，更感到孤單寂寞。

（二）自我照顧與外在環境要求的平衡

自我照顧的另外的難題就是外在環境無法配合，例如：自我照顧需要額外的時間、需要休息、需要與親友在一起、需要獨處，甚至，因為有著足夠的自我照顧，可能要調整生活事務、工作安排、家庭互動……等，也可能連帶出某些家庭生命之週期轉銜時期的壓力，而增加自我照顧的困難。這個確實是限制；但的確，自我照顧也需要在考量自己需求及社會角色扮演、社會情境要求下取得平衡。誠如俗諺所說：「休息是為了走更遠的路」；甚至當個體狀況良好時，反而工作容易消化。我們得承認，個體生存於世上必然有自我照顧的需要，儘管有些時候無法時時刻刻照顧自己需求，但，還是要進行覺察、接納、行動，可能暫時無法進行自我照顧，但若能調整接納此狀況，亦可採取在此限制下，可以做到自我照顧的程度。

四、自我照顧的核心——能動性（agency）與共在性（communion）

在醫療家族治療（medical family therapy）領域，McDaniel 等人（2021）認為治療師的介入乃在增加病人或家屬的能動性（agency）和共在性（communion）。「能動性」意味儘管我生病了，影響著我的角色 - 照顧者（用手擁抱小孩、煮食烹飪）、生產者（無法工作、無法做家事）、生活自理者（進食、個人衛生、大小便、洗澡、穿脫衣服、平地移位）；我的關係（與親友關係、改變過往人際間施與受、醫病關係……等）；我的資源（生理資源：體力、耐力；心理資源：堅持、樂觀、幽默、智慧、寬容……等）；我的應對（否認、逃避、理性、憂鬱、直接、討價還價、迂迴……等）。儘管有上述的改變，但個體仍掌握主導與主

控；然而「能動性」並不意味著完美應對，問題迎刃而解，而是在面對失能後的生活挑戰時自己仍有相對信心可以掌握生活，也有相當的能量來處理挑戰。「共在性」意涵著「連結」（connection），儘管我失能了，我生活有不少困難，但這並不代表我需要從先前的角色、關係、資源、應對中撤出，我也不需要與家人、親友斷了聯繫，而是疾病讓我們知道彼此的現況，同時有著共同的目標來面對，個體自身及個體家人之間沒有著過度的期待，也沒有低落的無能為力，而是彼此相互支持、相互面對。

綜合以上的論述，本節將自我照顧定義為：「對自身（不論有否罹患疾病）身心狀況有所理解，也接納自己的身心狀況，因著理解接納，而形成適切的自我照顧行動。而在此行動背後有著個體對自己生活的能動性並能與周圍他人、環境有著良好的共在性」。

回到前言所述，到底自我照顧是人際互動中必帶到的問候，還是為人一生必進行的功課？我想兩者皆是，一則帶著親友的關懷，是從外在而內的支持，另外一種是自身觀點從外而內歷程思考自己到底需要什麼的歷程。個體必須將這外在、內在間自我覺察，包括對自己、他人的理解，對自己的需求滿足負起責任。

但若個體過於滿足自己的需求，執著自己的不足，忽略環境的限制或要求，可能這樣的自我照顧往往又會形成下次的壓力。自我照顧往往是在兩個動力當中取得平衡，包括：堅持 VS 放棄、喘息 VS 持續、過往要求 VS 現在需求、他人 VS 自己、內在 VS 外在、正向 VS 負向（當中取得平衡）。在這樣的多元二分當中取得平衡，更進一步說個體鬆動原有的二分標準，增加了彈性與選擇，及看似負面現象背後的正向意涵，以及看似正向的背後含意，所以對事情可以有不同的觀點，更多元的角度來看待。

最後，美國心理學學會也將自我照顧列入心理健康專業人員的倫理規範（Ethics Code）。何以如此呢？因為在助人工作中，若助人者沒有將自己身心狀況處於平衡狀況，讓自己狀態得以「清明」，以專業的視角與態度來提供服務，貼近眼前服務使用者的困難與挑戰，以及這些困境如何與其生活交織影響並影響其生活。當助人者因能夠理解，所以可以貼近助人者自己的內心狀態，支持服務使用者生命成長的歷程及問題解決的過程。

選擇從自我照顧對助人工作者的重要性談起，不知讀者可否稍微補抓

一下「清明」的狀態，並進一步思考若個體可以自我照顧的話，那會是怎樣的自我狀態？簡單來說，自我照顧即有理解自己、接納自己、善待自己的效果；更進一步地說，一個能夠自我照顧的人，其與自己的關係、與他人的關係、與環境的關係將會有正向及圓融的連結。

第二節　平衡的重要性 —— 自我照顧相關理論

延伸地說，許多哲學家、宗教家、心理學家都致力讓人「離苦得樂」，但很矛盾的是沒有「苦」，就無法對比出「樂」，而過度的「樂」，反而也得到「苦」。這也說著人世間許多事物過與不及都不好，即平衡的重要性。

細緻地理解人的生命之旅，在一呼一吸當中，我們的壽命也正逐漸減少，你我都朝著死亡之路邁進，我們甚至可以從人口學家的推論當中知道可能死亡的時間；因此個體乃至於家庭顯然都得面對生命終將結束的狀況，更甚，我們都得在生死之間學習如何自我照顧，生活可積極又可以平靜地接受死亡帶來的失去。

在此分別從瑞士心理學家皮亞杰提出個體認知建構論，以及美國心理學家 Lawrence Calhoun 和 Richard Tedschi（1999）提出「創傷後成長」（post traumatic growth）理論，來說明個體如何從創傷經驗中儘管苦痛存在，但依舊有正向的自我概念、人際經驗、靈性發展產生。

一、自我照顧：個體內在與外在環境的平衡 —— 皮亞杰的認知建構論

皮亞杰（2015）其觀點主要在於解釋個體的認知如何形成。其提出個體認知最小的單位為「基模」（scheme），基模乃由人出生的反射動作及接觸環境中的互動而來，在數不清的基模當中，在無數個基模當中學習分類、歸納及關聯，形成的個體的知識。而個體認知形成的歷程，又可歷經四個階段，包括：

（一）感覺動作期（0-2 歲）：孩子藉由身體上的感受、反射動作的關連，

對其操作物體的後果產生連結，透過不斷地重複、協調、嘗試、練習……建立其動作事物反應的連結，並又這些連結去擴展、含括，淬練出個體的認知系統。

（二）前運思期（2-7 歲）：孩子學會用語言來溝通，可以將具體的物體連結於語言之抽象的符號，並加以運用。因為孩子有語言能力，連帶也學習到模仿能力，可以使用語言來跟其他物體建立關係。例如：孩子看到杯子，表示要喝水，大人就拿水給他喝；孩子之後看到跟杯子類似的東西（例如：花瓶），表達出要喝水，大家也可以理解他的意涵，孩子就可以連結跟杯子很像的瓶子都可以裝水，反之，也可能學習到儘管都像杯子，但裝筆筒的筒子就不能喝水。

（三）具體運思期（7-11 歲）：皮亞杰認為認知發展的過程中，可以對物品的靜態表徵現象連結到動態表徵，孩子慢慢理解物體的不同形式恆存現象。例如：孩子不會因為由高瘦瓶子裝的水比較高，就認為低胖瓶子裝的水量比較少，也就是孩子也可以學習到物體的不同樣貌。例如：孩子可以說出田裡的蔥、拔下來之後切成蔥花、然後攪進麵糊，最後煎成蔥油餅，這個就是物體恆存的概念。同時，孩子也學習到從表徵關係，進入到「運算」、「空間與序列」、「分類」。表徵能力中部分相加相減形成運算能力；不同表徵的相對位置形成了「空間」與「序列」關係；表徵之間的關連，形成了分類概念。

（四）形式運思期（11 歲至成人）：孩子具有更高層次的邏輯思考，不僅可以思考具體的東西，還可以從語言素材當中推論關係，例如：當孩子聽了一個故事，可以從線索當中推估角色情節的發展，因為孩子可以從抽象的情節中形成假設，然後推論與預測。以小紅帽遇到大野狼的故事為例，孩子可以從小紅帽出發的時間，在故事中推論大概什麼時候會遇到大野狼，又例如：孩子可以猜想若小紅帽沒有遇到大野狼，她可以學到什麼以及沒有學到什麼；因而孩子還可以學習「反省」的能力，孩子可以從後果推論回前因，學習到如何讓自己下次結果更好之邏輯與推理能力。

皮亞杰之認知建構論與「自我照顧」有何關係呢？從皮亞杰的觀點

來看，個體會在自身的生命經驗以及後天的學習經驗當中取得累積，人不斷地對環境做出行動，並在環境對個體行動回應的循環中達成平衡。而此動態促進的觀點，皮亞杰提出重要的概念「同化」（assimilating）與「調適」（accommodating）。同化就是類推，當這件新事物是可以運用過往的經驗累積的基模來因應時，即將這個新經驗同化在基模當中。「調適」爲與過往的經驗不一致，自己摸索新的方式來因應，學習到新的經驗，擴展或調整自己的「基模」。個體就在「同化」與「調適」取得「平衡」（equilibrium）。

更進一步說，皮亞杰認爲兒童認知上的衝突有其必要性，這引發最佳或最大的不平衡，促發兒童的求知慾和好奇心。換句話說，給予孩子學習上的素材必須和兒童的認知有一定的連結，太相似的引不出其好奇心，完全相異又會無法理解，導致放棄或無法學習，因此對於素材倒底是與其既有基礎之差異或相似還是取決於個體的主體經驗。

聚焦回患者的自我照顧議題。從皮亞杰的論述來看，自我照顧得回應於個體的生命經驗中，每個人皆有其自我照顧的方式，每個人都有其生命需要學習取得平衡的功課，且每個人都不斷地在個人行動與環境回應中取得平衡。患者儘管受限於目前的困境當中，致力連結回過往經驗中，自己可做到的程度，但也不斷地在此時的困境中調適因應與豐厚自己的認知架構，看到自己其他的可能。更延伸地說，人處於這個快速變遷的社會中，人口必然老化，健康議題無法逃避的浪潮中，不論你我有否罹患疾病，我們都要努力不斷學習新知以及整合舊知的自我照顧。

二、創傷後成長（posttraumatic growth）──個體生命經驗的淬煉

許多人都好奇某些經歷大災大難的人是如何存活，又如何將其生命過得豐富精彩？然而有些人因重失能後成爲身心障礙者，接續而來的生活衝擊，外在很多的自我照顧都無法自理，包括：不能獨立吃飯、不能自行上廁所、不能翻身等；有許多的不能帶出更多的不能，連帶生活失去希望，生命一蹶不振。

當個體遭逢衝大創傷後，不僅對自己、對他人、對世界都產生崩毀性的認識，世界怎麼會是公平的、人的一生怎會是喜樂平安的、我是值

得的嗎？這樣的狀況如何自我照顧？怎麼協助個體進行覺察、接納、行動地自我照顧。美國學者 Lawrence Calhoun 和 Richard Tedeschi（2004）探究經歷重大創傷事件的人們，亦發現此創傷經驗也會帶來一些正向益處，包括：人際關係改善、個人生活中新的可能、更欣賞生活、個人能力的增長、靈性的發展；儘管脆弱、不幸與痛苦依舊存在，但他們就在傷疤處持續成長，包括：對脆弱苦痛更加敏感、明白他們可能無法控制生活各面相；甚至，個體經歷創傷經驗後，他們對於自己、創傷經驗、人際、生活都有不同的想法，有些持續維持原有的人際關係，有些卻對這些過往的人際往來有不同體會，有些人對於同樣遭逢苦難的人更有同理心，也有些人對「生死議題」更佳好奇，連帶思索著我的生命意義為何？更常見的狀況是對於更重視生命中小事件，對生命中的宗教、靈性、存在議題有著重大的改變。而在歷經這樣的生命重整，儘管個體有著新體悟，但可能其情緒困擾、生活難題仍可能存在。Calhoun 和 Tedeschi 就用創傷後成長（posttraumatic growth）一詞來含括上述的正向成長。

　　Calhoun 和 Tedeschi（2004）進一步提出，當個體覺察原有生活目標不再能達到時，他們會有挫折、難過、悲傷，但也會形成一些新觀點，包括：原來我以前都忽略身體的訊息，就如同我都忽略了親友的勸告，我以前太過自大了，以為靠著自己努力就可以控制一切，生了一場病真的讓我人生跌了一大跤。個體會開始去重新建立新的假設，如：世界觀、人生觀、價值觀，可能需要修正他們的假設，可能也會對自己的生活形成「後設」觀點，或反思自己的過往到現在及未來的生活，例如：有些患者會陳述自己現在什麼都不能做，就只能好好休養了；我以前太依賴我男朋友，誰知道我失能後什麼都不會，現在才要來學；我以前就是太愛喝酒，喝太多，現在就不行了，也剛好年紀到了，不能喝了。創傷經驗是經驗性的，是個體深刻體驗到的主觀感受，創傷會衝擊其認知架構及生活安排，必然會有所感受，這些是悲傷、煎熬、痛苦的。而這樣的經驗並不是理智層面上的，似乎在說與自己無關的某個他人的生命衝擊，可以淡然地看待，儘管有些人仍想用這樣理智層面進行隔離因應。

　　那麼如何進入「重建」歷程呢？Calhoun 和 Tedeschi 相當強調「說」。若以創傷者為例，創傷者藉由「說」出他們的痛苦、難過，說出他們的悲

傷與不平，說出他們計畫難以實現，他們的努力毀於一旦……等，就讓他們說，「說」是重建的必經過程，甚至我們也可以常常發現，創傷者的說有時候是相當自我傷害的，例如：早知道我當初……、都怪他……、你當初怎麼沒有……等言語，甚至旁人看起來是沒有建設性的對話。

助人者致力於創傷者痛快地「說」出，那麼「聆聽」一方的接納與回應也相當重要。Calhoun 和 Tedeschi 認為聆聽者要貼近創傷者的狀態，創傷者正藉由說來重新建構認知歷程、他們敘說在經驗中得到正例反例、正正反反的來來回回之中的思考歷程，說著說著也發覺生命有其矛盾 - 苦難能同時兼具成長的論述。其提供臨床工作者的指引：初始提供大量的情緒支持，協助創傷者掌控失序的生活，所謂大量的情緒支持就是：「把創傷者所說的想法、感受說出來」，讓創傷者知道自己陳述了什麼；再來，協助創傷者理解到他們創傷事件中所獲得的部分：「把創傷者所擁有的能力、努力、特質或專長回應給對方」，這樣的回應就如同鏡子映照的功能，聆聽者如實地回射出創傷者的談話及其正向特質，此舉也將協助創傷者逐漸接連起創傷後事件中的益處、苦難併存。

此外，聆聽者必須對於談論創傷者的苦難感到自在，也尊重他們認知建構歷程中來來回回、反反覆覆絕非短期間可形成的狀況。聆聽者在聆聽過程中，讓創傷者串連起自己故事中的苦難與成長，其可敏感地覺察創傷者的需求，也不刻意地說教或陳腔濫調地回應創傷者的故事。

創傷事件後的失去與得到，都需要接納、被覺察甚至某些創傷者覺得自己很努力因應目前也活得還不錯，沒有被創傷事件影響，在其並存的苦難與收穫當中，助人者以涵容性的態度與狀態來因應。

聆聽者並不必然得由「專業人員」來擔任，家人之間的陪伴與支持對創傷者的疾病適應也有相當不錯的效果。但，家人與創傷間因著關係不同，已有著固定的互動模式，可能一時也難以改變，家屬需要自我照顧，並適時尋求相關助人者。

第三節　失能者常出現的心理層面挑戰及因應

對失能者來說，當疾病進入復原期，每位病人都想要盡可能地恢復原有的生活功能，包括：生理、心理及社會層面的功能，同時也要在大量的復健活動中，一方面既要對復健抱有希望感，同時又要與失落並存，確實目前相當洩氣，並有足夠的動力繼續練習復健，在日復一日的復健活動中有耐心、有毅力，接納自己的狀況與失能，持續地進行復健；然而說是很簡單，但許多患者在復健過程中歷經長期不安害怕、焦慮擔心、難過憂鬱，甚至也會擔心失能是否會變嚴重。

同時，失能者者在大量的復健活動中，還要大量的與不同專業人員合作，包括：醫師、護理師、職能治療師、物理治療師、語言治療師、心理師、營養師、家人朋友……等；失能者要在大量的醫療體系當中進進出出，聽著許多人提供的「建議」，承載著許多的關心與打氣加油，某些患者會在這復健的過程中感到失去能動性（agency），自己既不能掌握自己的身體，也不能掌握整個醫療計畫，心中有苦但也不知如何傾吐，更甚，有些患者更是失去語言與溝通功能，苦上加苦，連帶著共在性（communion）消失，就算大家都為了我好，我仍像懸絲傀儡獨自在舞台上被人操作著孤單寂涼。

在此，整理美國中風協會出版在《希望：中風復元指引手冊》中提及心理挑戰，來說明失能者常會有下列情緒：

1. 憂鬱：對失能者者及其家人來說，罹病後的生活改變是相當難以適應的，因而憂鬱情緒是正常及常見的。儘管如此，憂鬱可能導致患者沒有足夠情緒能量復健，也可能讓整個家庭失去運作。

   常見的憂鬱徵兆有：(1) 經常性地表達無價值感、低自我價值、嚴厲自我批評（我沒用了、我死一死好了、我笨死了、我就是報應啦）。(2) 逃離社會接觸或孤立自己，這些情緒讓患者不願復健，同時也無法重拾自尊。(3) 生活習慣或食慾改變，低落的情緒與生活能量，讓患者失去食慾或大量增加食慾以及失去平常時的生活興趣。(4) 可能有自殺意念或自傷行為。

‧病人與家屬可以做的：鼓勵及協助患者連結有共同興趣的親友、休閒活動、宗教或靈性活動，讓患者的情緒能夠流動，藉由「說」與「互動」來維持生活能量，每天都有要進行的計畫和讓人愉快的活動，甚至在生活當中完成自己所訂下的目標。必要時，也可尋求身心科醫師、心理衛生專業人員的協助。

2. 憤怒：憤怒是失能者者常見的情緒，意涵著他們對目前狀況的不適應、難過、悲痛，憤怒的對象可能是自己、他人、上天，甚至是失能這件事，憤怒可能用口語或非口語的方式來呈現，也可能不想與他人互動。因而患者的憤怒或過度批評，也可能造成他們人際關係的緊張。

‧病人與家屬可以做的：盡可能地以理解的心態，明白患者其實**不是真的**要對家屬生氣，是他自己對整個狀況的不滿，家屬可以溫柔地運用前述提過的溝通技巧表達：「你，正生氣或很不舒服；我們可以一起來做些什麼好嗎？」親友一方面展現同在與陪伴，一方面也指點出「患者需要幫忙，同時鼓勵患者表達出自己需要怎樣的幫忙」，如此也意涵著患者需要為自己的情緒負責，提醒家屬無需負責患者的情緒。

3. 情緒不穩定（emotional lability）：情緒不穩定或失控是患者罹患腦傷後常出現的症狀，例如：患者沒來由一下子哭一下子笑。

‧病人與家屬可以做的：若患者出現這樣的狀況，家屬可以適當的忽略，延續先前進行中的談話或行動。若患者向家屬道歉，家屬也可表達沒關係，這是因為腦傷所造成的現象，彼此一般性地看待即可。

4. 人格改變：此狀況常見於左腦腦傷中風患者。左腦掌控著語言、交談能力，因而左腦受損後，在面對其不熟悉的狀況可能會出現過度小心、強迫性行為、混亂行為。

‧病人與家屬可以做的：協助患者用舒適的步調來面對生活例行事物或突發事物，有耐心地回應患者的疑惑。

5. 右腦損傷：對右腦損傷的中風患者來說，腦傷往往會影響他們的情緒、非語言溝通與行為問題。右腦損傷者可能沒有意識到自己行動上的失能，當他們未注意到如此狀況時，危險便可能出現。他們也可能有情緒不穩定（突然地大笑大哭）、短暫注意力（無法專注做事情）、短

期記憶喪失（隨說隨忘記）、判斷力不佳（西瓜與哈密瓜分不出來）。右腦損傷也可能會影響患者的「視覺空間感」，無法辨識圖形／東西大小、方向、相對位置與距離，連帶無法判斷解讀時鐘長短針、空間位置，如此患者會相當依賴照顧者，出現擔心害怕與焦慮不安的情緒。

・病人與家屬可以做的：(1) 維持環境安全，移除可能的危險物品，建議家屬參閱「居家安全評估單」，也可以將尖銳的桌腳、牆邊貼上保護貼。(2) 敏感患者的視覺與感官問題，例如：若患者無法感知到右側的物品，即將物品擺放到左側。(3) 鼓勵患者將患側依舊視為自己的一部分。(4) 鼓勵患者習慣地掃描周圍環境，包括轉動自己的身體，看看有什麼部分是自己忽略的。(5) 縮小讓患者分心的物品，許多聲音、影像刺激可能導致患者接收混淆訊息。安靜、平靜的環境可以協助患者更聚焦於手邊的任務。

6. 冷漠（apathy）：冷漠常出現在中風患者。根據 Tay、Morris 和 Markus（2021）的定義為：「在行為和認知（整體活動參與度、抉擇、興趣）、情緒（自發情緒較少、對環境的情緒性的回應、對他人的回應、同理心、口語或肢體表達）或個人的生活層面（自主性的社會互動、與家人的關係、口語互動、困居家中）等目標導向行為的數量上的減少」。從外顯行為的標準來看冷漠與憂鬱類似，都具活動力下降、興趣下降，但主要區分為憂鬱有明顯的負面情緒，冷漠則不明顯。冷漠也與中風後衰弱（post-stroke fatigue）有著類似的症狀，都沒有生活動力，但中風後衰弱主要是患者主觀的感受，強調疲憊、倦怠、虛弱或精疲力盡，冷漠則有神經學上的症狀與證據。

・病人與家屬可以做的：(1) 尋求神經科醫師治療。(2) 鼓勵患者持續進行復健計畫，並與之討論其困難的問題，協助其對自己行為的掌控，聚焦於患者的自我成就、自我目標設定達成，增強其自我效能。

7. 記憶力喪失：中風者需要生活中明確的提示線索，中風者可以將自己的所有物聚在一塊；在行事曆當中標出患者例行的事務；隨身攜帶筆記本；將生活事物區分幾個部分來完成。

・病人與家屬可以做的：(1) 患者及家人可以參考針對失智症患者及家屬的記憶策略，例如：日常生活中進行練腦活動，包括：數獨、桌遊

　　遊戲、說話、閱讀、手指操、手作活動、園藝活動、自行規劃、運動。

8. 親密關係：失能後也可能影響親密關係，患者往往因生理狀況改變身體控制及其身體感官感受，連帶改變性感受、性行為，也可能降低性慾望。對此患者會有前述提到的憤怒、抱怨、憂鬱情緒。儘管如此，任何年紀、性別、情感狀態的患者都有情感親密需求，有些患者仍想要與人約會交往，仍與其配偶發生親密接觸。在華人社會當中，性議題已相當隱晦不談，若在對此議題上持續避而不談則可能增加誤解的可能性。「性」不只意涵著性行為的發生，尚包括對對方的欣賞與愛意，以及兩人同在的親密感歸屬感，更重要的是雙方的溝通、信任與接納。

　　．病人與家屬可以做的：(1) 患者可能因為前述的憂鬱（失去性慾），家屬可以提供溫柔、安全感與信任感，彼此關係不僅有性，還有更多親密的互動。(2) 擔心性行為導致病情的復發，此狀況可以可進一步諮詢醫療團隊。(3) 人格改變或陽痿，雙方彼此體諒與接納可以強化患者的自信心，並可共同尋求出性愉悅的方式，適時地尋求性諮商師的協助。

9. 悲傷歷程：對某些患者及其家人來說，失能也可能有歷經「失落」歷程。常見階段有：(1) 震驚：患者在醫院或復健初期可能會有無助感，在此階段家人的支持相當重要。(2) 否認：失能所帶來的挑戰，衝擊個人與家庭原有的功能，否認讓患者及家庭免於席捲而來的壓力。而此時，現實上的挑戰也往往讓患者不得不面對，進而開始學習與失能共處。(3) 反應：這階段往往出現當患者及家庭意識到失能後的影響，他們可能會出現討價還價（對醫療、對靈性），憂鬱、哀悼逝去，這些情緒狀況又會與復健計畫、日常活動相互交織。(4) 使再生：此階段患者及家屬漸漸可以與失能共存，對未來正向力量大於失望失落，願意表現「我可以試試看，我願意復健！」(5) 接納：歷經接納階段，意涵著個人與家屬可以共處之外，還知道如何積極因應，但也知道在低落的時候如何調適。上述的階段其實並不是有必然的時序性，而是來來回回反反覆覆，但隨著患者的自主性、共在性增加，他更能掌握自己的狀態，理解自己所需、接納自己、做出適當的自我照顧，更適時地求

助，並與其周遭他人有著有品質的關係。

結語：自我照顧的實際作法

失能後的生活改變是全面的，不論是自我照顧、人際溝通、家庭照顧，過往不加思索的簡單反應都遙不可及。因而需要大量的鼓勵和情緒支持。然而聚焦回患者的內在狀態，聖嚴法師（2008）提及「趕而不急」的概念：很想用很短的時間完成很多事情，但這樣往往要花更多的時間，因為做這件事的時候，想著下一件事，就不專心、不投入，連帶著當下這件事未完成，又可能後續要回頭來做。這也是強調「活在當下」的重要性。對患者而言，可以配合醫療團隊的建議，理解自己的長處與限制，也接受目前的挑戰與自己可為之處，努力執行著復健計畫。

同時，筆者也簡單應用聖嚴法師（2019）禪修概念給失能者及其家屬自我照顧，儘管失能後有許多家庭挑戰，但若能從以下不同層面的調整，亦可維持自己平靜心來因應；另外，在現今知識爆炸的時代中，每個人皆可從報章媒體、網路自媒體當中獲得健康資訊，但資訊取得的容易，就考驗著閱讀人的識讀能力及執行能力，因此建議可以依同一資訊，從不同的報章媒體來看驗證，甚至還可以引用不同國家的資料來多方驗證，增加資料可信度。再者，既然資料取得容易，但對生活忙碌的人們來說，往往又會知易行難，所以如何讓自我照顧計畫可以成形、穩定執行，在此也介紹如何擬定「自我照顧計畫」架構供讀者自我照顧。

一、禪修的架構

儘管禪修帶有著佛教色彩，但若從安定身心平衡的角度來看，禪修提到的方法還真的讓人相當放鬆，甚至近年來盛行歐美的「正念」（mindfulness）亦是從禪修當中擷取出來的身心平衡放鬆方法。聖嚴法師（2009）提及藉由五調來調整身心。
1. 調飲食：飲食不過量或不足，營養均衡；不吃太刺激的食物，不宜喝酒，影響禪修「清楚放鬆」的狀態。

2. 調睡眠：指好好睡覺，睡覺前要放鬆情緒，放空腦中所想，讓心安定，讓身慢下，擁有良好睡眠後，更能完成生活事務。

3. 調身：調身可分動和靜兩方面。動可以做柔軟運動，靜則可以用靜坐，姿勢要正確，身體任何部位都要放鬆清楚，走路、站立、平躺均可使用此原則「清楚放鬆」。這部分亦可參考國民健康署網站一系列的健康操或法鼓山推行的「八式動禪」。

4. 調息：呼吸是自然平穩的呼吸，帶著欣賞、享受呼吸。聖嚴師父提醒姿勢的重要性，身體處於彎曲扭曲的，呼吸一定不順暢；神經和肌肉處於緊張焦慮中，呼吸也不自然。隨時保持正確的姿勢，無論是坐、立、臥，都保持自然、舒暢。身體放鬆不是放逸偷懶，同時身體放鬆讓頭腦非常清醒。

5. 調心：上述四種都與心情有關，心情安定與否和我們的飲食、睡眠、身體、呼吸都有密切的關聯，如果調整得很好，心情自然愉快平穩。

二、自我照顧計畫擬定

一般來說，自我照顧計畫寧可執行時間短、執行程度低，也比不執行來得好。《活出健康——慢性病自我管理》一書提及「行動計畫」執行要件主要是能力與意願兼具：以每週預計執行的天數、執行的地點、時間、次數……等具體的元素來增加計畫清楚的執行方式，此為「能力可及」的層次。進而，探問行動者執行此計畫的信心指數有多少（1-10 分），其建議完成計畫的信心要達 7 成以上；7 分代表著有相當執行意願「意願可動」。最後，建議剛開始的執行天數不要以 7 天為限，意謂著若有一天未做，此計畫即宣告失敗，增加行動者的挫敗感，最好還是執行 3-5 天，若行動者心有餘力當然可以多做。

參考文獻

聖嚴法師（2008）。工作好修行——聖嚴法師的38則職場智慧。法鼓文化。

聖嚴法師（2009）。動靜皆自在。法鼓文化。

American Stroke Association (n.d). *HOPE: The stroke recovery guide*.取自：
https://www.stroke.org/-/media/Stroke-Files/life-after-stroke/ASA_HOPE_
Stroke_Recovery_Guide_122020.pdf。（2023/05/31瀏覽）

Beauchamp, T. L. & Childress, J. F. (2001). *Principles of biomedical ethics*(5th).
Oxford: Oxford University Press.

Godfrey, C. M., Harrison, M. B., Lysaght, R., Lamb, M., Graham, I. D. &
Oakley, P. (2010).The experience of self-care: a systematic review. *JBI
Library of Systematic Reviews*, *8*(34), 1351-1460.

Loring, K., Holman, H., Sobel, D., Laurent, D., González. V., & Minor, M.
(2018)。活出健康-慢性病自我管理（鄧世雄、陳麗華總校閱）。華
騰。（原著出版年：2012年）

McDaniel, S. H., Doherty, W. J., & Hepworth, J. (2021). 醫療家族治療（第二
版）（劉瓊瑛譯）。洪葉文化。（原著出版年：2014）

Piaget, J. (2015)。皮亞杰教育論著選（第二版）（盧濬譯）。人民教育出
版社。

Tay, J., Morris, R. G., & Markus. H. S. (2021). Apathy after stroke: Diagnosis,
mechanisms, consequences, and treatment. *International Journal of Stoke*,
16(5), 510-518.

Tedeschi, R. G., & Calhoun, L. G. (2004). Posttraumatic Growth: Conceptual
Foundations and Empirical Evidence. *Psychological Inquiry*, *15*(1), 1-18.

第四章 家庭支持服務

江禹嫻

第一節 家庭支持服務概述

一、家庭支持服務意涵

家庭照顧者是一群對家人付出愛，日夜照護著他們所愛的人，延續家人生命的所需，經常需要放棄自己的個人生活和工作，並且經常需要應付情緒上的挑戰和經濟壓力（Annisa, 2016），因此「照顧」是一種責任與承擔的歷程。家庭照顧者面臨照顧所帶來的壓力與負荷通常包括：

1. 體力和生理方面的負荷：長期照顧導致出現健康問題，如腸胃病、頭痛、腰痠背痛、睡眠障礙（如失眠或淺眠），免疫系統功能下降，容易生病，出現嚴重疾病甚至死亡。

2. 心理與情緒方面的負荷：經常面對悲傷、失落與無助、挫折、憤怒、憂鬱、孤寂感、無助、自我價值感低落，嚴重者可能出現照顧疏失或自我照顧疏失，可能會自殺。

3. 經濟方面的負荷：照顧費用包含照顧醫療費用、輔具、交通往返的費用、因照顧而損失的工作收入等。

4. 社會性的負荷：減少或沒有屬於自己的時間、減少或沒有與朋友聚會的時間、休閒活動減少、社交孤立等（天主教失智老人基金會失智症照顧使用手冊，2012）。

對應解上述照顧負荷的「家庭照顧者支持性服務」可分為以下面向（呂寶靜，2005）：

1. 減輕勞務的支持服務：提供照顧技巧指導訓練課程，提高照顧者減輕照顧壓力、避免照顧傷害的能力；或發展居家、社區、機構服務等多元喘息服務資源。

2. 心理支持服務：透過紓壓活動、支持性團體、心理協談等方式，提供照顧者情緒支持及紓壓。

3. 經濟性支持服務：政府可透過「稅金減免」方式，提供照顧者經濟補償給予支持。

4. 就業性支持服務：提供在職照顧者兼顧照顧與工作的支持措施，例如彈性工時、企業開闢日間照顧中心或特約機構託老服務；亦有政府提供「顧老假」、「家庭照顧假」等。

臺灣於 2015 年 5 月 15 日通過「長期照顧服務法」，特別於第 3 條家庭照顧者定義：指於家庭中對失能者提供規律性照顧之主要親屬或家人。且在第 13 條「家庭照顧者支持性服務」入法，國家必須提供「有關資訊之提供及轉介」、「長照知識、技能訓練」、「喘息服務」、「情緒支持及團體服務之轉介」、「其他有助於提升家庭照顧者能力及其生活品質之服務」等。

依據前項法條之制定家庭照顧者支持服務原則，其目的為發展家庭照顧者多元支持措施，提升照顧服務品質，減輕家庭照顧者照顧負荷，完善我國長期照顧服務體系，特針對長期照顧務法所定家庭照顧者支持服務之申請、評估、提供及其他應遵行事項制定本原則（家庭照顧者支持服務原則，2022）。

衛生福利部為健全家庭照顧者服務網站，自 2012 年起建置全國性家庭照顧者諮詢專線服務，及全國性照顧者友善互動式平臺網站，提供失能、失智、身心障礙者家庭諮詢服務，全國家照據點截至 111 年底已布建達 119 處，投入家照服務人力計 261 人，服務內容涵蓋個案服務、照顧技巧指導、個別心理輔導、社會暨心理評估與處置及諮商服務、長照知識或照顧相關訓練課程、情緒支持等支持性服務項目。

衛生福利部 2018 年也鼓勵各縣市推動貼近在地民眾需求的家庭照顧者支持性服務，推動「家庭照顧者支持性服務創新型計畫」，至 2019 年「家庭照顧者支持性服務創新型計畫」將擴及全國 22 縣市。此計畫強調將被照顧者與照顧者同列長照 2.0 服務對象，要求縣市政府根據轄內家庭照顧者樣態與需求，布建能滿足服務可近性及合理服務人力比的家庭照顧者支持據點，整合跨領域資源，培訓專業人力，優化既有服務項目，建構

以家庭照顧者需求為中心之整體服務體系。

家庭支持服務是一種提供給家庭照顧者或需要特殊照顧的人的支持服務，目的是幫助他們克服照顧過程中遇到的困難和挑戰。家庭支持服務可以包括各種形式的支持，例如日常生活的協助、社交支持和心理支持等。

二、家庭照顧支持服務的種類

家庭照顧者的需求非常重要，因為它們不僅影響到自我的身心健康和生活品質，也直接關係到照顧對象的照顧品質與安全，家庭照顧者需求的滿足，可以使他們專心地照顧家人，保障其安全和健康，家庭照顧者的照護工作不僅需要身心的力量，更需要耐心、細心和愛心。家庭照顧者的貢獻和奉獻對照護對象和家庭都至關重要，也是社會所需要關注和支持的一個重要群體，家庭照顧者支持以三個實施領域：情感支持以減輕的情感負擔，教育支持以提高技能，組織支持以提高家庭照顧者與被照顧者的流動性（Morelli et al., 2019）。家庭照顧者有 5 種基本需求（陳芳宜，2008）：

1. 人力支持需求：照顧者希望能有提供替代或暫代照顧之服務，更需要他人分擔家事提供人力的支持。

2. 情感及靈性支持需求：照顧者需要親友的鼓勵與安慰，也會將精神寄託於宗教信仰以幫助自己。

3. 社會福利需求：照顧者對於社會福利的相關議題資訊較少，因此需尋求社工等專業人士之協助。

4. 醫療相關服務需求：對照顧者而言是一項非常實際的協助，其服務範圍很廣、包含協助處理老人情緒、居家醫療照護或安（療）養機構的需要、追蹤或關心老人病情及家屬照顧狀況等。

5. 照護技巧資訊需求：照顧者表達極為強烈想要獲得此部分的訊息，因為沒有準備好提供照顧，也沒有足夠的知識來提供適當的護理（Reinhard et al., 2008），有關病情的了解及照顧時的知識與技巧是照護時最常遇到的問題。

衛生福利部於「家庭照顧者支持性服務創新型計畫」申請獎助作業規

定，依據家庭照顧者需求及建置支持服務網絡的重要，爲落實在地老化，針對全日全時自行提供照顧服務的家庭照顧者，長期下來，易使照顧者陷入手足無措及孤單的困境，使其生理、心理、家庭生活及社會參與等方面造成極大的負面影響；因此政府更應積極布建資源，提供支持服務措施，包含三大面向，如下表：

表 4-1　家庭照顧者支持性服務創新型計畫面向

面向	說明
一、服務量能加值：盤整轄內服務，深化服務項目，建立轄內家庭照顧者個案服務機制	（一）個案服務：針對長照服務對象之高負荷家庭照顧者提供個案服務，包含訪視評估、執行服務內容、成效評估等服務 （二）長照家庭照顧者之長照知識或照顧技能訓練課程：以團體方式 （三）照顧技巧指導： 　　1. 針對長照服務對象之主要照顧者，經專業人員評估有到宅提供身體照顧技巧指導必要者 　　2. 提供照顧技巧指導之居家式長照機構照顧服務員或居家服務督導員 （四）情緒支持及團體服務之轉介： 　　1. 運用志工人力對家庭照顧者之關懷訪視或電話問安等 　　2. 於家庭照顧者參加課程或團體辦理期間，由志工人力或臨時人力併同提供被照顧者安全看視及陪伴 　　3. 由據點專業人員提供對家庭照顧者之會談服務或其他情緒支持性服務 　　4. 辦理情緒支持團體，調適情緒與壓力，減輕照顧負荷 　　5. 由取得專業證照之臨床心理師、諮商心理師、社會工作師提供個別心理輔導、社會暨心理評估與處置及諮商服務

面向	說明
二、發展創新服務：發展有助於提升家庭照顧者能力及其生活品質之服務	（一）申請單位得視需求規劃發展因地制宜之創新型支持性家庭照顧者服務；惟應非屬服務內涵屬長期照顧服務給付及支付內涵者 （二）依長期照顧家庭經濟狀況，訂定不同補助比 （三）服務方案屬鼓勵性質，補助項目不宜包含案家參加者交通費用或相關補助 （四）優先發展定點及團體形式（如互助團體）為主之服務模式
三、落實在地培訓及推廣：培育家庭照顧者支持服務專業人才、深化知能	（一）培訓對象：家庭照顧者支持性服務據點專業人員及志工 （二）辦理家庭照顧者照顧知能訓練，課程內容包含強化家庭照顧者照顧知能、社區照顧資源簡介、照顧壓力調適等內涵 （三）辦理專業人員在職教育訓練課程 （四）辦理社區推廣：針對社區民眾及專業人員倡導照顧者及相關服務，增進對於長照服務資源的熟悉及運用能力 （五）辦理志工培訓及相關教育訓練，增進志工人員對家庭照顧者支持性服務之相關知能

資料來源：衛生福利部（2020）

　　家庭照顧支持服務八大內容：針對高風險家庭照顧者所提供的長期追蹤服務「個案管理」服務；其他「支持性服務」，包括長照安排諮詢、照顧技巧（訓練課程、居家到府指導）、情緒性支持（紓壓活動、支持團體、心理協談、志工關懷）、鼓勵使用喘息服務、鼓勵參與活動的替代性照顧服務等（陳景寧，2019）。

1. 高風險個案管理：評估為「高負荷之家庭照顧者」，由專業人員到府訪視評估，經訪視評估之後，擬定照顧計畫，並計畫提供適切的服務與資源。
2. 照顧技巧訓練課程：針對家庭照顧者所需之照顧技巧提供教育訓練學習，包括翻身移位訓練、輔具運用、居家安全等課程。

3. 居家照顧技巧指導服務：專業照顧團隊，如護理師或物理治療師、職能治療師等，針對家庭照顧者提供翻身移位訓練、輔具運用、居家安全等照顧技巧指導課程。
4. 紓壓活動：單場次主題性活動設計方式，透過音樂、繪畫、肢體活動、經絡按摩等紓壓方式，提供家庭照顧者放鬆壓力。
5. 支持團體：設定教育性、心理支持及藝術治療等主題。
6. 心理協談：由社工確認個案協談需求問題，與約聘心理師或社工師簽訂契約提供服務，可採面談、視訊或電話方式進行。
7. 志工關懷：運用志工人力，以電話關懷家庭照顧者近況，並提供相關資訊。
8. 替代性照顧：考量家庭照顧者多無經濟收入，故由社工評估並媒合替代照顧，以鼓勵家庭照顧者外出。

三、家庭照顧支持服務的優點

　　長期照顧的責任由家庭承擔，也許能降低國家長照支出，卻導致家庭照顧者本身脫離職業福利制度，落入隱形的無酬勞動，影響個人經濟安全，加深「流沙中年」的危機（羅婉齡，2018）。照顧應是一種基本人權，且每個人都應該有權利得到基本的生活照顧，在生命的不同階段都有可能需要照顧，這是因為人類生命週期中有許多階段需要照顧，包括嬰兒期、幼兒期、青少年期、成年期、中老年期及晚年期等。對於身心有障礙、生病、失智等特殊需求的人來說，更需要照顧。這些基本照顧是維持生命和基本人格尊嚴的必要條件，沒有這些基本照顧，人們就無法生存和發展，更無法享有其他權利。無論是照顧家人與被家人照顧，對於兩者的角色而言，應該是一種選擇，而不是義務。

　　對於照顧者，社會有使他們不因照顧責任淪於匱乏的倫理責任。這種照顧者有免於匱乏的權利，被稱為「照顧者權利」（doulia rights）（王增勇，2011），照顧也是一種社會責任和義務。在家庭和社會中，有些人需要照顧，而其他人也有責任和義務去提供這種照顧。照顧不僅僅是個人之間的問題，也是社會問題，社會應該提供必要的支持和資源，讓人們能夠

得到照顧和支持。只有這樣，我們才能實現人人平等、尊重和尊嚴的社會價值觀。

藉由「照顧責任公共化」與「家庭照顧有酬化」的原則，由國家與社會共同支持家庭照顧者，分擔家庭照顧負荷，提供家庭照顧者與受照顧者的多元選擇，促進兩性平等和社會公平正義，透過支持維護與強化家庭照顧者照顧家人的意願與能力，才是家庭支持服務的目的。

透過長期照顧政策對於家庭照顧支持服務的優點如下（陳宜婷，2010）：

1. 分擔照顧責任：照顧工作與照顧專業者分工合作完成，減輕照顧工作。
2. 增加家庭照顧者與社會接觸：參加服務據點辦理的舒壓活動，轉換心境紓壓，而且藉由與服務員之間互動，增加人際支持。
3. 補充照顧人力之不足：家庭照顧者需要工作，無多餘人力協助照顧，暫時補充家中照顧人力不足之需求。
4. 照顧者可彈性安排自己的時間：藉由替代人力照顧時，外出採買或做自己的事，雖然時間短暫但能夠擁有屬於自己的時間。
5. 讓家庭照顧者更加了解被照顧者：居家服務員會評估老人狀況並提醒家庭照顧者，可以掌握老人的身體狀況，提供適切的照顧。
6. 減緩與被照顧者的緊張關係：居家服務員適時的充當照顧者與被照顧者之間的潤滑劑，讓老人維持穩定的情緒，家庭照顧者也比較不會有壓力。
7. 增加被照顧者的社會接觸：居家服務員平日與老人相處的互動方式，或是提供原本既有的服務項目（如陪同外出），有助於增進老人的日常生活人際互動。
8. 生活自理能力進步：居家服務員會提供適度的訓練，增加被照顧者自理能力。

家庭照顧者認為透過支持服務除可分擔自己的照顧責任、增進社會接觸、補充照顧人力不足之問題，以及增加可彈性運用之時間外，更能讓自己對被照顧者狀況有所掌握，並能減緩自己與被照顧者的緊張關係，至於對於輕度失能失智的老人而言，有照顧者則認為居家服務可以對老人的生活自理及整體狀況有幫助。

第二節　個案工作

　　個案工作是一種以個人爲中心、有系統地對待個人問題的方法。個案工作對於家庭照顧者可以提供以下幾個方面的好處：

1. 鑑別性：個案工作能夠根據每位家庭照顧者的特殊情況和需求提供量身打造的服務，因此更能鑑別和識別他們的問題和需要。
2. 個人化：個案工作能夠針對個別家庭照顧者的情況提供具體的解決方案，以滿足他們的個人需求和目標。
3. 效果性：個案工作可以幫助家庭照顧者進一步理解和應對他們所面臨的問題，從而提高他們的應對能力和心理適應能力。
4. 整合性：個案工作可以幫助家庭照顧者進行全面的問題評估，從而針對不同方面的問題提供全面的支持和解決方案。

　　總的來說，個案工作可以幫助家庭照顧者更好地了解和應對自己的問題，從而提高他們的生活品質和幸福感。

　　以個案工作的方式服務家庭照顧者具有以下重要性：

1. 個人化服務：每位家庭照顧者的情況都不同，因此以個案工作方式進行服務，能夠提供更加個人化的支持和協助，針對不同的需求進行差異化的干預和計畫。
2. 專業化服務：個案工作需要有專業的社工或相關專業人員進行評估和制定計畫，能夠提供更加專業和有效的支持和諮詢，以提高家庭照顧者的能力和解決問題的能力。
3. 綜合性服務：個案工作能夠提供綜合性的服務，包括醫療、社會、心理等多方面的支持，能夠更加全面地幫助家庭照顧者應對困難和挑戰。
4. 持續性服務：以個案工作方式進行服務，能夠提供持續性的支持和跟進，針對家庭照顧者的需求和情況不斷調整和改進服務計畫，以確保服務的持續性和效果。

一、諮詢及轉介

　　家庭照顧者諮詢及轉介服務是一項提供專業諮詢與協助的服務，旨在

協助家庭照顧者應對照顧所遇到的問題，解決照顧過程中的困難和疑慮，進一步提高照顧者的照顧能力和品質。關於家庭照顧者諮詢及轉介服務，主要有家庭照顧者關懷專線、家庭照顧者資源中心、家庭照顧者服務據點。家庭照顧者可先家庭照顧者壓力自我測驗量（表 4-2），提供家庭照顧者自我檢測身心狀況，請依據感覺勾選回答後，總計 14 項分數並參考下列相關建議，如有睡眠、食慾受到影響，情緒不佳或產生輕生念頭，持續兩週以上者，應尋求專業人員協助。

表 4-2　家庭照顧者壓力自我測量表

請您在看了下列 14 項敘述後，就您實際上照顧的情況，圈選後面的分數。（如：若您很少感到疲倦，就圈 1 分的位置）	從未	很少	有時	常常
1. 您覺得身體不舒服（不爽快）時還是要照顧他	0	1	2	3
2. 感到疲倦	0	1	2	3
3. 體力上負擔重	0	1	2	3
4. 很難把他抱起來或移動他	0	1	2	3
5. 睡眠被干擾（因為病人在夜裡無法安睡）	0	1	2	3
6. 因為照顧他讓您的健康變壞了	0	1	2	3
7. 感到心力交瘁	0	1	2	3
8. 照顧他讓您精神上覺得痛苦	0	1	2	3
9. 當您和他在一起時，會感到生氣	0	1	2	3
10. 因為照顧家人影響到您原先的旅行計畫	0	1	2	3
11. 與親朋好友交往受影響	0	1	2	3
12. 您必須時時刻刻都要注意他	0	1	2	3
13. 照顧他的花費大，造成負擔	0	1	2	3
14. 不能外出工作家庭收入受影響	0	1	2	3

資料來源：家庭照顧者總會

　　將 14 項分數加起來的總分：
1. 總分是 0 分：非常好，您已經能夠克服照顧上所面臨的各種問題與壓

力，希望您能主動與我們聯絡，分享您的寶貴經驗，讓其他照顧者也可以跟您一樣，擁有好的生活品質。

2. 總分是 1-13 分之間：您調適得很好，請繼續保持下去，您可以選擇參加家庭照顧者的各項支持活動，藉著暫時離開照顧環境，讓自己在照顧的路上更好走喔！

3. 總分是 14-25 分之間：小心喔！您已經開始出現一些壓力的徵兆，建議您利用服務來減輕照顧壓力，以免不知不覺被壓力壓垮喔！

4. 總分是 26-42 分之間：糟糕！您目前承受著相當沉重的負擔，強烈建議您立即尋求協助，以確保您及受照顧者都能有良好的生活品質！

（一）家庭照顧者服務諮詢提供「家庭照顧者關懷專線」

其目的是提供家庭照顧者專業的諮詢和支持服務，讓他們得到情感上的支持和實際上的幫助。這些家庭照顧者可能面臨著壓力、疲勞、焦慮、抑鬱等問題，需要得到專業的指導和建議，才能更好地應對照顧的挑戰。

家庭照顧者關懷專線還可以提供家庭照顧者之間的支持和交流平台，讓他們可以互相分享經驗、交換意見，增加相互間的理解和支持。此外，家庭照顧者關懷專線還可以協調其他相關機構和服務，提供更全面、專業的支持和資源，讓家庭照顧者能夠得到更好的照顧和支持。

總之，家庭照顧者關懷專線的目的是為了提供家庭照顧者全方位、多層次的支持和幫助，讓他們能夠更好地應對照顧的挑戰，並且提高他們的生活品質和幸福感。

提供家庭照顧者社會福利相關諮詢服務：0800507272 照顧者通報諮詢專線，此為單一窗口之專線，除了線上提供諮詢服務外，也協助社會資源連結與轉介。家庭照顧者關懷專線服務流程如圖 4-1：

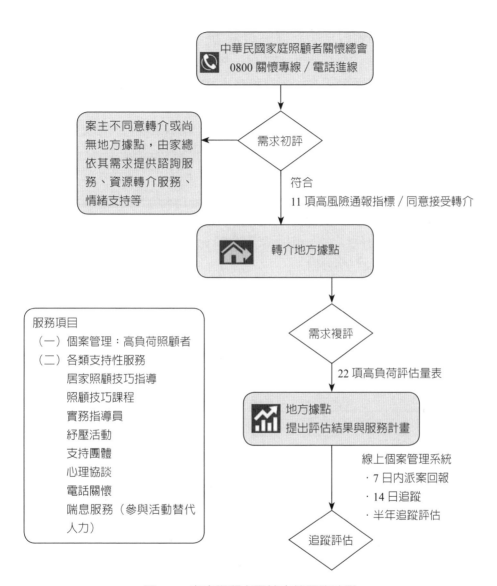

圖 4-1　家庭照顧者關懷專線服務流程

資料來源：中華民國家庭照顧者關懷總會

（二）家庭照顧者支持服務據點資源中心

　　家庭照顧者支持服務據點資源中心主要以輔導縣市內的家庭照顧者支持服務據點，確保服務品質，並且接受家庭照顧者轉介服務（表 4-3），服務內容如下（財團法人屏東縣私立椰子園老人養護之家，2023）：

1. 深化家庭照顧者業務推動，提升服務品質：輔導家庭照關者支持服務據點，共同執行家庭照顧者支持性服務，確保服務品質提升。
2. 落實在地培訓與推廣，培育專業服務人力：辦理志工專業及成長訓練課程，建立志工媒合平台，培訓家庭照顧者志工及專業人員教育模式。
3. 多元喘息活動，發展創新服務：分享微電影照顧咖啡活動，辦理家庭照顧者戶外喘息紓壓之旅，創新家庭照顧者協議及財務管理課程，解決家庭照顧分工及財務分擔。
4. 發展在地服務特色：在地服務特色是指在一個特定地區或社區提供的獨特服務，以滿足當地人民的需求。

表 4-3　家庭照顧者支持性服務個案通報單

通報日期：　　年　　月　　日

通報單位資料			
通報單位		聯絡人	
		聯絡電話	
		傳真號碼	
家庭照顧者基本資料			
照顧者姓名：	生日：		性別：□男　□女
身分證字號：	住家電話：		手機：
聯絡地址：			
被照顧者基本資料			
被照顧者姓名：	生日：　年　月　日		性別：□男　□女
被照顧者福利身分 福利身分：□無　　　□低收入戶　□中低收入戶　□領有身障生活補助者　□榮民 重大傷病卡：□無　　　□有（重大傷病項目：　　　　　　） 身障手冊／證明：□無　□有，舊制手冊，障別＿＿＿＿＿（程度：輕／中／重／極重） 　　　　　　　　　　　新制手冊，類別＿＿＿＿＿（程度：輕／中／重／極重）			

個案狀況簡述：		
轉介問題需求簡述		
高負荷家庭照顧者初篩指標		
☐	1. 照顧者曾有自殺企圖或自殺意念	1. 照顧者過去曾有自殺企圖，具體之自殺計畫或已準備好自殺工具等行為 2. 曾在言語間表達有自殺或結束自己與照顧對象生命之想法
☐	2. 曾有家暴情事	照顧者自述是家庭暴力的施暴者或受暴者，或有暴力意念，不論有無論入正式通報紀錄
☐	3. 沒有照顧替手	負擔每週 20 小時以上主要照顧工作，無其他家人、親友等可以協助者
☐	4. 需照顧 2 人以上	同時須照顧兩位符合長期照顧或身心障礙條件，生活無法自理的家人
☐	5. 照顧者本身是病人	1. 照顧者持有身心障礙證明者 2. 照顧者領有重大傷病卡（含癌症） 3. 照顧者（曾）罹患骨骼系統疾病致使照顧能力受限者 4. 經專業人員評估有精神功能異常或障礙者
☐	6. 照顧失智症者	被照顧者已經確診為失智症患者
☐	7. 年紀大的照顧者	照顧者年紀大於 65 歲者
☐	8. 申請政府資源但不符資格	已申請政府資源，例如救助身分、長照服務等，但不符合資格，無法取得相關資源
☐	9. 照顧情境有改變	3 個月內照顧者出現緊急醫療需求，或處於外籍看護工空窗期等突發狀況，致照顧負荷增加
☐	10. 過去無照顧經驗者	過去無照顧經驗者且受傳統文化等因素影響，致出現高照顧負荷情形卻不易開口求助者，如男性照顧者

是否同意進行通報：☐同意　☐不同意
通報人員：　　　　　　　　　單位主管：
家庭照顧者資源服務中心：電話（00）0000-0000、傳真：（00）0000-0000
電子郵件信箱：

○○市政府衛生局家庭照顧者支持性服務回覆單

回復日期：　年　月　日

受理單位資料				
受理單位		聯絡人		
		聯絡電話		
		傳真號碼		
照顧者姓名		被照顧者姓名		
處理情形	□收案　　□不收案　　□其他，說明：			
承辦人員：				單位主管：

資料來源：臺中市政府

（三）家庭照顧者服務據點

　　家庭照顧者服務據點的目的，主要是爲了提供家庭照顧者所需的支持和資源，幫助他們更好地照顧需要照顧的家人。以下列出幾項具體目的：

1. 提供家庭照顧者相關的教育訓練和知識，讓他們能夠更有效地照顧家中成員，並且更好地應對照顧中可能出現的問題。

2. 提供支持性服務，例如心理諮詢、支持團體、資源轉介等，以幫助家庭照顧者紓解壓力，獲得情感上的支持和鼓勵。

3. 提供照顧所需的器材、用品和服務，例如輪椅、護理床、居家照顧員等，以減輕家庭照顧者的負擔。

4. 爲家庭照顧者提供社交活動和機會，讓他們與其他照顧者互相交流、分享經驗、建立社交網絡，以及增加社會參與感和歸屬感。

　　總之，家庭照顧者服務據點的目的是爲了支持家庭照顧者的角色和責任，幫助他們應對照顧中的挑戰，並且提供必要的支持和資源，以確保家庭照顧者和被照顧者都能夠獲得最佳的照顧和生活品質。提供社區內家庭照顧者或被照顧者一個舒緩、資訊整合交流的空間，更能得到現實生活需要的長照資源與協助，讓此空間成爲溫暖照顧者的所在。

表 4-4　全國家庭照顧者服務據點

縣市	單位
基隆市	士林靈糧堂社會福利協會
	基隆市全民勞工總工會
	社團法人台灣信望愛長照福利協會
臺北市	社團法人中華民國士林靈糧堂社會福利協會
	財團法人台灣省私立健順養護中心
	財團法人台北市立心慈善基金會
	社團法人台北市婦女新知協會
新北市	新北市家庭照顧者關懷協會
	財團法人伊甸社會福利基金會（新北市）
	財團法人台灣省私立健順養護中心（新北市）
	財團法人老五老基金會（新北市）
	財團法人台北市中國基督教靈糧世界布道會士林靈糧堂（新北市）
	財團法人一粒麥子社會福利慈善事業基金會（新北服務中心）
宜蘭縣	天主教靈醫會醫療財團法人羅東聖母醫院
	財團法人一粒麥子社會福利基金會（宜蘭縣）
	財團法人竹岐身心障礙養護院
	宜蘭縣維揚診所
	財團法人耕莘健康管理專科學校附設宜蘭縣私立勁好園綜合長照機構
桃園市	桃園市家庭照顧者資源整合中心（中華民國紅十字會桃園市分會）
	旭登護理之家
	財團法人桃園市真善美社會福利基金會
	財團法人桃園市私立怡德老人長期照顧中心（養護型）
	桃園市愛鎖協會
	社團法人中華民國士林靈糧堂社會福利協會（桃園市）
	寬福護理之家
新竹市	財團法人老五老基金會（新竹市）
	財團法人天主教耶穌會新竹社會服務中心

縣市	單位
	財團法人新竹市杜華神父社會福利基金會
新竹縣	社團法人新竹縣蒲公英關懷弱勢權益促進協會
	社團法人中華民國原住民老人長期照顧暨婦幼受暴緊急安置發展關懷協會
	福氣銀髮事業有限公司附設私立福氣居家長照機構
	新竹縣福田社會福利協會
苗栗縣	中華民國健康心靈關懷協會──苗中區
	中華民國健康心靈關懷協會──中港區
	社團法人苗栗縣孝親關懷協會
	銀海社區型職能治療所
	有限責任苗栗縣原住民長照服務勞動社
	社團法人苗栗縣弘愛長期照顧協會
	社團法人臺中市老佛爺長青關懷協會（苗栗服務據點）
臺中市	財團法人老五老基金會（石岡服務中心）
	社團法人臺中市紅十字會（山線服務中心）
	財團法人天主教曉明社會福利基金會
	維弘復健科診所
	財團法人臺中市私立康家社會福利慈善基金會
	社團法人臺中市紅十字會（海線服務中心）
	社團法人臺中市紅十字會
	林靜瑜社會工作師事務所
	社團法人中華仁仁關懷協會
彰化縣	財團法人切膚之愛社會福利慈善事業基金會
	彰化縣白玉功德會
	有限責任彰化縣大愛照顧服務勞動社
	財團法人彰化縣私立葳群公益慈善事業基金會附設彰化縣葳群居家式服務類長期照顧服務機構
	財團法人彰化縣私立慈恩慈善事業基金會附設彰化縣私立慈恩居家式服務類長期照顧服務機構

縣市	單位
	衛生福利部彰化醫院附設二水綜合式服務類長期照顧服務機構
	財團法人老五老基金會鹿港服務中心
	社團法人彰化縣喜樂小兒麻痺關懷協會附設彰化縣私立伯立歐社區式服務類長期照顧服務機構
南投縣	社團法人南投縣青年返鄉服務協會
	社團法人南投縣左岸成長學苑關懷協會
	社團法人南投縣康復之友協會
	社團法人南投縣家庭照顧者關懷協會
	財團法人伊甸社會福利基金會附設南投縣私立耆福綜合式長期照顧服務機構
雲林縣	社團法人雲林縣老人福利保護協會（斗六區）
	社團法人雲林縣老人福利保護協會（虎尾區）
	財團法人老五老基金會
	中國醫藥大學北港附設醫院
	雲林縣口湖鄉老人福利協進會
	社團法人雲林縣老人長期照護協會
嘉義市	戴德森醫療財團法人嘉義基督教醫院（西區）
	戴德森醫療財團法人嘉義基督教醫院（東區）
	財團法人伊甸社會福利基金會附設嘉義市私立嘉義居家式長期照顧服務機構
	嘉義市東區衛生所
	財團法人伊甸社會福利基金會附設嘉義市私立嘉義居家式長期照顧服務機構（太保、六腳、新港）
	衛生福利部嘉義醫院
嘉義縣	財團法人嘉義縣私立瑞泰社會福利基金會
	社團法人嘉義縣紫藤婦幼關懷協會
	財團法人弘道老人福利基金會
	昭安診所
	社團法人嘉義縣晶聖發展協會

縣市	單位
臺南市	奇美醫療財團法人奇美醫院
	財團法人台南市私立永觀社會福利慈善事業基金會
	財團法人高雄市私立華仁社會福利慈善事業基金會
	社團法人臺南市全人照護協會
	臺南市立醫院（委託秀傳醫療社團法人經營）
	奇美醫療財團法人佳里奇美醫院
	社團法人臺南市常青樹協會
高雄市	高雄市家庭照顧者關懷協會
	社團法人高雄市受恩社區關懷協會
	財團法人濟興長青基金會
	社團法人高雄長期照顧人員福利促進協會
	社團法人高雄市生活復健自立支援協會
	有限責任高雄市樹子照顧服務勞動合作社
	社團法人台灣東裕健康發展協會
屏東縣	財團法人屏東縣私立椰子園老人養護之家
	屏東縣長期照顧關懷協會
	社團法人中華萱民會
	社團法人中華家庭暨社區展望協會
	衛生福利部恆春旅遊醫院
	恆基醫療財團法人恆春基督教醫院
臺東縣	佛教慈濟醫療財團法人關山慈濟醫院
	社團法人臺東縣弱勢者關懷協會
	財團法人伊甸社會福利基金會
花蓮縣	花蓮縣家庭照顧者關懷協會
	財團法人一粒麥子社會福利慈善事業基金會（花蓮縣）
	財團法人門諾社會福利慈善事業基金會（花蓮縣）
金門縣	金門縣長期照顧服務關懷協會

縣市	單位
連江縣	連江縣衛生福利局長期照護科
澎湖縣	澎湖縣家庭照顧者支持服務中心馬公據點
	澎湖縣家庭照顧者支持服務中心澎南據點
	澎湖縣家庭照顧者支持服務中心白沙據點
	澎湖縣家庭照顧者支持服務中心望安據點
	澎湖縣家庭照顧者支持服務中心湖西據點
	澎湖縣家庭照顧者支持服務中心西嶼據點
	澎湖縣家庭照顧者支持服務中心七美據點

資料來源：作者整理自中華民國家庭照顧者關懷總會

二、高風險個案評估

　　家庭照顧者高風險個案評估是指對於有較高照顧需求和較高風險的家庭照顧者進行系統性、全面性的評估和分析，以便了解其照顧需求和照顧能力，並對其進行相應的支援和協助。家庭照顧者高風險個案通常指那些照顧對象有嚴重的健康問題、認知障礙或行動不便等，而照顧者自身又有身心健康、經濟負擔、照顧壓力大等問題的家庭照顧者。

　　評估的過程可以包括蒐集照顧者和被照顧者的相關資訊（表 4-5），如身體健康狀況、照顧能力、照顧經驗等，並進行相關的分析，以了解照顧者的照顧需求和照顧能力，進而設計合適的支持和協助方案。評估結果可以用於指導照顧者的照顧工作，提高照顧效能和照顧品質，減輕照顧壓力和照顧負擔，提高生活品質。同時，評估結果還可以為照顧者提供相應的資源和支持，如家庭照顧支持服務、社會福利和醫療資源等。

表 4-5   長照服務對象之高負荷家庭照顧者初篩指標

編號	指標項目	定義
1	照顧者曾有自殺企圖或自殺意念	1. 照顧者過去曾有自殺企圖、具體之自殺計畫或已準備好自殺工具等行為 2. 曾在言語間表達有自殺或結束自己與照顧對象生命的想法
2	曾有家暴情事	照顧者自述是家庭暴力的施暴者或受暴者，或有暴力意念，不論有無列入正式通報紀錄
3	沒有照顧替手	負擔每週 20 小時以上主要照顧工作，無其他家人、親友等可以協助
4	需照顧兩人以上	同時須照顧兩位符合長期照顧或身心障礙條件以致生活無法自理的家人
5	照顧者本身是病人	照顧者持有身心障礙證明、領有重大傷病卡（含癌症）、（曾）罹患骨骼系統疾病致使照顧能力受限者，或經專業人員評估有精神功能異常或障礙者
6	照顧失智症者	被照顧者已經確診為失智症患者
7	高齡照顧者	照顧者的年紀大於 65 歲者
8	申請政府資源但不符資格	已申請政府資源，例如救助身分等，但不符合資格故無法取得相關資源
9	照顧情境有改變	3 個月內照顧者出現急性醫療需求，或處於外籍看護工空窗期等突發性狀況，致照顧負荷增加
10	過去無照顧經驗者	過去無照顧經驗且受傳統文化等因素影響，致出現高照顧負荷情形卻不易開口求助者，如男性照顧者

家庭照顧者支持服務據點轉介標準，須符合下列情形之其中一項：
一、符合指標 1、2 任一項及加上 3～10 中任一項
二、符合指標 3～10 中任 3 項
三、其他經專業人員評估有轉介之必要情形

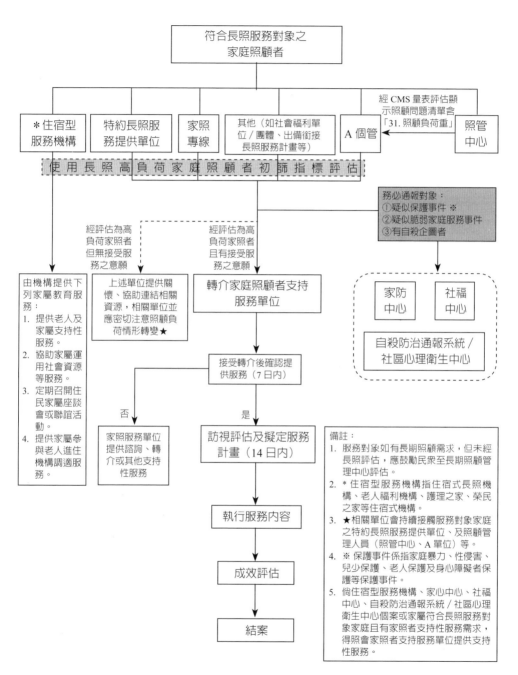

圖 4-2　長期照顧高負荷家庭照顧者轉介及服務流程

三、照顧技巧訓練

家庭照顧者照顧技巧訓練的目的是提供家庭照顧者必要的技能和知識，以提高他們照顧能力，幫助他們更好地照顧家中需要照顧的長者或病患。透過訓練，家庭照顧者可以學習到許多有用的照顧技巧和知識，例如如何協助被照顧者進行基本的日常活動、如何預防跌倒、如何處理緊急情況、如何管理藥物等等。家庭照顧者在照顧的過程中有學習的需求，如需依被照顧者失能的狀況學習醫療常識和照顧技巧，為了減輕照顧壓力需對社會及政府資源之學習與使用，為了減輕照顧者負荷要自我成長的內在學習如正面態度（梁益萍，2021）。此外，照顧技巧訓練也可以提高家庭照顧者的生活品質，減輕他們的壓力和疲勞，促進他們的身心健康。

社會學習理論認為，人們學習新行為的過程並不僅僅是透過獨立的反應和獎懲來實現，而是透過觀察和模仿其他人的行為來進行的，這種學習方式被稱為社會學習。社會學習理論的核心概念是「觀察學習」、「模仿」和「增強」（吳玉玲、高毓秀，2014）。

家庭照顧者照顧技巧訓練中，可以運用社會學習理論來提家庭照顧者技能和知識。以下是一些運用社會學習理論進行照顧技巧訓練的方法：

1. 觀察和模仿：讓家庭照顧者觀察並模仿技巧熟練的專業人員行為，可以幫助他們學習正確的技巧。

2. 回饋和增強：將家庭照顧者的表現回饋給他們，並提供正面的增強，例如稱讚或獎勵，以鼓勵他們繼續學習和提升。

3. 問題解決：將照顧過程中的問題和困難提供給家庭照顧者，並引導他們思考和解決這些問題，可以幫助他們在實際應用技巧時更加自信和熟練。

4. 積極參與：讓家庭照顧者積極參與訓練過程，例如透過角色扮演或小組討論，可以提高學員的參與度和學習效果。

總之，社會學習理論提供了一個有用的框架，可以幫助訓練者更有效地訓練和提家庭照顧者的照顧技巧。透過觀察和模仿，回饋和增強，問題解決和積極參與等方式，讓家庭照顧者更快速地學習和掌握新技能，減輕照顧壓力及負荷。

　　透過照顧技巧訓練，家庭照顧者可以學習到以下方面的知識和技能：

1. 基本照顧技巧：例如如何更好地照顧被照顧者的日常生活需求，如餵食、洗澡、如廁等。
2. 治療技巧：如何照顧被照顧者的疾病和照顧過程中可能出現的問題，如潰瘍、褥瘡、中風、糖尿病等。
3. 溝通技巧：如何有效地與被照顧者、醫護人員和其他家庭成員溝通，解決照顧中出現的問題。
4. 心理健康支持：如何應對照顧壓力、憂鬱、焦慮等情緒問題，提高自我保健能力。
5. 家庭照顧者自我照顧：如何保護自己的健康，避免疲勞和疾病，提高生活品質。

　　總之，家庭照顧者照顧技巧訓練的目的在於提供照顧者所需的技能和知識，以提高照顧品質和效果，同時也有助於維持家庭照顧者的身心健康狀態。為此，衛生福利部長照司補助照顧技巧訓練每人每年 12 小時，每小時 500 元，藉以減輕家庭照顧者的壓力。

四、喘息服務

　　長期照顧法第 13 條規定，對家庭照顧者應提供服務中包含喘息服務。依其照顧模式，提供喘息服務照顧場域，包括有居家喘息、日間照顧中心喘息、小規模多機能（夜間喘息）、機構喘息及巷弄長照站臨托等五種不同選項。長期照顧服務模式中，喘息服務是對家庭照顧者提供短暫間歇性休息的一種服務，其主要功能在於減輕照顧者之照顧壓力；讓被照顧者能獲得持續性照顧；協助家庭度過照顧適應期或危機期；提供被照顧者接觸外界的機會；可使被照顧者得以繼續留在家中，以預防過早或不當之機構安置。

　　「喘息服務」是家庭照顧者透過居家式、社區式、機構式與巷弄長照站社區臨托喘息服務等（表 4-6），增加家庭照顧者喘息空間。家庭照顧者申請長照資源時，第一步驟是向縣市政府長期照顧管理中心提出申請；第二步驟，長期照顧管理中心會安排專業人員到府針對受照顧者失能等級進行評估。第三步驟則是共同擬訂照顧計畫。依據長期照顧管理中心核定

後，便可使用喘息服務、照顧及專業服務、輔具與居家無障礙環境改善服務、交通接送等長照服務資源。

表 4-6　喘息服務項目

服務類型	服務地點	服務內容
居家式	家中	提供半天 3 小時、全天 6 小時兩種不同的服務時段。主要工作是維持受照顧者身體衛生及舒適，包含協助沐浴、如廁、更衣、進食、服藥、翻身拍背，以及防止受照顧者發生意外或危險等
社區式	日間照顧中心 小規模多機能服務中心 巷弄長照站	護理照護、協助沐浴、進食、服藥、活動安排、交通接送服務等
住宿式	長照住宿式機構	依受照顧者失能等級，區分 14 天及 21 天的喘息天數，可協助護理照護、協助沐浴、進食、服藥、復健活動等事項

資料來源：作者整理

　　喘息服務資格：設籍並實際居住於各該縣市，符合各該縣市規定資格的失能身心障礙者、65 歲以上衰弱者、50 歲以上失智症、55 歲以上失能原住民者等之照顧者，便可申請喘息服務。如已有聘僱外籍看護工者，經評估為長照需要等級為二至八級者（失能者），外籍家庭看護工休假或因故請假無法協助照顧，即可申請喘息服務，不再受30天以上空窗期限制：
1. 已申請外籍家庭看護工，但該護工還未抵達個案家服務的期間。
2. 外籍家庭看護工逃逸失聯時。
3. 外籍家庭看護工因故轉出或期滿離境的空窗期。

五、心理協談服務

　　心理協談服務由心理師或社工師提供 8 至 12 次一對一協談服務，且補助 9 堂、每堂 2000 元，提供家庭關係、照顧壓力調適、悲傷輔導等各方面的協談服務，以緩解照顧者心理與心靈上的壓力與情緒。
　　家庭照顧者心理協談是一種心理輔導，旨在幫助那些照顧家庭成員的

人應對他們所面臨的壓力和挑戰。照顧家庭成員可能會導致情感、身體和財務方面的負擔，這些負擔可能會對照顧者的健康和福祉產生負面影響。

心理協談師可以與照顧者一起探討他們的情感反應、壓力源和應對策略，幫助他們找到更有效的應對方式，並提供情感支持。這種支持可以幫助照顧者在面對挑戰時更好地應對，減少壓力和焦慮，增強自我認同感和親密感。

在家庭照顧者心理協談中，專業人員會與照顧者建立信任關係，並提供個人化的支持和建議。他們可能會使用一系列技巧和方法，如情感焦點療法、認知行為療法和解決問題等等的方法，以幫助照顧者解決問題和減輕壓力。

總之，家庭照顧者心理協談可以幫助照顧者應對日常壓力和挑戰，增強情感支持和自我認同感，促進身心健康和家庭和諧。

六、電話關懷

家庭照顧者電話關懷透過志工為家庭照顧者提供支持和關懷。由於長期照顧工作常常會對照顧者產生身心壓力和負擔，因此提供家庭照顧者支持和關懷的工作非常重要。家庭照顧者電話關懷志工的主要工作是透過電話與家庭照顧者交流，聆聽他們的心聲和需求，並提供相應的支持和建議。這種支持可以包括提供情感上的安慰，解答照顧方面的問題，提供社區資源和支援，以及提供關於照顧技巧和自我照顧的建議。

成為家庭照顧者電話關懷志工需要接受相關的培訓和指導。此外，關懷志工需要有耐心、同理心和溝通能力，能夠理解和回應家庭照顧者的需求和感受，並提供適當的支持。

第三節　團體工作

團體工作對個別成員而言，著重在協助他們完成目標；對整個團體而言，協助團體創造最佳的功能，確定團體達成其目的；也評估團體的環境，決定是要協助團體適應環境或是改變環境讓團體順利發展（莫黎黎譯，2017）。

　　團體工作分爲處遇性團體及任務性團體，「處遇性團體」（treatment groups）主要的目的是滿足成員社會情緒的需求，包括滿足成員支持性、教育性、治療性、成長性或社會化的需求。「任務性團體」（task groups）目的是達成團體目標，主要目的是達成足以影響較多相關人等的目標，非僅僅局限於團體成員的目標而已（莫黎黎譯，2017）。

　　家庭照顧者運用團體工作內涵，以下是一些常見的團體工作類型：

1. 支持團體：提供情感上的支持和交流，讓照顧者分享彼此的經驗和情感，減輕他們的壓力和孤獨感。並且分享彼此的照顧經驗和資訊，從而學習新的技巧和知識，提升照顧品質。

2. 教育團體：提供專業知識和技能，以幫助照顧者更好地應對照顧任務和挑戰，並提高他們的自信心和效能感。

3. 休閒團體：提供輕鬆和有趣的活動，例如：旅行、野餐等，讓照顧者減輕壓力，放鬆身心，並與其他照顧者建立良好的關係。

4. 藝術治療團體：鼓勵照顧者以繪畫、音樂等方式表達自己的情感和經驗，以促進個人成長和情感療癒。

5. 舒壓技巧：團體可以介紹一些減壓技巧，如冥想、瑜伽、呼吸練習等，幫助照顧者放鬆身心，紓解壓力。

　　家庭照顧者服務據點提供紓壓活動及支持團體兩種類型的團體工作，總之，家庭照顧者團體工作是一個提供情感和實用支持的平台，可以幫助照顧者減輕壓力和焦慮，增強心理和情感上的健康。

一、紓壓活動

　　家庭照顧者紓壓活動是爲了協助家庭照顧者紓解壓力和相關問題而設計的活動。這些活動可以包括身體上的活動，如按摩、瑜伽、太極、花卉、園藝等，也可以包括心理上的活動，如藝術治療、認知行爲治療等。這些活動的目的是提供家庭照顧者一個安全和支持性的環境，讓他們能夠放鬆身心，增加自信和應對壓力的能力，從而更好地應對家庭照顧的挑戰。

　　不同主題的家庭照顧者紓壓團體活動（表 4-7）：

表 4-7　不同主題舒壓活動類型

主題	目的	內容
芳香療癒	讓家庭照顧者透過芳療放鬆心情，紓解壓力 1. 學習不同精油的特性及使用方法 2. 透過芳療減少焦慮、壓力及失眠 3. 分享使用芳療的心得及效果	1. 了解芳香療法的基本概念與使用方法： 介紹芳香療法的歷史、基本概念、使用方法及注意事項及讓參與者體驗基本芳香療法技巧 2. 情緒管理： (1) 認識情緒管理的重要性 (2) 學習使用芳香療法來調節情緒 (3) 實作芳香療法情緒調節的練習 3. 緩解壓力： (1) 認識壓力的來源與影響 (2) 學習使用芳香療法來緩解壓力 (3) 實作芳香療法緩解壓力的練習 4. 舒眠： (1) 認識睡眠的重要性 (2) 學習使用芳香療法來改善睡眠品質 (3) 實作芳香療法改善睡眠品質的練習 5. 呼吸舒緩： (1) 認識呼吸舒緩的重要性 (2) 學習使用芳香療法來舒緩呼吸 (3) 實作芳香療法舒緩呼吸的練習 6. 美容舒壓： (1) 認識芳香療法在美容上的應用 (2) 學習使用芳香療法來舒緩身心，並促進肌膚美容 (3) 實作芳香療法美容紓壓的練習
花卉紓壓之旅	透過花卉療癒，釋放負面情緒	1. 花卉觀察與講解： 可以講解各種不同的花卉，包括花卉的種類、特性、生長習性、顏色意義等，讓家庭照顧者可以了解花卉的知識，並從中獲得愉悅感受

主題	目的	內容
		2. 花卉製作： 可以帶領家庭照顧者進行花卉製作，例如花束、花環、花籃等，讓家庭照顧者在製作的過程中放鬆身心，並獲得成就感 3. 花園參觀： 可以安排參觀花園或公園，欣賞花卉的美麗，並學習如何種植花卉 4. 花卉拍攝： 可以帶領家庭照顧者進行花卉拍攝，讓他們透過攝影來表達自己的情感，並從中獲得樂趣 5. 花卉插花： 可以讓家庭照顧者進行花卉插花，讓他們從中獲得放鬆、愉悅的感受 6. 花卉分享： 可以讓家庭照顧者分享自己的花卉照片、花卉作品等，讓他們可以互相交流、學習、分享
纏繞畫紓壓	家庭照顧者可以學習一種具有創意性和放鬆效果的繪畫技巧，從而減輕壓力和焦慮，提升自我認知和情緒管理能力。同時，透過團體互動和分享，他們也可以建立支持和理解，減少孤獨感和情感負擔	1. 介紹與基礎技巧： (1)簡介纏繞畫與紓壓效益 (2)示範基本的纏繞畫技巧，如如何使用筆劃、如何起點與終點等 (3)讓參與者實際練習基本技巧，以圓形為主題創作練習 2. 紓壓主題創作 (1)討論壓力與情緒，以及紓壓的重要性 (2)讓參與者以自己想要釋放的情緒為主題，練習創作紓壓作品 (3)鼓勵參與者分享自己的作品及其意義 3. 自我探索 (1)引導參與者探索自己的內在世界，如自己的價值觀、信念、夢想等 (2)讓參與者以自己的內在世界為主題，練習創作作品 (3)鼓勵參與者分享自己的作品及其意義

主題	目的	內容
		4. 合作創作 (1) 分組讓參與者一起創作一幅作品 (2) 強調團隊合作與溝通的重要性，鼓勵彼此分享想法、協調分工 (3) 鼓勵參與者分享創作的過程及其體驗
音樂紓壓		1. 音樂聆聽 (1) 播放不同種類的音樂，引導參與者專注聆聽，感受音樂所帶來的情緒和情感 (2) 可以選擇平靜的輕音樂、舒緩的古典樂曲或是具有節奏感的流行歌曲 2. 音樂創作 (1) 引導參與者用不同的樂器或聲音進行即興演奏 (2) 給予參與者一些簡單的旋律和節奏，讓他們自由地創作和表達自己的情感 3. 音樂律動 (1) 播放節奏明快的音樂，讓家庭照顧者熟悉 (2) 引導參與者進行身體運動，如舞蹈、瑜伽、太極等，以放鬆身心，提高身體協調性 4. 音樂分享 (1) 參與者分享自己喜愛的音樂，並訴說自己對音樂的感受和經歷 (3) 透過音樂分享，建立互動，促進情感交流
綠色植物紓壓活動	運用綠色植物提高的自我感受和情緒表達	1. 挑選適合自己喜歡綠色植物 提供植物種植的基本技巧。隨後，成員可以一起種植一些易於照護的綠色植物，例如：仙人掌、多肉植物等等。在活動結束前，提醒成員需要每天照顧自己的植物，並注意自己的情緒變化 2. 種植綠色植物 了解種植蔬菜的基本技巧，如何種植和照顧自己的蔬菜。在園區中選擇一塊土地，讓參與者自己動手種植蔬菜。透過培土、種子選擇、澆

主題	目的	內容
		水和除草等基本操作，參與者可以學到如何種植和照顧自己的蔬菜
		3. 花藝設計 這次活動的目標是讓參與者學習如何使用花材和植物創作美麗的花藝。透過示範和實踐，讓參與者學習如何挑選花材、製作花束和插花。在這個過程中，參與者可以感受到花卉的美妙和療癒力量
		4. 藝術創作 這次活動的目標是讓參與者透過園藝和藝術創作來表達自己的情感和感受。提供繪畫、手工藝和素描等不同的藝術材料和工具，讓參與者自由發揮創意，表達自己的情感和感受。透過藝術創作，參與者可以釋放壓力和情感，達到身心靈的平衡和療癒
		5. 園藝療癒散步 這次活動的目標是讓參與者在自然中散步，感受大自然的美妙和療癒力量

資料來源：作者自行整理

二、支持團體

　　家庭照顧者支持團體主要基本目標為協助成員互助、幫助成員處理生活中的壓力事件，以及恢復和增強成員的因應能力，使他們在未來能有效地適應和應付生命中的危機事件。家庭照顧者支持團體是為了提供家庭照顧者一個可以聚集交流的空間，讓他們可以分享彼此的照顧經驗（Ebenstein, 2006）、情感壓力以及照顧技巧等相關議題，透過互動交流，得到心理上的支持與安慰，增加照顧能力，進而提升照顧品質。

　　家庭照顧者支持團體的運作主要包括以下幾個方面：

1. 定期聚會：設定固定時間與地點，讓家庭照顧者可以輕鬆參與，交流彼此的心情與經驗。

2. 專業帶領：團體需要有專業者帶領，引導參與者分享彼此的照顧經驗，

提供心理支持與輔導。

3. 適當的人數：團體參與者的人數要適當，不宜太多或太少，以確保每個人都有足夠的時間與空間分享。

4. 設定主題：團體可以針對不同的主題進行討論，例如照顧技巧、情感支持、營養健康等，以幫助家庭照顧者更有針對性地進行交流。

5. 保密原則：團體中的內容必須保密，以確保每位參與者的隱私不受到侵犯。

6. 參與自願原則：團體參與者需為自願參加，不得強迫或勉強，以維護每位參與者的權益。

　　透過以上的運作方式，家庭照顧者支持團體可以有效地提供支持和幫助，讓家庭照顧者在照顧的過程中得到心理和情感上的支持（Payne, 1997），提高生活品質。

表 4-8　家庭照顧者支持團體設計表

次數	主題	內容
第一次活動	當我們同在一起	認識和介紹團體成員，了解每個人的照顧經驗和挑戰，建立互相支持的關係
第二次活動	爆炸壓力鍋	學習壓力管理的技巧和策略，例如深呼吸、放鬆練習、視覺化練習等等
第三次活動	照顧一把抓	探索和分享不同的照顧方式和策略，例如如何應對挑戰、如何尋求協助和支持等等
第四次活動	我聽你說	學習如何有效地溝通和處理衝突，例如如何表達自己的需要和感受、如何聆聽他人、如何解決矛盾等等
第五次活動	你我健康比一比	學習如何照顧自己的健康，例如如何保持健康的飲食和運動習慣、如何管理疾病和藥物等等
第六次活動	歡喜逗陣走	回顧和總結整個團體工作，分享學習和成長的經驗，並建立長期的支持和聯繫

資料來源：作者自行整理

第四節　案例

　　淑霞 65 歲是一位家庭照顧者，從結婚之後就一直是家庭主婦，育 2 女都已經結婚且都嫁到外縣市，先生今年 68 歲，於 66 歲的時候中風就失能了，因為不想麻煩小孩，淑霞獨自承攬照顧責任大約 2 年，淑霞除了有高血壓及糖尿病等慢性病，也因為罹患乾燥症領有重大傷病卡約 5 年，固定一週一次要到榮民總醫院門診。

　　淑霞的主治醫師知道狀況，請醫院社工聯繫長照中心，協助申請長照服務，照管專員評估其先生失能等級為第六級，給付額度約 28,070 元，由長期照顧提供居家服務。居家服務員服務過程中發現淑霞給自己極大的壓力，導致長期睡眠、食慾受到影響，情緒不佳等，因此幫淑霞做了家庭照顧者壓力自我測量表，統計其總分約 15 分，因此將淑霞的狀況與督導討論後，並且評估「高負荷家庭照顧者初篩指標」符合指標 3-10 中任 3

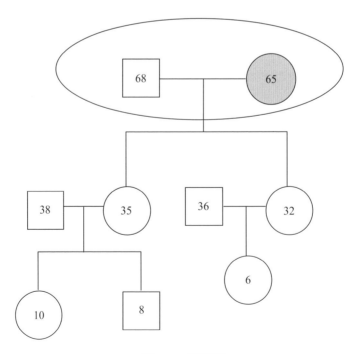

圖 4-3　家系圖

項中沒有照顧替手、照顧者本身是病人、年紀大的照顧者等三項其協助其申請家庭照顧者支持服務。

家庭照顧者服務據點社工訪視之後，申請心理協談服務，讓淑霞能夠針對照顧壓力調適，並且安排芳香舒壓活動，讓淑霞能夠放鬆其照顧壓力，鼓勵其加入「露雷（蝸牛）支持團體」，透過其他家庭照顧者彼此之間相互扶持，增加其信心。

結語

家庭照顧者支持服務的目的是為了協助和支持家庭照顧者，讓他們能夠更好地應對照顧工作的壓力和挑戰。透過提供各種不同形式的支持，包括諮詢、轉介、技能訓練、紓壓活動和團體支持等，家庭照顧者可以得到情感、心理和實質上的支持，提高其照顧能力和生活品質。同時，家庭照顧者支持服務也有助於減輕醫療系統的壓力，促進社區的健康和福祉。

綜合上述所述，家庭照顧者支持服務在政策上扮演著重要的角色，以協助和支持家庭照顧者的照顧負擔，並促進其身心健康和生活品質的提升。隨著人口老化和家庭照顧者的需求增加，家庭照顧者支持服務的政策與實務的發展將繼續受到關注和重視。

政策制定者和服務提供者應該持續關注家庭照顧者的需要和挑戰，並提供創新的支持和服務，以提高其身心健康和生活品質。同時，政策和實務的發展應該針對家庭照顧者的多元需求，包括族群文化、性別、年齡和社會經濟背景等方面的因素。

期待家庭照顧者支持服務政策的進一步發展和創新，以滿足不斷變化的社會需求，並確保家庭照顧者的照顧負擔得到適當的支持和緩解。希望未來能夠持續關注和支持家庭照顧者，提供更完善的支持服務。

參考文獻

王增勇（2011）。家庭照顧者做為一種改革長期照顧的社會運動，臺灣社會研究季刊，*85*，397-414。

吳玉玲、高毓秀（2014）。多媒體輔助教學介入對長期照護機構照顧服務員皮膚照護學習成效之研究，護理雜誌，*61*(4)，26-34。

呂寶靜（2005）。支持家庭照顧者的長期照護政策之構思，國家政策季刊，*4*(4)，25-40。

梁益萍（2021）。主要照顧者社會參與和照顧負荷關係：緩衝作用之探討（未出版之碩士論文）。國立臺北護理健康大學長期照護研究所。

陳宜婷（2010）。失智老人家庭照顧者使用居家服務經驗之初探（未出版之碩士論文）。國立政治大學社會工作研究所。

陳芳宜（2008），探討長期照顧病患家庭照顧者使用支持性服務之情形（未出版之碩士論文）。淡江大學保險學系保險經營研究所。

陳俊佑、林芳瑾（2012）。失智症照顧使用手冊，社會資源運用。天主教失智老人基金會出版。

陳景寧（2019）。我國家庭照顧者支持網絡系統，長照雜誌，*23*(1)，11-22。

衛生福利部（2020）。110年度「家庭照顧者支持性服務創新型計畫」申請獎助作業規定。https://1966.gov.tw/LTC/cp-6455-69939-207.html

衛生福利部長照司（2022年12月14日）。家庭照顧者支持服務原則 https://1966.gov.tw/LTC/cp-6455-69938-207.html

羅椀齡（2018）。陪你走到最後——家庭照顧的困境與突破（未出版之碩士論文）。國立臺灣大學新聞研究所。

Annisa, F. (2016). Burden of family caregiver. *Belitung Nursing Journal*, *2*(1), 10-18.

Ebenstein, H. (2006). Caregiver support groups: Finding common ground. *Social Work with Groups*, *29*(2-3), 243-258.

Morelli, N., Barello, S., Mayan, M., & Graffigna, G. (2019). Supporting family caregiver engagement in the care of old persons living in hard to reach communities: A scoping review. *Health & Social Care in the Community*, *27*(6), 1363-1374.

Payne, M. (1997). Group work with the elderly and family caregivers. *Social Work*, *42*(3), 308.

Reinhard, S. C., Given, B., Petlick, N. H., & Bemis, A. (2008). Supporting family caregivers in providing care. *Patient safety and quality: An evidence-based handbook for nurses*. AHRQ Publication

Toseland, R. W., & Rivas, R. F. (2017)。團體工作實務（莫黎黎譯）。雙葉書廊。

第五章　自我照顧目標擬定與評值

張家瑜

前言

　　古人云：「授人以魚不如授人以漁」。為充分發揮個案自身的潛能，提升個案自主生活能力，並維持有益健康的生活參與及社交互動，自我照顧的能力就是相當重要的關鍵。1958 年美國護理學者 Orem（Hartweg, 1991）是最早建立自我照顧理論架構的學者之一。自我照顧是指個人主動進行以維持健康和福祉的個人護理，而自我照顧能力指的是一個人進行自我照顧或自我管理的能力（Denyes et al., 2001）。Orem 認為每個人都有與生俱來的自我照顧能力，但是，當無法自我照顧時，則必須藉由他人或健康照護專業人員來協助助維護生命及恢復健康及日常活動，並維持個人活動的最大功能。一個人的自我照顧能力取決於他的健康狀況、文化背景和生活經歷；特別是根據每個人不同的發展階段而變化。為使居家照顧者能迅速地評估受照顧者的自我照顧的能力，本章節除了引領讀者認識常見的自我照顧能力評估工具，再針對受照顧者進行個別化的復能目標擬定，同時也能讓照顧者更精確了解受照顧者目前的狀態，並制定策略及活動，以促進或維持個案最大自我照顧功能並提升個案生活品質與滿意度。

第一節　自我照顧能力評估工具

　　世界衛生組織對（World Health Organization, WHO）「自我照顧」的定義是「個人、家庭和社區促進健康、預防疾病、保持健康，並在有或無醫療提供者支援的情況下應對疾病和殘疾的能力」（WHO, 2014）。自我照顧包含了生活型態、衛生習慣、環境因素和社會經濟等廣泛的相關因素（Urpí-Fernández et al., 2017）。自我照顧行為指的是人們可以做出的有意

識的決策和行動，以改善其身體和心理健康，或應對疾病，在人們的各種健康狀態中扮演著關鍵角色。對此，2015 年 Webber 等人發展了「The Seven Pillars of Self-Care」（7PSC）框架，強調了下列七項因素會影響自我照顧能力：

1. 知識和健康素養。
2. 心理安適、自我意識和自我效能。
3. 身體活動。
4. 健康飲食。
5. 風險避免和減緩。
6. 良好衛生習慣。
7. 合理使用產品和服務。

　　而這七項因素可以用來作自我照顧能力實踐的比較基準，同時也可以作為支持實用自我照顧計畫評估的工具。以下將介紹常見的評估工具。

一、自我照顧量表（The Self-Care Inventory, SCI）

　　這個工具量表是一種通用測量方法，主要是在評估一般成人自我照顧過程的能力，也是少數在臨床使用上相對較完整包含「The Seven Pillars of Self-Care」七大架構的工具。問卷包含了三大面向：自我照顧維持（Self-Care Maintenance）、自我照顧監測（Self-Care Monitoring）、自我照顧管理（Self-Care Management），共計 20 題。而這三個部分是分別計分的，每一題皆採用李克特氏五點量表（Likert scale）計分，每個項目相加，得出總分後進行標準化計算，分數的範圍在 0 到 100 之間。各部分詳細計分方式如下：

　　‧自我照護維持總分 =（自我照護維持得分 – 8)×(100/32)
　　‧自我照護監測總分 =（自我照護監測得分 – 6)×(100/24)
　　‧自我照護管理總分 =（自我照護管理得分 – 6)×(100/24)

　　從過去的研究中也顯示得分在 70 分以上是被認為有足夠的自我照護能力，然而，得分愈高自我照護能力愈好（Riegel et al, 2018; Luciani et al, 2022）。

　　在使用自我照護量表（SCI）評估患者的同時，也建議與「自我照顧自我效能量表」（Self Care-Self-Efficacy Scale, SCSE）一起使用（Yu et al., 2021）。雖然自我效能並不是自我照護能力評估的一部分，但在過去許多研究中發現它是強烈影響自我照護的一個因素，自我效能可以反映了個人對執行和持續執行自我照顧的信心。

<h2 style="text-align:center">自我照顧量表</h2>

在回答以下列題目時，請您回想一下過去一個月以來您的感受。

第一部分：自我照顧維持（Self-Care Maintenance）
以下列出的是人們常見的自我照護行為，請指出您有多少時候會做下列行為？

	從不		有時		總是
1. 您有確保獲得充足的睡眠嗎？	1	2	3	4	5
2. 您有試著預防生病嗎？（例如：打預防針、勤洗手……）	1	2	3	4	5
3. 您有經常運動嗎？（例如：快走、爬樓梯……）	1	2	3	4	5
4. 您有獲取均衡與多樣性的飲食嗎？	1	2	3	4	5
5. 您有定期跟自己的健康照護提供者尋求常規醫療保健嗎？（例如：常規檢查）	1	2	3	4	5
6. 如果／當您依照處方箋服用藥物時您會漏服藥物嗎？	1	2	3	4	5
7. 您有透過什麼活動來釋放壓力嗎？（例如：冥想、瑜伽、聽音樂……）	1	2	3	4	5
8. 您有避免抽菸嗎？（主動和被動抽菸）	1	2	3	4	5

第二部分：自我照顧監測（Self-Care Monitoring）
以下列出的是人們常見的健康監測事項，請指出您有多少時候會做下列行為？

	從不		有時		總是
9. 您會監測自己身體的狀況嗎？	1	2	3	4	5
10. 如果／當您服用處方藥的時候您會監測藥物的副作用嗎？	1	2	3	4	5
11. 您會注意到自己感覺上的變化嗎？	1	2	3	4	5

12. 您會監測自己在進行正常活動時是否比 平常更疲倦嗎？	1	2	3	4	5
13. 您會監測自己有什麼症狀嗎？	1	2	3	4	5

14. 請回想一下，最後一次你有症狀的時候。這個症狀可以是各個方面的—感冒、睡眠不好、生病，也可以是對藥物的反應，請圈出相應的答案。

	我沒有發現症狀	不快		有點快		非常快
您有多快意識到它是疾病、健康問題或是藥物副作用的症狀狀？	0	1	2	3	4	5

第三部分：自我照顧管理（Self-Care Management）

以下列出的是人們用來控制症狀的行為。當您出現症狀時，您採取下列行為的可能性有多大（針對每一項措施，請圈出相應的答案）？

	不太可能		有點可能		非常可能
15. 您會改變您吃的或喝的東西來緩解或消除症狀	1	2	3	4	5
16. 您會調整運動的程度嗎？（例如：減少運動程度、休息……）	1	2	3	4	5
17. 您會透過服藥來減輕症狀或讓症狀消除嗎？	1	2	3	4	5
18. 您會在下次就診的時候告訴健康照護提供者您自己的症狀嗎？	1	2	3	4	5
19. 您會打給您的健康照護提供者尋求指導嗎？	1	2	3	4	5

請您回想一下，上一次您出現症狀時所採取的措施，並圈出相應的答案。

	我沒有採取任何措施	不確定		有點確定		非常確定
20. 這些措施有讓您舒服一點嗎？	0	1	2	3	4	5

二、巴氏日常生活功能量表（Barthel Index）

　　巴氏量表（Barthel Index）在 1955 年為測量身體殘障者自我照顧能力和活動性所發展出來，是一種用於評估日常生活活動（activities of daily living, ADLs）狀態的量表，常應用於復健、老年病患的領域，主要用來測量病患的治療效果及退化的情形。量表分數愈低分，表示患者的生活自主能力愈不足（Wade & Collin, 1988）。目前是臺灣長期照護上最常用來評估個案身體功能的量表。

1. 巴氏量表共評量 10 項：進食、修飾／個人衛生、如廁、洗澡、穿脫衣服、大便控制、小便控制功能及行動能力：移位／輪椅與床上之間轉位、步行／平地上行走、上下樓梯。
2. 每一項依完全獨立、需求協助和完全依賴分成 2-4 級，給分是依據該項活動障礙需要多少人力、時間協助而定。

巴氏日常生活活動量表

項目		分數
進食	將食物放置桌餐盤，可自行進食	10
	別人將食物放置桌前餐盤，需要部分協助才可進食	5
	完全依賴	0
洗澡	可獨立完成（不論盆浴或淋浴）	5
	在協助下完成	0
梳洗	能自行洗臉、洗手、刷牙及梳頭髮	5
	需要別人幫助（完全依賴）	0
穿脫衣服	能自行穿脫衣服及鞋子	10
	需協助，可自己完成一半	5
	完全依賴	0
排便控制	不會失禁， 便秘時可自行使用栓劑、甘油球	10
	偶會失禁（每週不超過一次）或使用栓劑時需人幫忙	5
	失禁，完全依賴	0
排尿控制	日夜皆不會失禁，脊髓損傷患者能自行獨立使用小腿尿帶	10
	尿失禁（每週不超過一次）或尿急（無法等待便盆或無法及時趕到廁所）或需協助使用輔助物（如尿套尿布）	5
	失禁，完全依賴（無法自解需要導尿）	0

	項目	分數
如廁	可自行進入廁所，不會弄髒衣物，並能穿好衣服	10
	需要幫忙保持姿勢的平衡、整理衣物或使用衛生紙	5
	完全依賴	0
移位	自行使用輪椅，包括輪椅的煞車及移開腳踏板	15
	需要稍微協助（例如：予以輕扶以保持平衡）或需口頭指導	10
	可自行從床上坐起來，但移位時需別人幫助	5
	完全依賴	0
步行	不需旁人協助使用或不使用輔助器，皆可走 4.5 公尺	15
	需稍微扶持或口頭指導才可走 4.5 公尺	10
	不能行走，但能獨立操縱輪椅	5
	完全依賴	0
上下樓	可自行上下樓（允許抓扶手用拐杖）	10
	需要別人給予協助或監督	5
	完全依賴	0

註：0-20 分：完全依賴

21-60 分：嚴重依賴

61-60 分：中度依賴

91-90 分：輕度依賴

100 分：完全獨立

三、工具性日常生活活動能力量表（IADLs）

是以「工具性」日常生活活動來檢視個案能力的量表，共有 8 大項：上街購物、外出購物、食物烹調、家務維持、洗衣服、使用電話的能力、服用藥物、處理財務能力。與 ADLs 不同的是，IADLs 不一定是生活基本活動，其所檢視的能力都是個體是否能在社會中獨立生活的工具性技能，例如：財務、外出活動等。男性應去除做飯、家事、洗衣 3 項的計分（故總分 5 分）。分數愈高，獨立性愈好。

工具性日常生活活動能力量表（IADLs）

B、工具性日常生活活動能力（IADL）（以最近一個月的表現為準）	
1. 上街購物【□不適用（勾選「不適用」者，此項分數視為滿分）】 　□ 3. 獨立完成所有購物需求 　□ 2. 獨立購買日常生活用品 　□ 1. 每一次上街購物都需要有人陪 　□ 0. 完全不會上街購物	勾選 1. 或 0. 者，列為失能項目。
2. 外出活動【□不適用（勾選「不適用」者，此項分數視為滿分）】 　□ 4. 能夠自己開車、騎車 　□ 3. 能夠自己搭乘大眾運輸工具 　□ 2. 能夠自己搭乘計程車但不會搭乘大眾運輸工具 　□ 1. 當有人陪同可搭計程車或大眾運輸工具 　□ 0. 完全不能出門	勾選 1. 或 0. 者，列為失能項目。
3. 食物烹調【□不適用（勾選「不適用」者，此項分數視為滿分）】 　□ 3. 能獨立計畫、烹煮和擺設一頓適當的飯菜 　□ 2. 如果準備好一切佐料，會做一頓適當的飯菜 　□ 1. 會將已做好的飯菜加熱 　□ 0. 需要別人把飯菜煮好、擺好	勾選 0. 者，列為失能項目。
4. 家務維持【□不適用（勾選「不適用」者，此項分數視為滿分）】 　□ 4. 能做較繁重的家事或需偶爾家事協助（如搬動沙發、擦地板、洗窗戶） 　□ 3. 能做較簡單的家事，如洗碗、鋪床、疊被 　□ 2. 能做家事，但不能達到可接受的整潔程度 　□ 1. 所有的家事都需要別人協助 　□ 0. 完全不會做家事	勾選 1. 或 0. 者，列為失能項目。
5. 洗衣服【□不適用（勾選「不適用」者，此項分數視為滿分）】 　□ 2. 自己清洗所有衣物 　□ 1. 只清洗小件衣物 　□ 0. 完全依賴他人	勾選 0. 者，列為失能項目。
6. 使用電話的能力【□不適用（勾選「不適用」者，此項分數視為滿分）】 　□ 3. 獨立使用電話，含查電話簿、撥號等 　□ 2. 僅可撥熟悉的電話號碼 　□ 1. 僅會接電話，不會撥電話 　□ 0. 完全不會使用電話	勾選 1. 或 0. 者，列為失能項目。

7. 服用藥物【□不適用（勾選「不適用」者，此項分數視為滿分）】 　　□ 3. 能自己負責在正確的時間用正確的藥物 　　□ 2. 需要提醒或少許協助 　　□ 1. 如果事先準備好服用的藥物分量，可自行服用 　　□ 0. 不能自己服用藥物	勾選 1. 或 0. 者， 列為失能項目。
8. 處理財務能力【□不適用（勾選「不適用」者，此項分數視為滿分）】 　　□ 2. 可以獨立處理財務 　　□ 1. 可以處理日常的購買，但需要別人協助與銀行往來或大宗買賣 　　□ 0. 不能處理錢財	勾選 0. 者，列為 失能項目。
（註：上街購物、外出活動、食物烹調、家務維持、洗衣服等五項中有三項以上需要協助者即為輕度失能）	

第二節　自我照顧能力目標擬定

　　首先，在擬定目標之前，我們必須先釐清目的（goal）和目標（objectives）兩者的不同。目的可以只是理想狀態或最終影響的陳述，是一種大方向。例如：我要改變的是什麼？而目標會依據目的再擬定特定時間內預期可達到的明確、具體、可測量的方式。以個案在自我照顧能力執行上發現的問題，評估導因後再擬訂訓練計畫。

目的（goal）	目標（objectives）
要改變的是什麼？	S（Simple）：簡單 M（Measurable）：可測量的 A（Achievable）：可達到的 R（Realistic）：現實性、有資源的 T（Time bound）：代表有時間性

　　目標需可被具體評值以量化、具體、可測量為主，訂出目標達到標準，目標可訂為短程（1-3 個月）、中程（3-6 個月）或長程（6 個月-1 年）三個階段。完整的目標訂定應包含有「主詞」、「動詞」、「標準」與

「情況」。

1. 主詞：個案或個案身、心之任一部分，例如：左上肢、嘴巴等。
2. 動詞：將執行的訓練活動或將有的改變，例如：抬舉訓練、口腔咀嚼訓練等。
3. 標準：預期達成特定行為之程度與時間，例如：3 個月後能自行抓握牙刷。
4. 情況：在某些狀況下才有可能達到標準，例如：在使用助行器後可自行在室內行走。

　　在擬訂目標時，應將個案及照顧者的意見納入考量，最好由個案、家屬及各專業人員共同擬定確立優先順序，訂定的內容應包含 5 個 W：

1. 目標的內容有哪些（What）。
2. 要如何進行（How）。
3. 由誰來共同提供協助（Who）。
4. 應於何時提供個案需求（When）。
5. 個案在何處可以獲得協助（Where）。

　　然而，在擬訂目標的同時也可能會面臨到下列困境與問題：

1. 個案有明顯不切實際的目標。
2. 家屬／照顧者對個案有不切實際的期待。
3. 個案與家屬／照顧者對目標的歧見。
4. 個案抗拒參與計畫的過程。

　　因此，在訂定目標前有完整且具體的評估內容，確認個案目前現存性的問題，更是相當重要的步驟。同時建立與個案及家屬的信任感後，扮演諮詢者與協調者的角色，讓個案本身或與照顧者之間的衝突、矛盾獲得解決。善用物質、情感和技術能力資源，並將資源統整，以提供無縫隙的持續性照顧。

第三節　自我照顧能力策略

　　策略是為了達成目標而制定的，必須考量內外部環境、決定資源的配

置、執行的先後順序，同時必須動態調整。Lemon（2021）就認為自我照顧是一種主動積極的行動，是促進個體照顧好自己的具體行動策略，包括發展、保護、維持，和促進個體身心健康、心理安適及良好的生活品質之結果。

　　自我照顧能力策略是指針對個人自我照顧能力的增強或改善所制定的方法和計畫。以下是一些可能的自我照顧能力策略：

1. 教育和培訓：提供有關健康照護和自我照顧管理的教育和培訓，幫助個人了解如何更好地照顧自己的健康和自我管理。
2. 設定目標：幫助個人確立明確的健康目標，並鼓勵他們朝著這些目標努力，例如保持健康的飲食習慣或定期運動。
3. 個人化計畫：與個人合作，制定一個適合他們需求和目標的自我照顧計畫，涵蓋飲食、運動、藥物管理等方面。
4. 自我監控：教導個人如何監控他們的健康狀況，例如測量血壓、血糖等，以及如何記錄相關數據。
5. 建立支持網絡：鼓勵個人建立支持網絡，包括家人、朋友和專業醫護人員，以便在需要時獲得支援和建議。
6. 營養和飲食：提供有關健康飲的建議，幫助個人選擇適合的食物，並採取健康的飲食習慣。
7. 運動和活動：鼓勵個人參與適量的身體活動，提供運動建議和計畫，以促進健康。
8. 藥物管理：提供關於藥物使用、劑量和時程的指導，以確保個人按照醫生的建議進行藥物管理。
9. 心理健康：強調心理健康的重要性，提供情緒管理技巧，幫助個人應對壓力和情緒困擾。
10. 定期檢查和篩查：鼓勵個人進行定期健康檢查和篩查，以及及早發現健康問題。

　　這些策略可以根據個人的需求和情況進行調整，目的是提高個人的自我照顧能力，使其能夠更好地管理和維護健康。

第四節　自我照顧能力評值與改善

　　為了解個案自我照顧能力訓練計畫目標達成的情形，必須利用客觀的方法來蒐集資料，並且進行分析。而評值的內容應該根據已設定的目標來進行，以確保評值的焦點與目標一致，以下是一些在評值時需要考慮的原則：

1. 建立評值的標準：要能對整體照護訓練的過程與目標有一總結性評價，照護人員必須先建立評值的標準。才能清楚地描述個案的行為與反應的的結果。而這個標準是需要可達到的、特定的、詳盡的、容易理解的、並具有臨床實用性（Mayers, 1977）。

2. 評值的時機：並非只在計畫結束的時候才能開進行評值的工作，事實上評值的工作在訂定目標、擬定策略的過程階段就可開始進行，如訓練計畫的適切性、策略的可行性等，這階段的評價就稱之為形成性評價（formative evaluation）。然而，為了解計畫執行是否達成既定目標，看看執行效果如何，因此，在目標訓練結束時進行的評值稱之為總結性評值（summative evaluation）（Billings, 2000）。建議在目標訂定前就應預先考慮評值的時機與評值進行的方式，以助於進行訓練過程中能及時發現問題並滾動式調整。

3. 評值的方法：評值方法有多種，可以交叉運用得到最好之成效。
   (1) 觀察法：經由學習者之表情、反應與發問的熱烈情形看出。
   (2) 立即發問：訓練過程中適時的提問。
   (3) 回覆示教：技術之回覆示教。
   (4) 面談：事後追蹤。
   (5) 會議討論：與個案及家屬召開會議共同評值。
   (6) 問卷調查或紙筆測驗：不適合年紀大、體弱患者或兒童。

4. 分析與改善：在目標預訂的達成時間，無論達成的進度或個案能力程度為何，照護人員都應如實的，在該時間點將個案訓練的現況實際記錄下來，確認各項目標是否達成。但無論達成與否，都應將實施訓練過程中有助益、有阻礙或需重新調整的目標或過程策略呈現，並確認原

因，這也是在上述行程性評值中所提到，必須從開始擬訂計畫就要進行評值，如此才能更即時並更明確了解目標達成與否的相關因素；或者在個案訓練的過程中是否有新的健康問題產生，是否需要重新擬定目標，或者重新排列訓練的優先順序等。當釐清無法達成之原因或阻礙後，照護人員可以重新與個案、家屬或照顧者再次討論，視個案健康狀態重新調整目標。當目標重新擬定時，執行的策略也需再進行檢視與修正，才會有更好的結果。但是如果個案的進程是朝著目標邁進，僅是能力還達不到目標設定的程度，此時可以考慮繼續執行原本的訓練策略，重新檢視達成目標所需時間並加強訓練。

結論

自我照顧能力被認為是提升高齡者的生活品質和降低高額醫療費用的機制。也因此，如何協助個案提升的自我照顧能力，對照護人員而言將是一項重要的任務。在本章節的前言，筆者也提到「授人以魚不如授人以漁」，但是，在教導個案如何提升自我照顧的能力之前，了解個案健康狀態與能力的缺口，更是相當重要的前奏曲了。「工欲善其事，必先利其器」，在第一節所介紹的慢性病自我照顧評估量表，從自我照顧維持（Self-Care Maintenance）、自我照顧監測（Self-Care Monitoring）與自我照顧管理（Self-Care Management）三大層面來評估個案的自我照顧能力，應是相當完整的評估工具。可精確地確認個案問題後，以個案為中心的角度來討論擬定目標，並制定合宜的策略，並且在過程中即啟動形成性評值，並記錄之。最後，分析結果進行討論、再擬定、再執行，以達成提升自我照顧能力的目標。

參考文獻

Billings, D. M. (2000). A framework for assessing outcomes and practices in web-based courses in nursing. *Journal of Nursing Education, 39*(2), 60-67.

Denyes, M. J., Orem, D. E., & Bekel, G. (2001). Self-care: A foundational science. *Nursing science quarterly*, *14*(1), 48-54.

Hartweg, D. (1991). *Dorothea Orem: Self-care deficit theory* (Vol. 4). Sage publications.

Lemon, N. (2021). Wellbeing in initial teacher education: using poetic representation to examine pre-service teachers' understanding of their self-care needs. *Cultural Studies of Science Education*, *16*(3), 931-950.

Mayers, M. G., Norby, R. B., & Watson, A. B. (1977). *Quality assurance for patient care: nursing perspectives*. Appleton-Century-Crofts..

Riegel, B., Barbaranelli, C., Sethares, K. A., Daus, M., Moser, D. K., Miller, J. L., ... & Jaarsma, T. (2018). Development and initial testing of the self care of chronic illness inventory. *Journal of Advanced Nursing*, *74*(10), 2465-2476.

Urpí-Fernández, A. M., Zabaleta Del Olmo, E., Montes Hidalgo, J., Tomás Sábado, J., Roldán Merino, J. F., & Lluch Canut, M. T. (2017). Instruments to assess self care among healthy children: A systematic review of measurement properties. *Journal of Advanced Nursing*, *73*(12), 2832-2844.

Wade, D. T., & Collin, C. (1988). The Barthel ADL Index: a standard measure of physical disability?. *International Disability Studies*, *10*(2), 64-67.

Webber, D., Guo, Z., & Mann, S. (2015). SELF-CARE IN HEALTH: WE CAN DEFINE IT, BUT SHOULD WE ALSO MEASURE IT? *Selfcare*, *4*(5), 101-106.

World Health Organization. Regional Office for South-East Asia. (2014). *Self care for health*. WHO Regional Office for South-East Asia.

Yu, D. S. F., De Maria, M., Barbaranelli, C., Vellone, E., Matarese, M., Ausili, D., ... & Riegel, B. (2021). Cross cultural applicability of the Self Care Self Efficacy Scale in a multi national study. *Journal of Advanced Nursing*, *77*(2), 681-692.

第六章 身體肌力與營養食品的準備

李明明、林志遠

第一節 適當熱量與營養素的攝取

一、以飲食營養來增強人體肌肉力量

爲了增加肌肉力量，需要提供足夠的熱量以支持肌肉生長。計算人體的總能量需求並確保攝取的總熱量超過消耗量。碳水化合物的攝入量應該足夠以支持你的運動需求，但也要避免過度攝入。選擇全穀類、燕麥、蔬菜和水果等健康的碳水化合物來源。蛋白質是肌肉生長和修復的關鍵營養素。每天攝取足夠的高品質蛋白質對增加肌肉力量至關重要。優質蛋白質的來源包括雞肉、魚肉、豆類、牛奶、乳製品和豆腐等。增加脂肪攝入量：脂肪是組成細胞膜和合成重要激素的關鍵成分。選擇健康的脂肪來源，如橄欖油、堅果、魚類和酪梨，並避免過度攝入飽和脂肪和反式脂肪。並且每天攝取足夠的水量以維持身體正常代謝反應需求。維生素和礦物質在肌肉力量和功能方面發揮著重要作用。確保攝取豐富的蔬菜、水果和全穀類食物，根據個人需求和目標，可以考慮使用一些膳食補充品，可能包括蛋白質粉、肌酸、支鏈胺基酸（BCAA）等。

二、補充關鍵營養素

在確保飲食均衡的同時，可以考慮補充關鍵的營養素，如蛋白質粉、肌酸和必需脂肪酸等。增加每餐的蛋白質攝入量：分配蛋白質攝入量到每餐中可以促進肌肉合成。嘗試在每餐中攝取大約 20-30 克蛋白質，這可以藉由添加雞胸肉、魚、蛋白質奶昔、豆類或乳製品等高蛋白食物實現。多攝取健康的碳水化合物：碳水化合物是肌肉燃料的主要來源，特別是在進行高強度運動時。選擇健康的碳水化合物來源，如全穀類、糙米、燕麥、蔬菜和水果。這些食物提供持久的能量，有助於增加肌肉力量和耐力。適

量攝取健康脂肪：健康脂肪對於促進肌肉力量和整體健康非常重要。選擇富含單不飽和脂肪和多元不飽和脂肪的食物，如橄欖油、堅果、魚類和酪梨。這些脂肪有助於減少炎症，維護關節健康並提供能量。

三、膳食營養素參考攝取量

　　本國第八版「國人膳食營養素參考攝取量」（表6-1）因國人在飲食、營養、健康或疾病風險均較第七版有變遷而修訂。調整國民飲食指標，包含碳水化合物、鈣、碘、維生素 D、蛋白質、脂質、鈉、鉀、鐵、鎂等，以符合國人之營養保健需求。國人膳食營養素參考攝取量（DRIs）是以健康人為對象，為維持和增進國人健康以及預防營養素缺乏而訂定。滿足特定年齡層及性別的健康人群中 97-98% 的人一日所需要的攝取量稱之為建議攝取量。包括平均需要量（estimated average requirement, EAR）、建議攝取量（recommended dietary allowance, RDA）、足夠攝取量（adequate intake, AI）、上限攝取量（tolerable upper intake level, UL）、巨量營養素可接受範圍（acceptable macronutrient distribution ranges, AMDR）、慢性疾病風險降低攝取量（chronic disease risk reduction Intake, CDRR）等。CDRR 為以降低慢性疾病風險為目標所訂定的營養素建議攝取量，該建議值已有足夠證據證明，在健康人群中，減少營養素的攝取量能夠明顯降低慢性疾病的風險。是基於實證醫學中等強度以上的證據，以預防慢性疾病風險為目標，所建立的必需營養素每日建議攝取量。

（一）維生素 D
　　根據 2011 年美國國家醫學院（The Institute of Medicine, IOM）理論邏輯，在最低日照及鈣充足的條件下，以骨骼健康為修訂原則，血清 25-羥基維生素 D（25-hydroxyvitamin D, 25OHD）目標濃度為 50 nmol/L。在沒有日照及飲食鈣充足的情況下，0-50 歲國人每日攝取 10 μg 維生素 D（AI），可以維持充足的血清維生素 D 濃度，懷孕與哺乳期不另外增加。因老化過程，血清維生素 D 濃度會降低，因此 50 歲以上建議量提高為 15 μg/d（AI）。

表 6-1　國人膳食營養素參考攝取量（Dietary Reference Intakes, DRIs）

營養素 單位 年齡	身高 cm (男/女)	體重 kg (男/女)	熱量 kcal (男/女)	蛋白質 g	碳水化合物 g	碳水化合物 (總量%)	膳食纖維 g (男/女)	維生素A μgRE	維生素D μg	維生素E mg α-TE	維生素K μg	維生素C mg	維生素B₁ mg (男/女)	維生素B₂ mg (男/女)	菸鹼素 mgNE (男/女)	維生素B₆ mg (男/女)	維生素B₁₂ μg	葉酸 μg	膽素 mg (男/女)	生物素 μg	泛酸 mg	鈣 mg	磷 mg	鎂 mg (男/女)	鐵 mg (男/女)	鋅 mg (男/女)	碘 μg	硒 μg	氟 mg
0-6月	61/60	6/6	AI=100/公斤	AI=2.3/公斤	AI=60			AI=400	10	3	2.0	AI=40	AI=0.3	AI=0.3	AI=2	AI=0.1	AI=0.4	AI=70	AI=140	5.0	1.7	AI=300	200	AI=25	7	5	AI=110	AI=15	0.1
7-12月	72/70	9/8	AI=90/公斤	AI=2.1/公斤	AI=95			AI=400	10	4	2.5	AI=50	AI=0.3	AI=0.4	AI=4	AI=0.3	AI=0.6	AI=85	160	6.5	1.8	400	300	AI=70	10	5	AI=130	AI=20	0.4
1-3歲 (稍低/適度)	92/91	13/13	1150/1150；1350/1350	20	130	50-65%	16/16；19/19	400	10	5	30	40	0.6	0.7	9	0.5	0.9	170	180	9.0	2.0	500	400	80	10	5	65	20	0.7
4-6歲 (稍低/適度)	113/112	20/19	1550/1400；1800/1650	30	130	50-65%	22/20；25/23	400	10	6	55	50	0.9/0.8	1/0.9	12/11	0.6	1.2	200	200	12.0	2.5	600	500	120	10	5	90	25	1.0
7-9歲 (稍低/適度)	130/130	28/27	1800/1650；2100/1900	40	130	50-65%	25/23；29/27	500/500	10	8	55	60	1.0/0.9	1.2/1.0	14	0.8	1.5	250	280	16.0	3.0	800	600	170	10	8	100	30	1.5
10-12歲 (稍低/適度)	147/148	38/39	2050/1950；2350/2250	55/50	130	50-65%	29/29；33/32	600	10	10	60	90	1.1/1.1	1.3/1.2	15	1.3	2/2.2	300	350/350	20.0	4.0	1000	800	230/230	15	10	120	40	2.0
13-15歲 (稍低/適度)	168/158	55/49	2400/2030；2800/2350	70/60	130	50-65%	34/29；39/33	700	10	12	75	100	1.3/1.1	1.5/1.3	18	1.4/1.3	2.4	400	460/380	25.0	4.5	1200	1000	350/320	15	15/12	150	50	3.0
16-18歲 (低/稍低/適度/高)	172/160	62/51	2150/1650；2500/1900；2900/2250；3350/2550	75/55	130	50-65%	30/23；35/27；41/32；47/36	600/500	10	13	75	100	1.4/1.1	1.6/1.2	18/15	1.5	2.4	400	500/370	27.0	5.0	1200	1000	390/330	15/15	15/12	150	55	3.0
19-30歲 (低/稍低/適度/高)	171/159	64/52	1850/1450；2150/1650；2400/1900；2700/2100	60/50	130	50-65%	26/20；30/23；34/27；38/29	600	10	12	120/90	100	1.2/0.9	1.3/1.0	16/14	1.5	2.4	400	450/390	30.0	5.0	1000	800	380/320	10/15	15/12	150	55	3.0
31-50歲 (低/稍低/適度/高)	170/157	64/54	1800/1450；2100/1650；2400/1900；2650/2100	60/50	130	50-65%	25/20；29/23；34/27；37/29	600	10	12	120/90	100	1.2/0.9	1.3/1.0	16/14	1.5	2.4	400	450/390	30.0	5.0	1000	800	380/320	10/15	15/12	150	55	3.0
51-70歲 (低/稍低/適度)	165/153	60/52	1700/1400；1950/1600；2250/1800	55/50	130	50-65%	24/20；27/22；32/25	600	15	12	120/90	100	1.2/0.9	1.3/1.0	16/14	1.6	2.4	400	450/390	30.0	5.0	1000	800	360/310	10	15/12	150	55	3.0

國人膳食營養素參考攝取量（續）

營養素	單位	71歲～（男／女）	懷孕 第一期	第二期	第三期	哺乳期
身高	公分 (cm)	163 / 150				
體重	公斤 (kg)	58 / 50				
熱量	大卡 (kcal)	（低）1650 / 1300 （稍低）1900 / 1500 （適度）2150 / 1700 （高）2500 / 2000	+0	+300	+300	+500
蛋白質	公克 (g)	60 / 50	+10	+10	+10	+15
碳水化合物	公克 (g)	100	+35	+35	+35	+60
碳水化合物	公克 (g)	130	+45	+45	+45	+80
碳水化合物	總量 (%)	50–65%	50–65%	50–65%	50–65%	50–65%
膳食纖維	公克 (g)	（低）23 / 18 （稍低）27 / 21 （適度）30 / 24 （高）35 / 28				
維生素A	微克 (μg RE)	600 / 500	+0	+0	+100	+400
維生素D	微克 (μg)	15	+0	+0	+0	+0
維生素E	毫克 (mg α-TE)	12	+2	+2	+2	+3
維生素K	微克 (μg)	120 / 90	+0	+0	+0	+0
維生素C	毫克 (mg)	100	+10	+10	+10	+40
維生素B1	毫克 (mg)	1.2 / 0.9	+0	+0	+0.2	+0.3
維生素B2	毫克 (mg)	1.3 / 1.0	+0	+0.2	+0.2	+0.4
菸鹼素	毫克 (mg NE)	16 / 14	+0	+2	+2	+4
維生素B6	毫克 (mg)	1.6 / 1.6	+0.4	+0.4	+0.4	+0.4
維生素B12	微克 (μg)	2.4	+0.2	+0.2	+0.2	+0.4
葉酸	微克 (μg)	400	+200	+200	+200	+100
膽素	毫克 (mg)	450 / 390	+20	+20	+20	+140
生物素	微克 (μg)	30.0	+0	+0	+0	+5.0
泛酸	毫克 (mg)	5.0	+1.0	+1.0	+1.0	+2.0
鈣	毫克 (mg)	1000	+0	+0	+0	+0
磷	毫克 (mg)	800	+0	+0	+0	+0
鎂	毫克 (mg)	350 / 300	+35	+35	+0	+0
鐵	毫克 (mg)	10	+0	+0	+30	+30
鋅	毫克 (mg)	15 / 12	+3	+3	+3	+3
碘	微克 (μg)	150	+75	+75	+75	+100
硒	微克 (μg)	55	+5	+5	+5	+15
氟	毫克 (mg)	3.0				

* 表中未標明AI（足夠攝取量 Adequaete Intakes）值者，即為RDA（建議量 Recommended Dietary allowance）值（註）

(1) 年齡係以足歲計算。

(2) 1大卡（Cal; kcal）＝4.18（千焦耳kj）

(3) 「低」、「適度」、「高」表示生活活動強度之程度。

(4) 動物性蛋白在總蛋白質中的比例，1歲以下的嬰兒以占2/3以上為宜。

(5) 日常國人膳食中之鐵攝取量，不足以彌補婦女懷孕、分娩失血及泌乳時之損失，建議自懷孕第三期至分娩後兩個月內每日另以鐵鹽供給30毫克之鐵質。

(6) R.E. (Rehtinol Equivalant) 即視網醇當量。1μg R.E.＝1μg視網醇（Retinol）＝6μg β-胡蘿蔔素（β-Carotere）

(7) 維生素 D 1μg＝40 I.U. 維生素 D

(8) α-T.E. (α-Tocoplerol Equivalant) 即α-生育醇當量。1 mg α-T.E.＝1 mg α-Tocophael

(9) N.E. (Niacin Equivalant) 即菸鹼素當量。菸鹼素包括菸鹼酸及菸鹼醯胺，以菸鹼素當量表示之。

(10) 根據大腸葡萄糖需要量設定碳水化合物之 EAR 或 RDA（詳請見本說明）、107年新增碳水化合物，膳食纖維，以及飲討修訂鈣，碘及維生素 D。

資料來源：衛生福利部國民健康署

（二）蛋白質

蛋白質章節新增評估蛋白質需要量的方法，指標胺基酸氧化法（indicator amino acid oxidation technique, IAAO），並參酌 IAAO 方法估計蛋白質平均需要量數據，根據參考體重換算每日蛋白質攝取量，並取整數 5 或 10 計量，所得結果為各年齡層男性 70 g/day，女性為 60 g/day。慢性疾病風險相關性部分，在針對癌症、心臟血管疾病、肥胖、骨質疏鬆、腎臟疾病、以及肌少症／衰弱症進行系統性文獻探討，蛋白質和慢性病關係仍需要更進一步的研究來釐清，但多數文獻並未顯示蛋白質略高對一般健康大眾有健康危害，且多數有中等證據的效益，此外，黃豆或植物蛋白似乎有助於降低多數慢性疾病的風險。綜合以上，國人蛋白質攝取建議量傾向於略高於前版建議量。

（三）脂質

脂質章節研修參照國際制定攝取基準，除原有之必需脂肪酸內容外，於內文新增脂質在整體飲食中的重要性，各類脂肪酸包含：飽和脂肪酸、單元不飽和脂肪酸、多元不飽和脂肪酸等之營養生化功能、生理吸收代謝、影響需要量之因素（如：老化、飲酒、身體活動、吸菸等各種影響生活型態因子）及對人體正面與負面的影響。尤其對於人體必需脂肪酸的攝取如 n-6 脂肪酸（亞麻油酸）建議為總熱量 4-8%，n-3 脂肪酸（包含次亞麻油酸、EPA、DHA）建議為總熱量 0.6-1.2%；反式脂肪酸建議為少於總熱量 1%。本次修訂因證據尚不充足，因此不建議設定膽固醇之建議量，惟血脂代謝異常的民眾還是要注意適量攝取。

（四）碳水化合物

研究發現大腦細胞只能藉由碳水化合物獲得能量，成人大腦每日平均需要 110 至 140 公克的葡萄糖。

（五）膳食纖維

膳食纖維的 AI 建議量乃依照每日熱量建議攝取量訂定，每一千大卡熱量攝取 14 公克膳食纖維。

（六）鈉

過去 DRIs 並無鈉的部分，本次新增鈉之攝取建議，期能提供於公共衛生營養計畫和政策之參考，協助國人適當的攝取鈉，進而減少非傳染性疾病的風險。1 歲以下，為預防 0-6 個月嬰兒鈉攝取不足，及控制 7-12 個月嬰兒攝取副食品時所攝入的鈉含量，故訂定鈉之 AI，分別為 0-6 個月 100 mg/d、7-12 個月 320 mg/d。1 歲以上，為避免鈉攝取過量增加罹患慢性病之風險，且已有充分科學證據顯示鈉攝取量與慢性疾病風險之間的因果關係和攝取劑量 - 效應（intake-response）關係，因此第八版以預防慢性疾病之概念，來訂定鈉的 CDRR，故成人鈉 CDRR 建議為 2,300 mg（約 6 g 鹽）。除了慢性疾病風險外，沒有足夠的證據指出對於健康族群高鈉攝取量會引起毒理學風險，因此沒有建立鈉之 UL。

（七）鉀

鉀攝取增加可能有助於減少心血管疾病的風險及降低血壓，且對骨密度產生有益影響，並減輕高鈉攝取的負面影響。歷次國民營養健康狀況變遷調查結果發現，國人每天鉀平均攝取量皆不到 3,000 mg，且國際研究亦顯示臺灣鉀攝取較低於世界各國。過去臺灣 DRIs 並無鉀的部分，故此次新增鉀之攝取建議，期能提供公共衛生營養計畫和政策參考，進而降低國人非傳染性疾病的風險。

第二節　飲食如何預防肌少症

利用營養強化降低肌少症的發生，降低肌肉退化。營養學上認為必需胺基酸的營養均衡對肌肉生成非常重要，65 歲以上的老人每天，最少需要 15 克的必需胺基酸才足夠生成肌肉。其中白胺酸（leucine）和異白胺酸（isoleucine）被視為能夠增進蛋白質的生成和減少肌肉被分解；常見白胺酸豐富的食物，如大豆（soybeans）、黑眼豆（cowpea），或是牛肉或魚肉。但是除了蛋白質以外，維生素 D 對於骨骼肌肉同等重要。全球多數的長者，維生素 D 不足的現象比蛋白質不足更加嚴重（吳雅汝等人，2014）。

一、維生素 D 促進人體的鈣吸收

　　維生素 D 和鈣是骨骼健康的關鍵營養素。維生素 D 有助於鈣的吸收和骨骼形成。攝取富含維生素 D 的食物，如脂肪魚、蛋黃、魚肝油和經過維生素 D 強化的食品。同時，攝取富含鈣的食物，如乳製品、豆腐、小魚乾類。維生素 D 除了促進人體的鈣吸收之外，並有助於維持免疫系統與神經肌肉的正常生理，維生素 D 為脂溶性維生素，因此大多存在於動物性食品中，然素食者則可食用菇類來獲取維生素 D_2（麥角鈣化醇），尤其是經過紫外線照射過的菇類含量更高，因為蕈菇中含有大量的麥角固醇（ergosterol）成分，經過紫外光照射可將其轉化合成維生素 D_2（楊淑惠、洪千雅，2022）

二、維生素 K_2 幫助人體的骨骼鈣穩固

　　鈣、維生素 D 和維生素 K 能共同促進骨骼健康。維生素 K_2 對於骨骼強化和健康具有多方面的好處。它有助於鈣質代謝和吸收，增加骨骼密度，促進骨蛋白的產生，預防骨質疏鬆症和骨折，並具有抗炎和免疫調節的作用。

　　維生素 K_2 有助於調節鈣質代謝，促進鈣質的吸收和運用。有助於將鈣質傳遞到骨骼組織中，從而增強骨骼的強度。維生素 K_2 有助於增加骨骼的礦物質密度，這是衡量骨骼健康的重要指標。它能夠促進鈣質的固定在骨骼結構中，有助於預防骨質疏鬆症和骨折的風險，促進骨骼的重塑作用（remodeling）（Myneni & Mezey, 2017）。維生素 K 在骨骼健康中起著重要作用，它是骨鈣素 osteocalcin（骨骼中最豐富的非膠原蛋白）進行羧化反應所必需的維生素。流行病學研究表明，富含維生素 K 的飲食與降低老年男性和女性髖部骨折的風險有關（Hamidi et al., 2013; Karpi ski et al., 2017）。維生素 K_2 還被認為對防止動脈鈣化具有保護作用。它能夠幫助將鈣質從血液中引導到骨骼組織，減少鈣質在血管壁上的沉積，從而降低動脈硬化和心血管疾病的風險（Kaesler et al., 2021）。維生素 K_2 具有抗炎和免疫調節的作用，這對於骨骼健康也很重要。炎症和免疫系統的異常活化可能對骨骼有負面影響，而維生素 K_2 的抗炎作用有助於保護骨骼

健康。有研究顯示維生素 K_2 有顯著抑制淋巴 T 細胞的增生降低發炎反應（Myneni & Mezey, 2018）。

三、支鏈胺基酸是目前最有效能使肌肉合成的胺基酸

支鏈胺基酸（BCAA）是三種胺基酸的總稱，包括白胺酸（Leucine）、異白胺酸（Isoleucine）和纈胺酸（Valine）。這些胺基酸在預防肌少症和促進肌肉生長方面已有證據顯示極為重要。白胺酸能夠調節粒腺體的功能障礙，可以增加骨骼肌吸收葡萄糖，改善胰島素的敏感性等，能夠快速的刺激骨骼肌的合成與代謝（Leenders & van Loon, 2011; Morley, 2012; Yoshimura et al., 2019），存在於黃豆（2,699mg/100g）、花生仁（1,728 mg/100g）、綠豆仁（2,031 mg/100g）、雞里肌肉（1,879 mg/100g）、黑豆芽（433 mg/100g）、乾柳松菇（1,246 mg/100g）、乾香菇（1,128 mg/100g）、乾銀耳（618 mg/100g）、鮮金針菇（118 mg/100g）、鮮香菇（100 mg/100g）等肉類、豆類、堅果與菇類食材有較高含量。

四、n-3 脂肪酸（又稱 Omega-3 脂肪酸）

n-3 脂肪酸對於肌肉健康、降低肌肉發炎反應和防止肌少症具有重要作用，增加攝取富含 n-3 脂肪酸的食物，如魚類（鮭魚、鯡魚、鯖魚等）、亞麻籽、核桃和花生等。

五、機能性營養成分可降低肌肉退化

機能性食品含有生物活性成分，已知與人體預防慢性疾病的生理機制有關，有回顧性研究論文指出，規律的食用 lutein 葉黃素可以降低肌肉退化的風險（Abuajah et al., 2015）。甚至在有些肌少症患症身上會發現有慢性發炎（IL-6 產生）的狀態（Cooper et al., 2012），也可以藉由在餐點中設計加入抗發炎的營養成分來改善，因此可以增加攝取豐富的抗氧化物，有助於減少肌肉損傷和促進肌肉恢復，可攝取新鮮水果（如莓果、柳橙、葡萄）和蔬菜（如菠菜、紅蘿蔔、番茄）等富含抗氧化物的食物。

六、增強老年人的體能和肌肉力量的中藥材

現代醫學認爲，肌少症的機轉包含肌肉及神經系統退化、營養不良、內分泌失調、發炎反應等多重因素，病患可使用中藥配合復健運動。金·劉元素《素問玄機原病式·五運主病》提到：「痿，謂手足痿弱，無力以運行也。」。痿證在漢、晉、隋、唐時期論述多歸於虛勞證中；無力無法舉步行走，與近代肌少症的篩檢以握力及行走速度爲條件相同，指的就是手無力以握物。足無力在中醫病因病機方面多屬於虛，但常夾雜痰、瘀或飲食不節。文獻回顧中藥的藥理研究，發現某些藥物和處方可能具有治療肌少症的潛力，像是紅棗、五味子、枇杷葉、薑黃、當歸、肉蓯蓉、黃耆、厚朴、人參、生薑、濟生腎氣丸、滋陰降火湯、六君子湯、調胃承氣湯等（劉東桓、吳佩青，2021；劉潤平，2009；賴品融等人，2018）。

1. 黃耆（*Astragalus membranaceus*）：具有補氣固表、增強免疫力和促進肌肉生長的功效。它可以用於改善老年人的體力疲勞和增強肌肉力量。

2. 當歸（*Angelica sinensis*）：廣泛用於中醫調補氣血，它可以提高氧氣供應和血液循環，有助於改善老年人的體能和肌肉力量。

3. 人參（*Panax ginseng*）：一種常用的補氣藥材，可以提供能量、增強體力和改善肌肉功能。它還具有抗氧化和抗疲勞的特性

4. 枸杞（*Lycium barbarum*）：含有豐富的抗氧化劑和營養素，可以增強免疫功能、改善視力和提供肌肉力量

5. 肉蓯蓉（*Cistanche deserticola*）：具有補腎強壯、改善體力和提升肌肉力量的作用，對老年人的體能衰退和肌肉虛弱有益

6. 杜仲（*Eucommia ulmoides*）：常用的中藥材，具有強筋骨、補腎壯腰的功效。它含有豐富的植物固醇和植物鹼，可以促進肌肉生長和增強肌肉力量

7. 山藥（*Dioscorea opposita*）：常見的中藥材，具有補脾胃、增強體力和提高免疫力的功效。它含有豐富的植物固醇和營養素，對於增強肌肉力量和促進消化功能有益。

使用中藥應該在中醫師的指導下進行，以確保安全和適當的劑量，確保使用的藥材適合個人的身體狀況和需求。同時，中藥的使用應該遵循正確的用藥方法和劑量，並注意可能的不良反應和藥物相互作用。中藥對於每個人的反應可能有所不同，因此個體差異也需要考慮。此外，服用中藥可能需要持續使用一段時間才能看到明顯的效果，所以耐心和恆心也很重要。

第三節　找到個案進食不足的原因

依據 2018 年歐盟肌少症小組（European Working Group on Sarcopenia in Older People）共識會議，肌少症診斷標準為若出現肌力減弱（low muscle strength）考慮患有肌少症，加上肌肉量減少（low muscle quantity or quality）則確診，倘若再合併低身體功能表現（low physical performance）則懷疑嚴重肌少症。肌力的診斷採用握力；肌肉量的檢測可使用雙能量 X 光吸光式測定儀、生物電子阻抗儀（bioelectrical impedance analysis）、斷層掃描或是核磁共振。身體功能表現則採用行走速度、簡易機體功能評估法（short physical performance battery）或是坐站起走測試（timed-up-and-go test）。

亞洲肌少症共識會（AWGS）對於肌少症的診斷，推出 2019 年共識更新版（圖 6-1）。有許多內容跟 2018 年歐洲共識更新版不一樣。AWGS 2019 仍然維持以老化造成的骨骼肌流失、加上肌肉力量減少及（或）體能表現下降，作為肌少症的定義。看各國對於老年人的定義，以年齡 60 歲或 65 歲以上為切點。2014 AWGS 診斷標準，肌少症的盛行率是 5.5% 到 25.7%，男性占多數。研究發現，診斷肌少症跟十年的死亡率相關，跟骨折風險也相關。

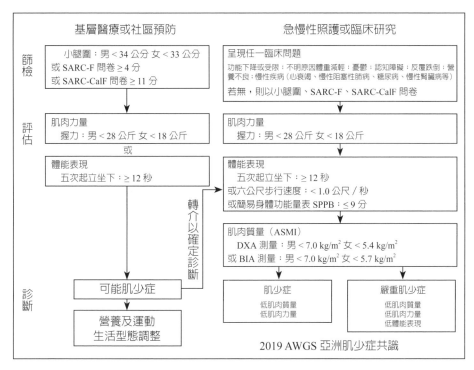

圖 6-1　亞洲肌少症診斷共識 2019 更新版

一、長輩蛋白質進食不足，包括以下幾個常見的因素

1. 消化問題：隨著年齡增長，一些長輩可能會面臨消化問題，例如胃酸分泌減少、腸道蠕動減緩等。這可能會導致食慾下降，食物消化吸收能力降低，進而影響蛋白質攝取。

2. 牙齒和口腔健康問題：一些長輩可能會有牙齒脫落、口腔疼痛或牙齦問題，這可能會限制他們進食固體食物，導致蛋白質攝取不足。

3. 味覺變化：隨著年齡的增長，味覺可能會有所變化，食物的味道可能不再吸引長輩的食慾，這可能會影響他們對蛋白質食物的吸收。

4. 醫療問題：某些健康問題，如慢性疾病、手術後恢復等，可能會導致食慾下降或者需要特殊飲食，進而影響蛋白質攝取。

5. 社交因素和生活環境：長輩可能會面臨社交因素和生活環境的變化，例

如孤獨感、食慾不振、獨居或照顧者的限制，這些因素可能影響他們的飲食習慣和蛋白質攝取。

6. 知識和教育不足：長輩可能缺乏關於健康飲食的知識或了解，他們可能不知道蛋白質的重要性以及如何選擇蛋白質豐富的食物。

在上述情況下，重要的是提供長輩適合的飲食建議和支持。這可以包括提供易於咀嚼和消化的蛋白質食物、鼓勵社交活動、提供食慾刺激和味道豐富的食物、和營養教育

二、照護機構的餐點設計如何符合長者的營養需求、健康狀況和特殊需求

老人照護機構的餐點設計旨在提供均衡營養、易消化、安全的食物，同時尊重長者的偏好和特殊需求。這有助於確保長者獲得足夠的營養，維持健康並提高生活品質。以下列出常見的餐點設計原則：

1. 均衡營養：餐點應該提供均衡的營養，包括蛋白質、碳水化合物、脂肪、纖維、維生素和礦物質。這有助於滿足長者的營養需求並維持身體功能。

2. 控制飽和脂肪和膽固醇：餐點設計應該限制飽和脂肪和膽固醇的攝取，以減少心血管疾病和其他健康問題的風險。選擇低脂肪乳製品、瘦肉、魚類和植物油等健康脂肪來源。

3. 高纖維：食物應該富含膳食纖維，如全穀物、水果、蔬菜和豆類。這有助於促進消化健康、預防便秘和維持血糖穩定。

4. 適量蛋白質：老年人對蛋白質的需求可能增加，以維持肌肉健康和避免肌少症。餐點應提供適量的高品質蛋白質，如瘦肉、家禽、魚類、豆腐、乳製品和堅果。

5. 控制鈉攝取：餐點應該控制鈉的攝取量，以預防高血壓和液體滯留。使用香料和草藥調味料，減少加鹽，選擇低鈉產品。

6. 易咀嚼和消化：考慮到老年人可能面臨的口腔和消化問題，餐點應提供易咀嚼、容易消化的食物。這可以包括蒸煮蔬菜、蛋白質豆腐、較軟的肉類和碎肉等。

7. 食物安全：餐點設計應符合食品安全標準，確保食物的保存、處理和烹飪都符合衛生要求，以防止食物中毒和感染。

8. 特殊飲食需求：考慮到長者可能存在的特殊飲食需求，例如糖尿病、高血壓、腎臟疾病等，餐點設計應根據個體的需求提供適合的食物選擇，例如低糖、低鹽或限制某些成分的食物。

9. 尊重個人偏好：餐點設計應尊重長者的個人偏好和口味，提供多樣化的食物選擇，讓他們有機會享受美味的餐食並增加食慾。

10. 定期評估和調整：餐點設計應該根據長者的健康狀況和營養需求定期評估和調整。這可以包括與營養師或醫療專業人士合作，根據長者的健康變化和特殊需求，進行餐點的個性化調整。

三、老人照護機構的餐點設計常見缺點及限制

　　老人照護機構的餐點設計雖然努力提供均衡營養，但可能存在一些缺點，如缺乏個性化、味道和風味不足、食物質量和多樣性的限制等。這些問題可以藉由增加食物選擇、提供更多飲食文化活動、注重食物質量和個人化飲食方案等方式來改善。

　　老人照護機構的餐點設計可能存在以下一些缺點：

1. 缺乏個性化：由於餐點需求涵蓋眾多長者，無法完全滿足每個人的個體需求和偏好。餐點通常是以一般的營養需求和飲食限制為基礎設計的，無法提供完全個性化的飲食方案。

2. 味道和風味不足：為了確保營養均衡和食物安全，餐點可能過於偏向清淡，導致味道和風味上的不足。這可能導致部分長者的食慾下降或對餐點失去興趣。

3. 食物品質和多樣性限制：在照護機構的餐點設計中，由於預算、供應鏈和食物儲存等限制，食物品質和多樣性可能受到一定的限制。這可能導致長者在飲食上的滿足感下降。

4. 食物資訊不足：餐點提供時，可能缺乏足夠的食物資訊，如成分、營養價值、適用的特殊飲食需求等。這使得長者無法充分了解他們所攝取的食物的營養價值和影響。

5. 少量的食物選擇：由於大量餐點需求和成本考量，餐點的食物選擇可能有限。這可能使長者感到單調和缺乏多樣性，從而影響食慾和食物滿足感。

6. 傳統飲食和文化需求忽視：餐點設計可能未能充分考慮長者的傳統飲食習慣和文化需求。這可能導致長者對所提供的食物感到陌生或不適應。

7. 食物準備時間和加熱方式：在照護機構中，由於需要準備大量的餐點，可能使用快速加熱或預先加熱的方式。這可能導致食物的質地、口感和營養價值的損失。

8. 缺乏新鮮食材：由於預算和供應限制，照護機構的餐點設計可能無法提供足夠的新鮮食材。相對而言，可能會更多使用罐頭食品或冷凍食品，這可能影響食物的口感和營養價值。

9. 缺乏飲食文化活動：除了餐點設計，飲食文化活動對長者的營養攝取和生活品質也很重要。然而，在某些照護機構中，缺乏提供有關飲食的教育、烹飪示範或社交活動，這可能使長者在飲食方面感到缺乏樂趣和興趣。

10. 限制食物選擇權：在照護機構中，有時候長者可能無法自由地選擇他們喜歡的食物或自己準備食物。這可能限制了他們在飲食上的自主權和滿足感。

四、宣稱可以增強肌力的保健食品

在藥局或保健食品店，可以找到一些宣稱可以增強肌力的保健食品。以下是一些常見的肌力增強保健食品種類：

1. 蛋白質補充劑：蛋白質是肌肉生長和修復所需的關鍵營養素。蛋白質補充劑通常以粉末或膠囊形式提供，可以提供方便的蛋白質攝取。常見的蛋白質來源包括乳清蛋白、大豆蛋白等。

2. 支鏈胺基酸（BCAA）補充劑：支鏈胺基酸是肌肉蛋白質合成的重要組成部分。BCAA 補充劑通常含有 L- 白胺酸、L- 異白胺酸和 L- 組胺酸等支鏈胺基酸，宣稱可以增加肌肉力量和促進肌肉修復。

3. 肌酸補充劑：肌酸是一種在體內合成的物質，對於增加肌肉力量和耐力

有益。肌酸補充劑宣稱可以增加肌肉肌酸含量。

4. 魚油：魚油富含 Omega-3 脂肪酸，具有抗發炎和促進肌肉修復的特性，有助於減少肌肉疼痛和提高肌肉功能。

5. 輔酶 Q10：輔酶 Q10 是一種在身體細胞中存在的物質，可以提供能量並促進肌肉功能。輔酶 Q10 補充劑宣稱可以增加肌肉能量供應。

6. β- 丙胺酸（Beta-alanine）：β- 丙胺酸是一種非必需胺基酸，可以增加肌肉耐力和延遲肌肉疲勞，常常與肌酸補充劑一同使用。

7. 鉀補充劑：鉀是一種重要的礦物質，對於神經和肌肉功能至關重要。肌肉需要足夠的鉀來維持正常收縮。鉀補充劑可以幫助預防肌肉痙攣和提高肌肉力量。

8. 膠原蛋白（Collagen）：膠原蛋白是皮膚、關節和肌肉組織的重要組成成分。補充膠原蛋白可以提升關節健康和促進肌肉修復。

　　保健食品的效果和安全性仍然需要更多科學研究來支持。此外，每個人的身體狀況和需求不同，所以在選擇和使用保健食品時，最好諮詢醫生或營養師的建議。更重要的是，保持均衡的飲食和適度的運動仍然是維持健康肌肉力量的關鍵。

五、銀髮友善食品質地分級的現況

　　高齡者因口腔生理機能改變，例如中樞神經系統、頭頸部解剖結構和生理變化，影響吞嚥與食物營養攝食等功能，考慮到吞嚥能力時，可使用食物質地分級，根據長者吞嚥能力進行選擇。國際吞嚥障礙飲食標準（IDDSI Framework）將食物質地分為 9 個等級（0-7 級，2019 年新增 1 級），每個等級有相對應的等級名稱、食物尺寸規格定義描述、量測方式、適用對象（表 6-2），並以不同顏色區分，以利臨床醫療人員、餐食製備者、照護者等，利用簡單餐具與工具如：湯匙、餐叉、10 毫升針筒（無安裝針頭）進行質地評估。其中 0 ↔ 4 級代表飲品（正三角），3 ↔ 7 級代表食品（倒三角）。標準亦指明簡單、無需複雜儀器便可測試的方法來斷定食品或飲品的級別。讓醫療人員、言語治療師、供應商、照顧者及病人之間可以按照這個標準，準確地溝通及準備合適的硬度和稠度

給患者。吞嚥易的產品按照吞嚥障礙飲食標準標示，清楚列明各產品所適用的等級。

表 6-2　IDDSI 國際吞嚥障礙飲食標準化等級說明

等級	食物尺寸與質地規格	餐具簡易量測／針筒流動測試	適用對象與食用方式	食物範例
第 7 級 食物原狀 （Regular）	- 尺寸未有限制，成人：≧ 1.5 公分；兒童：≧ 0.8 公分 - 包含各種質地未有限制，可硬、脆、多筋、乾、帶核、皮、殼	無規範	- 適合咀嚼、吞嚥機能正常者，能將食物充分咀嚼成食團者 - 可以任何形式進食	一般日常飲食
第 7 級 容易咀嚼 （Easy to chew）	- 尺寸未有限制，成人：≧ 1.5 公分；兒童：≧ 0.8 公分 - 不包含堅硬、堅韌、耐嚼、纖維狀、絲狀、鬆脆或易脆的碎屑，種子、水果的纖維部分、果殼或骨頭	- 可被叉子切斷，食物切割至 1.5×1.5 cm 可被叉子壓碎或變形 - 可被湯匙邊緣切斷成小塊，且切割成 1.5×1.5 cm 以湯匙壓碎無法恢復形狀 - 可用筷子刺穿該食物	- 適合咀嚼、吞嚥機能正常者，能將食物充分咀嚼成食團者 - 可以任何形式進食	可用叉子湯匙切分的魚、煮軟的肉、含肉與蔬菜之菜餚含有醬汁

等級	食物尺寸與質地規格	餐具簡易量測／針筒流動測試	適用對象與食用方式	食物範例
第 6 級一口及軟質（Soft & bite-sized）	- 成人：≤ 1.5 公分；兒童：≤ 0.8 公分 - 質地柔軟、濕潤且不會分離出稀薄液體 - 不包含堅硬食物與水果纖維	- 可用叉子／湯匙／筷子將食物切割小塊 - 用叉子／湯匙／拇指施以一定力量下壓，食物會被壓碎且無法恢復原狀	- 適合牙齒缺失或配戴不適合假牙的個體食用 - 適合需足夠舌力以控制與推進食團者 - 食物不需撕咬但需經咀嚼後才嚥下 - 能以餐叉、湯匙或筷子取用	燉煮肉丁／魚丁／蔬菜丁、不沾黏的白飯等，濃稠醬汁
第 5 級細碎及濕軟（Minced & moist）	- 食物中塊狀固體成人：0.4 公分；兒童：0.2-0.4 公分 - 質地柔軟、濕潤且不會分離出稀薄液體 - 可在餐盤上固定成型 - 塊狀固體可輕易被舌頭壓碎	- 可用叉子或手指輕易壓碎 - 可於叉子上堆成型，且不易從叉縫中落下 - 可於湯匙上成堆，傾斜時容易落下，幾乎不會沾黏湯匙	- 適合缺牙、假牙不適以及咀嚼易疲勞者，同時需足夠舌力去推進食團 - 食物不需撕咬，僅需輕微咀嚼且可以舌頭輕易壓碎 - 能以餐叉或湯匙取用	- 搭配濃順醬汁的肉末以及搗碎的果肉（果汁需瀝乾）等 - 口感濃稠順滑帶有細小綿軟食物（0.2-0.4 cm）瀝乾多餘之穀物
第 4 級糊狀／高度稠（Pureed / extremely thick）	- 無結塊、不黏稠 - 無固液分離 - 可在餐盤上獨立成型 - 重力作用下非常緩慢流動但無法傾倒	- 用叉子下壓會壓出清楚凹痕 - 可用叉子盛起，少量食物會懸掛在叉縫中幾乎不滴落 - 經 10 毫升針筒流動測試，10 秒後無液體流出	- 適合缺牙、假牙不適及咀嚼吞嚥會疼痛者 - 舌頭控制能力嚴重弱化，此類飲品最適合飲用 - 不需咀嚼 - 通常以湯匙取用，無法以吸管吸取	適用嬰兒的泥狀食物。如：肉泥、穀物粥等

等級	食物尺寸與質地規格	餐具簡易量測／針筒流動測試	適用對象與食用方式	食物範例
第 3 級 流質／中度稠 （Liquidised / moderately thick）	- 從標準口徑或大口徑吸管吸食，需要稍微用力 - 無法在餐盤上獨立成形 - 無需口腔加工或咀嚼，可直接吞嚥 - 質地順滑、無團塊顆粒	- 用叉子下壓無法壓出清楚凹痕 - 無法用叉子盛起，液體會從叉縫中緩慢滑落 - 經 10 毫升針筒流動測試，10 秒後殘餘超過 8 毫升	- 適合吞嚥會疼痛者 - 不需咀嚼 - 可以湯匙取用或以杯子盛裝飲用需要一定舌部推力 - 若舌部控制不足無法安全飲用稍微稠 2 級飲品，可用此級	稀粥、米糊、較稀水果泥、調味肉汁醬汁、水果糖漿等
第 2 級 低度稠 （Mildly thick）	- 可從湯匙流出 - 可用嘴啜飲、快速從湯匙流出 - 流速比稀薄飲品慢	經 10 毫升針筒流動測試，10 秒後殘餘 4-8 毫升液體	- 適用舌部控制較弱者 - 可用吸管飲用，但較費力	米糊、稀粥、醬汁、糖漿等
第 1 級 極微稠 （Slightly thick）	- 比水質地濃稠 - 比稀薄液體需更用力飲用	經 10 毫升針筒流動測試，10 秒後殘餘 1-4 毫升液體	- 主要用以判斷兒童是否適合用奶嘴飲用 - 可使用杯子、吸管、注射器或奶嘴飲用	嬰兒配方奶
第 0 級 稀薄（thin）	- 快速流動 - 水樣流動	經 10 毫升針筒流動測試，可於 10 秒內流出而不殘留	- 適合可正常飲用所有液體類型者 - 可用杯子、吸管或奶嘴飲用	

註：IDDSI = International Dysphagia Diet Standardisation Initiative（國際吞嚥障礙飲食標準化委員會）。

　　爲因應台灣高齡人口增長、生理機能改變，安全吞嚥與飲食質地調控爲面對高齡化科技研發重要方向，爲使國人在平均餘命增長的同時，保有更長之健康餘命，供應質地適切風味良好營養均衡之膳食，台灣食品工業發展研究所建立適用於國內環境之質地分級系統。台灣銀髮友善食品質地分級規格以包裝食品爲標的，建立固態、半固態銀髮友善食品前處理程序、質地分析檢測與感官區分流程方法，訂定容易咀嚼、牙齦咀嚼、舌頭壓碎與無須咀嚼四項質地規格，作爲產業推動參考指引，一方面協助業者建立產品品質管理指標與提供輔導，另一方面作爲消費者採購時產品質地區分規格辨識。所訂定不同質地等級，依其品質管理需求訂定物性分析硬度上限值，並以感官描述進行區分（表 6-3），各項食品以食用方式進行製備，「容易咀嚼」等級表示食物不可含不可食部分，如果核、果殼與骨頭等，質地容易咬碎、咀嚼與磨碎，但仍須適度咀嚼；「可用牙齦咀嚼」其質地介於「容易咀嚼」與「可用舌頭壓碎」之間；「可用舌頭壓碎」則指能以舌頭頂上顎的方式使食物被壓碎，質地具適度內聚力且黏附性適中，產品於靜置時無固液分離，出現稀薄液體滲出之離水現象發生；「不須咀嚼」的食品可直接吞嚥，且產品也不能出現離水現象（王怡晶，2020）。

表 6-3　台灣銀髮友善食品 Eatender 質地分級區分規格表

分級名稱	定義	性狀	感官區分
容易咀嚼	需使用牙齒咀嚼，其硬度爲容易咬斷、咬碎或磨碎的程度	不得含不可食部分（骨頭、魚刺及果皮等）及軟骨及堅果顆粒等堅硬質地成分	無法以舌頭輕易壓碎，但咀嚼易細化成食團
牙齦咀嚼	僅需輕微咀嚼，可以牙齦輕易破壞食品，其硬度介於「容易咀嚼」與「舌頭壓碎」之中間程度	不得含不可食部分（骨頭、魚刺及果皮等）及軟骨及堅果顆粒等堅硬質地成分，及堅韌耐咀嚼不易壓碎分散之穀物麩皮、種皮等（黃豆皮）	無法以舌頭輕易壓碎，但濕潤柔軟，以餐具下壓後無法復原

分級名稱	定義	性狀	感官區分
舌頭壓碎	其硬度為可以在舌頭和上顎之間被壓碎的程度	不能有明顯的離水情形，且不得含不可食部分（骨頭、魚刺及果皮等）及軟骨及堅果顆粒等堅硬質地成分，及堅韌耐咀嚼不易壓碎分散之穀物麩皮、種皮等（黃豆皮） 若為固態食品，其質地需能以舌頭破壞	食品可用舌頭輕易壓碎，即成食團吞嚥
無須咀嚼	不用咀嚼	不能含有顆粒	食品無需咀嚼，即可吞嚥

註：如食品儲存後產生離水現象，須加註「食用前需去除水分」警語、或以建議使（食）用方式減除離水現象。

　　獲選之銀髮友善食品得申請質地友善標示，產品申請加入使用 Eatender 標誌以及質地友善性標示（圖 6-2），提供選購者辨識。

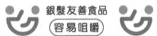 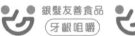 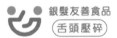

圖 6-2　銀髮友善食品質地友善標示

圖片來源：財團法人食品工業發展研究所

第四節　預防衰弱的肌力訓練

　　肌少症是一種骨骼肌質量和功能隨著年齡的增長而逐漸喪失的病徵。在臨床上，肌少症被認為是老年病的一部分，近年有跡象顯示肌力衰退有年輕化的趨勢，但不管是因為老化、疾病、缺乏活動還是營養不良的因素，就運動生理及運動訓練學的觀點，骨骼肌質量及肌肉力量是可以鍛鍊

的，不管在生命週期中任何一個時間段開始訓練都有可逆的效果，即使已經步入老年。因此及時開始訓練即可大大提升日常生活活動功能，預防傷害，進而增進生活品質。

根據 1984 至 2015 年的系統性文獻回顧及整合分析之研究結果顯示，維持 50-53 週（近乎一年），而強度 70-79% 1RM 的阻力訓練對老人肌肉力量的增進會有具顯著的改善效果。因此我們有必要反思目前台灣在老人延緩失能政策及方案實施現況中是否還有進步的空間，例如：一個方案只執行 12 週即更換其他方案，或是指導者對活動與運動的認知混淆等，若是運動指導者對於運動的觀念有誤，極有可能無法在預防及延緩肌少症上產生顯著成效。

有各種高齡據點實際教學經驗者一定知道，教學現場有著身體功能不一的長輩，因此很難有效率地實施所謂的「團體大班課」，除非你忽視那些跟不上或無法達成動作的長輩，但目前現行體制似乎以 15-30 人的大班課為多，因此可以想見對於肌少症的延緩與改善是有限的。目前國內有些銀髮健身俱樂部或運動工作室已經有開設小團體或個人課程，如此在肌少症的預防及延緩上應該較容易達到功效，但礙於費用較高，坊間還不甚普及，使用者付費觀念也未普遍於台灣高齡者之中。

另外，老人的能力分級對於課程編排很重要，臨床上絕對不是以生理年齡來分級，而是以功能性年齡來分級，舉例來說，70 歲中風預後的老人可能與 83 歲的亞健康老人在生活活動功能上相近，可以同班上課，如此可以達到更好的效果。

台灣社區高齡者有很高的比例認為「走路」就是運動，甚至於有些運動指導員對運動訓練原理或觀念認知模糊，會試圖以強度不足的方式或是以輕度身體活動的方式來進行，但無法設定強度及劑量的活動，其成效是有待商榷的。近年國民健康署推行 vivifrail（長者活力體能訓練），其中舉水瓶的部分，對於許多各級據點的健康老人絕對無法達到肌力增進的目的，因為其對肌肉無法造成有效刺激，然而 vivifrail 的設計本身並沒有錯，錯的是使用的對象，既然名為 frail 當然是針對衰弱老人而設計，若長輩非衰弱老人就算拿 1 公升水瓶也才 1 公斤的重量，無法對於肱二頭肌達到足夠的刺激，當然對於肌力增進的效果會非常有限，因此設計高齡者

的肌力與體能訓練絕不可能一招半式闖江湖，必須了解其對象並編定適用的運動課程。以目前衛生福利部國民健康署辦理的「預防及延緩失能服務方案」來說，其師資的培訓時間短，若師資本身不具相關學、術科基礎，僅靠數天的研習，要達延緩肌少症之效亦是緣木求魚；加上許多據點在 12 週課程結束後會更換師資或方案，即使原方案對肌少症延緩有效果也無法再持續，試想一個專業運動員都無法在 3 個月內快速提高肌力及體能，更何況亞健康的長輩們。

目前中央及地方政府的社福及長照政策提供了相當多的老人運動資源，民間健身業者也發展地頗具規模，若能妥善利用，對於高齡者的肌力一定能具有相當程度的改善效果，但若參與者不夠珍惜政府資源，或不願投入相關資源來進行運動訓練，如不願購置安全的運動鞋及衣物，甚至沒有使用者付費的觀念等，殊不知當身體功能低下而進入長期照顧時，所需的成本將更高昂，且要逆轉情勢所需付出的代價是更大。

一、身體活動與運動

近年來有一門新興學科名為「身體活動流行病學」（physical activity epidemiology），其探討身體活動（包含運動）對許多疾病的影響，如：中風、糖尿病、癌症、高血壓及血脂異常……等。其中更探討了久坐（sedentary）及坐式生活型態對健康的影響。因此我們可以把高齡者依生活型態區分為「坐式」或「動態」生活模式，每天走路當然比坐式生活型態好，但我們希望高齡者可以更積極的從事「運動」，當然身體活動囊括了所有的運動行為，但我們再聚焦一點，所謂的運動是一個有計畫性、組織性、可重複性並具目的性的作為，甚至必須以「訓練」來看待，畢竟延緩長者的肌少症刻不容緩，期望能在有計畫之下逐步改善高齡者的肌肉適能，如此才能有好的生活品質。

二、運動與訓練

根據 2018 年學者 Rejc 等人的研究，讓老人臥床休息 2 週，再進行 2 週的運動訓練，其結果仍無法讓老人恢復之前的肌肉質量與力量，由此可

知，若因任何因素讓老人不運動或臥病在床一段時間，其肌力的衰退是很快的，之後必須花更大的代價才能使其恢復原來的身體狀態，即使是年輕人也一樣。我們必須了解，人體因為運動訓練造成進步的效果是訓練刺激與身體適應的緣故，因此管控好刺激，也就是管理劑量反應（dose-response）才可有效率地幫助高齡者預防及延緩失能，逆轉肌少症，需以「訓練」來看待之，因此設計適當的運動處方或制定訓練計畫則是達到目的的唯一途徑。

三、國際權威單位對於老人的訓練建議

美國運動醫學學會（american college of sports medicine, ACSM）是運動醫學和運動科學的權威單位，其對於高齡者的阻力訓練建議是每週大於等於 2 次，其建議的漸進式負荷為初學者可用 40-50% 1-RM，之後則可增加到 60-80% 1-RM，另外美國運動醫學學會還建議了爆發力的訓練，以 6-10RM 的負荷做快速度的動作（Liguori & ACSM, 2022），如此可以較直接地刺激第二型肌肉纖維，這也是目前國內高齡相關運動方案課程較欠缺的部分。另外，美國國家體能協會（National Strength and Conditioning Association, NSCA）對於老人阻力訓練的原則如下：

1. 每週訓練 2-3 次。
2. 強度從 20-30% 的 1RM 漸進到 80% 1RM。
3. 須包含下肢的爆發力訓練。
4. 功能性動作的多元訓練（Fragala et al, 2019）。

由上述可知近幾年國際權威單位對於老人阻力訓練的趨勢與建議幾乎是雷同的，高齡者運動指導者宜參考遵循。

四、高齡者肌力訓練種類

（一）漸進式阻力訓練

阻力訓練被公認是在人類衰老過程保持肌肉功能的策略（Lopes et al., 2019），而漸進式阻力訓練（progressive resistance training, PRT）是老人預防及延緩肌少症的最佳訓練原則，或許給予較大重量的訓練是最終目

的，但為求高齡者對於刺激的適應以及避免受傷，運動指導員可依漸進式的原則給予目標團體或個案適合的運動處方，並妥善運用各式固定式及可攜式器材設備，以達到循序增進肌力的目的，研究發現漸進式阻力訓練不僅能改善肌力，對預防骨質流失也有良好的效果（O'Bryan et al., 2022）。

（二）爆發力訓練

高齡者的肌少症所造成的肌肉質量減少是以第二型肌肉纖維（快肌纖維）為主，這已是眾所周知的，這點對於老人運動課程設計者來說是不可忽略的，務必於高齡者的基礎肌力建立後，始可於課程中加入爆發力訓練這項元素。有研究調查了 12 週爆發式重阻力訓練（1 次最大重複次數的75-80%）對老年人（60-65 歲）和高齡（80-89 歲）女性社區居民的影響。這些研究結果表明，即使在 80 歲的健康女性中，爆發式重阻力訓練似乎是安全且耐受性良好的，並且在選定的生理變量中引發適應性神經肌肉變化，這些變量與老年人跌倒和失能的風險相關（Caserotti et al.,，2008），當然在課程設計上需要指導者的智慧，可從徒手動作開始漸至攜帶式或固定式器材的運用。

（三）血流阻斷訓練（blood flow restriction training, BFRT）

血流阻斷訓練是近幾年較熱議的訓練方法，所謂的傳統訓練最少需要將訓練強度漸進地提高到 6RM，如此才能較有效地產生增加肌力的效果，以及刺激到第二型肌肉纖維，但這需要一段基礎肌力的建立時間，甚至有人認為較大重量的訓練對於老人來說是較不安全的。而血流阻斷訓練（BFRT）可完美地解決這些憂慮，截至 2022 年已累積了不少實證研究，並有多篇統合分析（meta-analysis）的文章問世，證明了此法的正向效果。

血流阻斷訓練是利用壓力帶綁在肢體近心端，以限制流向遠心端的血流，此法所產生的生理壓力會類似於傳統大重量訓練時的狀態，因而只需使用低強度（1RM 的 20-30%）的訓練，即可達到類似於高強度訓練的效果（Fabero-Garrido et al., 2022）。另外肌肉組職在缺氧狀態下更能徵招第二型肌肉纖維參與肌肉收縮，對於肌少症的預防也更具針對性（Pope et al., 2013）。血流阻斷訓練也可用於膝關節炎的患者，除了可以增加股四

頭肌的質量外，還有改善疼痛的效果（Ferraz et al., 2018），其缺點就是只能用於四肢，軀幹無法使用此法來訓練。

（四）全身垂直震動訓練（whole body vibration, WBV）

垂直震動訓練被運用已約莫 20 年之久，起初用於運動員的輔助訓練之用，慢慢發展成高齡者的被動運動，但必須強調的是，倘若高齡者能主動運動就不要進行被動運動，除非已失能以致無法主動運動，否則全身垂直震動訓練只能作爲輔助訓練之用，但對於行動力很差的高齡者而言，全身垂直震動訓練不失爲延緩肌力喪失的好方法。

全身垂直震動訓練被學界及實務界關注了這麼多年，所累積的實證研究不少，但結果仍然不甚一致，2021 年的一篇整合分析（meta-analysis）研究認爲肌少症能透過阻力訓練及綜合訓練來改善，但全身垂直震動訓練效果是有限的（Lu et al., 2021）。但另一篇 2022 年的整合分析研究顯示，全身垂直震動訓練可以減輕膝關節炎的疼痛，並對膝伸肌力的提高有效果，但對平衡、步態速度等無效果（Qiu et al., 2022）。而 Jepsen 等人（2017）的整合分析研究則顯示，全身垂直震動訓練並無法增加骨質密度。另外，關於全身垂直震動訓練的振動頻率及方法上多年來也有許多差異，但幾乎所有的研究使用的振動頻率都在 20Hz-40Hz 之間，因此購買設備時須注意此要點。

（五）肌肉電刺激（electrical muscle stimulation, EMS）

肌肉電刺激近幾年隨著商業產品的問世，在健身界有些聲量，但始終都無法取代正規的肌力訓練，對於高齡者來說，其地位與全身垂直震動訓練很像，適用於無法進行一般阻力（重量）訓練的對象，如較衰弱的老人，肌肉電刺激可以激活大型快肌運動單元（motor unit），對於改善肌肉萎縮相關的疾病極具潛力（Moritani, 2021）。一篇 2020 年的整合分析研究，其納入了 63 篇研究，比較了傳統阻力訓練、全身垂直震動訓練及肌肉電刺激對老人的效果，其結果證實了傳統阻力訓練與全身垂直震動訓練的效果，但肌肉電刺激之效果仍有爭議（Šarabon et al., 2020）。但近年的研究發現，肌肉電刺激配合阻力訓練雙管齊下效果較佳，而且產

生顯著效果的時間短，介入四週即可在骨骼肌質量指數（SMI）、握力、五次坐立測試（FTSS）和定時起步測試（TUG）得到成效（Thapa et al., 2022）。因此肌肉電刺激可以視為一種輔助訓練之用，可增加較衰弱老人進行阻力訓練之效果。

（六）離心阻力訓練（eccentric resistance training）

近年來離心阻力訓練在老人的肌力訓練議題中較被熱議，主要是離心阻力訓練和肌肉向心收縮的訓練相比，對心臟的負荷較低，這是進行高齡者肌力訓練的利基，尤其是患有心血管疾病的老人，可以將風險降低（Gasser & Zosso, 2017），而一篇 2023 年的系統性文獻回顧研究也顯示此法是安全有效的，並建議醫師介紹給具心血管疾病的患者（Cvečka et al., 2023），且離心訓練後，第 II 型肌纖維似乎是優先增加的，其與肌少症損失的第 II 型肌纖維可以相對應（Douglas et al., 2017），只是在實施上，依據不同條件的高齡者所需運用的器材及動作尚需運動指導者費心設計，對於較衰弱的老人其實使用手動阻力即可達到效果，因此離心阻力訓練也是一個改善老人肌力的選擇之一。

五、小結

肌力衰退或肌少症的形成除了老化的因素外，坐式的生活型態也是加速形成的因子，肌少症除了會增加跌倒及骨折等風險外，重點是它雖然是一種進行性的骨骼肌疾病，但與一般人所認知的疾病不同，其沒有辦法以藥物快速有效治癒，必須尋求營養及肌力訓練來改善，因此預防的策略應該是在青年及成年初期盡可能地增加肌肉，並在中年時保持肌肉量，而在老年時儘量減少衰退才是（Cruz-Jentoft et al., 2019），但不管在任何一個生命期，最佳策略還是有計畫的進行肌力訓練及營養補充，建議銀髮產業相關從業人員應多吸收相關專業知識，以幫助廣大的高齡人口。

結語

長輩的體肌力衰退問題，可以藉由飲食營養調整或強化來改善，可以

依下列重點選擇適當食材來烹調：

1. 瘦肉和雞蛋：瘦肉（如雞胸肉、雞肉）、雞蛋等是優質的蛋白質來源，同時富含支鏈胺基酸，它們不僅提供必需的胺基酸，還含有其他營養素，如鐵和維生素 B。

2. 魚類：尤其是沙丁魚、鯖魚、鮭魚和鯡魚，是豐富的蛋白質和支鏈胺基酸的來源。此外，魚類也含有豐富的 Omega-3 脂肪酸，對肌肉健康極有助益。

3. 蛋白質飲品：蛋白質飲品是一種方便的補充方式，可以選擇含有高品質蛋白質（如乳清蛋白）的產品，能有助於增加肌肉力量，和促進肌肉損傷恢復。

4. 堅果和種子：堅果和種子（如杏仁、核桃、腰果、葵花籽、南瓜籽等）富含健康脂肪和纖維，還提供蛋白質。作為零食或添加到餐點中，它們能夠提供營養和能量。

5. 蛋白質豆類：一些豆類和豆類產品，如黑豆、紅豆、豆腐和豆漿，它們是素食者的重要蛋白質來源，可以幫助預防肌少症。

6. 優質乳製品：乳製品，如牛奶、乳酪。選擇低脂或無脂的乳製品，以避免多餘的飽和脂肪攝入。

7. 強筋壯骨以及補養脾胃類中藥：像是紅棗、枸杞、薑黃、當歸、肉蓯蓉、黃耆、人參、杜仲及山藥等。

參考文獻

王怡晶（2020）。國際質地調整食品分級介紹。護理雜誌，*67*(4), 24-32。

吳雅汝、周怡君、詹鼎正（2014）。文獻回顧—肌少症與衰弱症。內科學誌，*25*(3), 131-136。

劉東桓、吳佩青（2021）。中藥治療肌少症病例報告。醫學與健康期刊，*10*(1), 143-148。

劉潤平（2009）。紅棗的營養价值及其保健作用。中國食物與營養，*2009*(12), 50-52。

賴品融、張心寧、黃澤宏、葉沉杰（2018）。肌少症中醫藥之文獻回顧與治療展望。中醫藥雜誌，*29*(2), 1-27。

Abuajah, C. I., Ogbonna, A. C., & Osuji, C. M. (2015, May). Functional components and medicinal properties of food: a review. *J Food Sci Technol*, *52*(5), 2522-2529.

Borde, R., Hortoba'gyi, T., & Granacher, U. (2015). Dose-response relationships of resistance training in healthy old adults: A systematic review and meta-analysis. *Sports Medcine*, *45*, 1693-1720.

Caserotti, P., Aagaard, P., Larsen, J. B., & Puggaard, L. (2008). Explosive heavy-resistance training in old and very old adults: changes in rapid muscle force, strength and power. *Scandinavian Journal of Medicine & Science in Sports*, *18*(6), 773-782.

Cooper, C., Dere, W., Evans, W., Kanis, J. A., Rizzoli, R., Sayer, A. A., Sieber, C. C., Kaufman, J. M., Abellan van Kan, G., Boonen, S., Adachi, J., Mitlak, B., Tsouderos, Y., Rolland, Y., & Reginster, J. Y. (2012, Jul). Frailty and sarcopenia: definitions and outcome parameters. *Osteoporos Int*, *23*(7), 1839-1848.

Cruz-Jentoft, A. J., Bahat, G., Bauer J., Boirie Y., Bruyère, O., Cederholm, T., Cooper, C., Landi, F., Rolland, Y., Sayer, A. A., Schneider, S. M., Sieber, C. C., Topinkov, E., Vandewoude, M., Visser, M., & Zamboni, M. (2019). Sarcopenia: Revised European consensus on definition and diagnosis. *Age and Ageing*, *48*(4), 601.

Cvečka, J., Vajda, M., Novotna, A., Lofler, S., Hamar, D., & Krcmar, M. (2023). Benefits of eccentric training with emphasis on demands of daily living activities and feasibility in older adults: A literature review. *International Journal of Environmental Research and Public Health, 20*(4), 3172.

Dishman, R. K., Heath, G. W., Schmidt, M. D., & Lee, I. M. (2021). *Physical activity epidemiology* (3rd Edition). Human_Kinetics.

Douglas, J., Pearson, S., Ross, A., McGuigam, M. (2017). Chronic Adaptions to Eccentric Training: A Systematic Review. *Sports Medicine, 47*, 917-941.

Fabero-Garrido, Gragera-Vela, M., Corral, T. D., Izquierdo-García, J., Plaza-Manzano, G., & López-de-Uralde-Villanueva, I. (2022). Effects of low-load blood flow restriction resistance training on muscle strength and hypertrophy compared with traditional resistance training in healthy adults older than 60 years: Systematic review and meta-analysis. *Journal of Clinical Medicine, 11*(24), 7389.

Ferraz, R.B., Gualano, B., Rodrigues, R., Kurimori, C. O., Fuller, R., Lima, F. R., Sa-Pinto, A. L. D., Sa-Pinto, A. L., & Roschel, H. (2018). Benefits of resistance training with blood flow restriction in knee osteoarthritis. Medicine & Science in sports & exercise. *American College of Sports Medicine, 50*(5), 897-905.

Fragala, M. S., Cadore, E. L., Dorgo, S., Izquierdo, M., Kraemer, W., Peterson, M. D., & Ryan, E. D. (2019). Resistance training for older adults: Position statement from the National Strength and Conditioning Association. *The Journal of Strength and Conditioning Research, 33*(8), 2019-2052.

Gasser, B., & Zosso, M. (2017). Strength training in seniors: The knowledge of positive aspects of eccentric training in elderly is sparse. *Journal of Human Sport & Exercise, 12*(3). 659-667.

Hamidi, M. S., Gajic-Veljanoski, O., & Cheung, A. M. (2013, Oct-Dec). Vitamin K and bone health. *J Clin Densitom, 16*(4), 409-413.

Jepsen, D. B., Thomsen, K., Hansen, S., Jørgensen, N. R., Masud, T., & Ryg, J. (2017). Effect of whole-body vibration exercise in preventing falls and fractures: a systematic review and meta-analysis. *BMJ Open, 7*(12), e018342

Kaesler, N., Schurgers, L. J., & Floege, J. (2021, Nov). Vitamin K and cardiovascular complications in chronic kidney disease patients. *Kidney Int, 100*(5), 1023-1036.

Karpiński, M., Popko, J., Maresz, K., Badmaev, V., & Stohs, S. J. (2017, Jul). Roles of vitamins D and K, nutrition, and lifestyle in low-energy bone fractures in children and young adults. *J Am Coll Nutr, 36*(5), 399-412.

Liguori & ACSM (2022). *Acsm s guidelines for exercise testing and prescription* (11th ed.). Wolters Kluwer.

Lopes, K. G., Bottino, D. A., Farinatti, P., Coelho de Souza, M. G., Maranhao, P. A., Soares de Araujo, C. M., Bouskela, E., Lourenco, R. A., & Oliveira, R. B. (2019). Strength training with blood flow restriction - a novel therapeutic approach for older adults with sarcopenia? A case report. *Clinical Interventions in Aging, 14*, 1461-1469.

Lu, L., Mao, L., Feng, Y., Ainsworth, B.E., Liu, Y., & Chen, N. (2021). Effects of different exercise training modeson muscle strength and physical performance in older people with sarcopenia: a systematic review and meta-analysis. *BMC Geriatrics, 21*, 708.

Moritani, T. (2021). Electrical muscle stimulation: Application and potential role in aging society. *Journal of Electromyography and Kinesiology*, 61, 102598.

Myneni, V. D., & Mezey, E. (2017, Nov). Regulation of bone remodeling by vitamin K2. *Oral Dis, 23*(8), 1021-1028.

Myneni, V. D., & Mezey, E. (2018, Mar). Immunomodulatory effect of vitamin K2: Implications for bone health. *Oral Dis, 24*(1-2), 67-71.

O'Bryan, S. J., Giuliano, C., Woessner, M. N., Vogrin, S., Smith, C., Duque, G., & Levinger, I. (2022). Progressive resistance training for concomitant increases in muscle strength and bone mineral density in older adults: A systematic review and meta-analysis. *Sports Medcine, 52*, 1939-1960.

Pope, Z. K., Willardson, J. M., & Schoenfeld, B. J. (2013). Exercise and blood flow restriction. *Journal of Strength and Conditioning Research, 27*(10), 2914-2926.

Qiu, C. G., Chui, C. S., Chow, S. K. H., Cheung, W. H., & Wong, R. M. Y. (2022). Effects of whole-body vibration therapy on knee osteoarthritis: A systematic review and meta-analysis of randomized controlled trials. *Journal of Rehabilitation Medicine, 54*, 2032.

Rejc, E., Floreani, M., Taboga, P., Botter, A., Toniolo, L., Cancellara, L., Narici,

M., Simunic, B., Pisot, R., Biolo, G., Passaro, A., Rittweger, J., Reggiani, C., & Lazzer, S. (2018). Loss of maximal explosive power of lower limbs after 2 weeks of disuse and incomplete recovery after retraining in older adults. *The Journal of Physiology, 596*(4), 647-665.

Šarabon, N., Kozinc, Z., Lofler, S., & Hofer, C. (2020). Resistance exercise, electrical muscle stimulation, and whole-body vibration in older adults: Systematic review and meta-analysis of randomized controlled trials. *Journal of Clinical Medicine, 9*(9), 2902.

Thapa, N., Yang, J. G., Bae, S., Kim, G.M., Park, H.J., & Park, H. (2022). Effect of electrical muscle stimulation and resistance exercise intervention on physical and brain function in middle-aged and older women. *International Journal of Environmental Research and Public Health, 20*(1), 101.

第七章 減法照顧與復能訓練

楊忠一

第一節 減法照顧的觀念：照顧不是愈多愈好喔！

　　一直以來我們傳統的觀念常常是：如果有長輩生病失能，我們要給他盡量周全的照顧，以前的觀念常常是照顧愈多愈好。事實上，過多的照顧反而造成病患、失能者過度依賴，原本應該自己操作的基本生活功能都沒有自己做，這樣反而有礙於病情的恢復，加速失能長輩的退化。所以近年來，「減法照顧」的觀念應運而生。

　　近年來日本開始推行「自立支援」，自立二字顧名思義就是盡量讓長輩自己做，而支援二字就代表照顧者的幫忙。這個詞的意思就是要提醒照顧者，我們所提供的照顧，目標是期待長輩最後能夠盡量自立，而不是愈照顧愈退化最後臥床。這樣的觀念換句話說就是「個案功能最大發揮原則」，應該讓個案發揮最大的自立，而我們提供最少的支援，正是所謂「減法照顧」，照顧並不是愈多愈好。

第二節 復「能」與復「健」差一字差很多

　　相信大家對復健這兩個字都不陌生，開刀手術後要做復健，中風以後要做復健……，筆者也曾經是醫院復健科的物理治療師，也常被病人稱作復健師……。

　　民國 107 年開始推動的長照 2.0 其中有一項服務是居家復能，就是由物理治療師或是職能治療師到家中的專業服務。許多人可能會有疑問：不就是居家復健嗎？為什麼會改叫居家復能呢？事實上，這兩個名稱在本質上是有很大的不同喔！

　　復健二字翻譯自英文 Re-habilitation，顧名思義是指藉由一些方法讓

病患再一次健康起來，大約在 20 世紀初第一次世界大戰期間開始廣泛運用。世界衛生組織 2015 年提出的全球老化與健康報告（World Report on Health and Aging）強調老化導致人的「內在能力」（intrinsic capacity）可能受損或下降，對於日常生活功能需要協助的長者，除了提升個案的內在能力外，也需藉由提供各種策略維持或促進其「功能性能力」（functional ability），如下圖（衛生福利部，2022）。

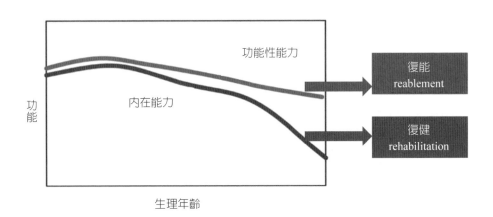

圖 7-1　功能性能力及內在能力隨年齡增長之變化（World Health Organization, 2015）

　　我們可以把「內在能力」想成是身體的各項指標，比如說：肌力、關節活動度、平衡能力等等。復健就是藉由各種醫療手段，來改善訓練這些內在能力的指標。舉例說：我們給病人重量訓練，來增加他的肌肉力量；幫病人拉筋，增加他的關節角度；用平衡板訓練病人的平衡能力等。等到這些肌力、關節角度、平衡能力……都進步了以後，病人自然就可以自己走路、上廁所、穿衣服、爬樓梯等等，這種想法就是以往的復健觀念。

　　復能（re-ablement）的觀念則有所不同，強調的是即使內在能力的各項指標都沒辦法進步，但是藉由各種「策略」，一樣可以一定程度的提升個案的「功能性能力」。這就像是說，即使病患的病情沒有好轉，無法恢復力氣等，但是我們用了一些巧妙的策略，還是讓他可以自己走路、上廁

所、穿衣服、爬樓梯……。所以對於復能來說，有一個好的策略可以讓不可能變為可能，讓原本個案認為自己做不到的事情，竟然就做成了！

　　所以一個好的策略對於復能至關重要，策略可能只是一種方法技巧，也可能需要運用實體的輔具。復能的策略經常是一種最省力、最容易執行、最通用的方法，也可能需要搭配使用最合適的輔具。正因為如此，復能的策略在一定範圍的情況下，專業人員應該可以發展出該活動的最有效策略。

第三節　必學！簡單 2 個檢查，推測是否可能站走

　　站立行走是一個人非常重要的功能，更是一項很基本的運動，若是長期無法站立行走，我們的下肢關節會開始攣縮、腿伸不直，肌肉無力退化，一站起就因姿勢性低血壓而頭暈，心肺功能下降，甚至皮膚產生壓瘡……，長時間整天不活動，不但對病情沒有幫助，更進一步地造成失用性退化。

　　一般家人總以為生病了就要多休息、體力不夠就坐輪椅才不會跌倒。在臨床經驗中，常常發現其實個案已經可以起來站立、行走，但是因為休息太久了，周邊的照顧者甚至個案自己都以為已經沒辦法走路了，這個時候如何快速判斷一個人是否可能站立行走至關重要。能夠站立行走的個案就必須起來站、起來走，不能長時間躺床上、坐輪椅，才不會造成個案的失用性退化。

一、坐姿軀幹平衡＋下肢關節活動度是關鍵

　　從生物力學上可以了解，站立走路的過程，需要身體的平衡控制能力，而我們走路下肢承重時，膝蓋總是接近伸直，這樣可以依賴骨關節的結構支撐，肌肉就不太需要用力。因此走路其實是非常高效能的活動，並不需要非常強的肌肉力量。

專業建議先檢查個案是否具備坐姿軀幹平衡能力，以及下肢關節角度是否正常，若是病患上述 2 個檢查都通過，那就很有可能可以站立、行走。此測試也在美國護理協會得到推行，設計為 The Bedside Mobility Assessment Tool 2.0 (BMAT 2.0)，簡稱 BMAT 2.0，評估工具供護理人員臨床使用，以保持患者的體力並降低與臥床休息相關的風險。

實際測試之操作過程請掃描 QR Code 觀看影片：

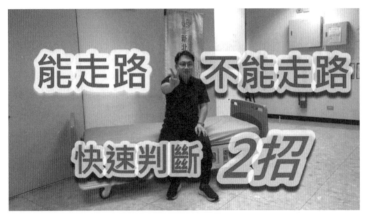

二、沒辦法站起來，原來有絕招

既然個案通過了上面 2 個關鍵測驗，坐姿軀幹可以維持平衡，又有不錯的下肢關節活動度，但是如果沒有正確方法引導，許多個案還是站不起來！在復能的臨床經驗中真的觀察到非常多這樣的錯誤，其實這是因為照顧者協助虛弱的人站起來的時候，總是想著向上提，其實更重要的反而是向「前」引導。

（一）站不起來？原來是不夠往「前」

卡通一休和尚 106 集〈誰是大力士〉中，一休和尚發揮機智與大力士比力氣，只用了一隻手指就讓大力士站不起來。他的祕訣就是，人想要站起來身體必須先低頭向前，而一休的手指擋住大力士的額頭不讓他向前，所以自然大力士就站不起來了呢！這部分正是許多照顧者常見的錯誤。

　　長輩想要站起來可能需要扶持拐杖或是助行器、欄杆等等，我們協助的時候，要讓這些輔具向「前」一些，讓長輩可以順利的把身體重心向「前」，這個非常重要。你自己可以簡單做個實驗，如果助行器太靠近，你會發現其實非常非常難站起來喔！而最好站起來的助行器握把距離，比一般人的直覺遠很多，常常是雙手完全伸直的前方甚至更遠，因此沒有足夠向前的空間，長輩會非常難以站起，就以為自己是因為病得很嚴重才站不起來，對長輩的信心更是一大打擊。

（二）腳要向後收，誘發正支持反射

　　站起來的時候腳的位置也非常重要，腳應該稍微往後收，這樣身體向前的時候，重量會自然帶到腳上，這樣會誘發下肢的產生正支持反射（positive supporting reflex），此反射會誘發下肢自然發力站起；相反的，你也可以試試看，腳如果太往前，即使你上半身已經盡量向前了，也還是站不起來。

　　正支持反射與生俱來，正常的嬰兒在 3 個月左右，醫師在做發展篩檢時就會直立抱著嬰兒，再讓嬰兒腳掌的前端經觸到診療檯面，這時嬰兒因為腳掌的前端受到自身體重的刺激，就會誘發出正支持反射讓下肢用力支撐，看起來就像是嬰兒被醫師抱著在跳。

　　了解了站立的人體力學原理之後，我們協助失能長輩站起的時候，應該用移位腰帶以策安全，而協助的方式不是把移位腰帶直直向上拉，而是引導長輩的身體向前，讓身體的重心轉移到腳掌上，所以向前的引導比向上拉的力量更重要，才能誘發出長輩下肢用力。確實向前引導後，如果長輩的力氣真的不夠，我們才協助向上拉幫忙一點力量，如果發現長輩真的站不起來，那就不要勉強。

　　關於站起方式的說明，請掃描 QR Code 觀看以下影片：

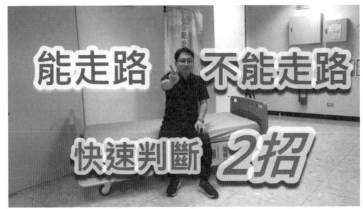

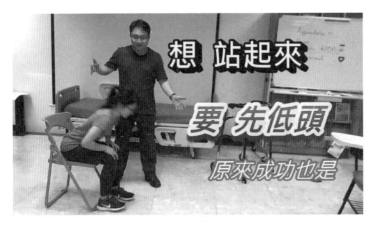

（三）床椅移位無敵技巧

　　既然已經知道最有效讓人站起來的方法，就是要有讓上半身向前，腳要向後收讓體重落在腳掌上誘發正支持反射，這個策略要怎麼運用在床與輪椅之間的移位呢？

　　一般照顧者的直覺都是在長輩的正前方協助，這樣雖然照顧者自己比較好施力，但是反而阻擋了病患向前，讓病患更難站起。所以只要是有站起能力的個案，照顧者應該站在側面協助，並且使用移位腰帶以策安全。也要鼓勵病患雙腳後收，身體盡量向前，移位到輪椅時記得要讓病人的手扶在「遠端」的輪椅扶手上，這樣身體才會更向前，站起後的移動更簡

單，過程中也不必再調整手扶的位置，大大減少了移位的難度。如果是中風偏癱病患，要記得「移位往好邊」，這樣好邊的肢體才會更方便用力協助。

　　關於床椅移位的說明，請掃描 QR Code 觀看以下影片：

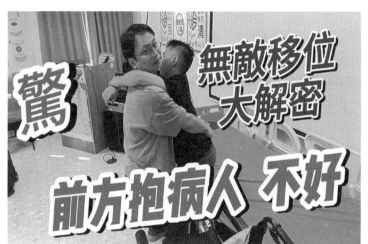

第四節　沒辦法走路！原來用錯助行器

　　許多人錯誤的觀念以為無輪助行器比較安全，其實並非如此。使用無輪助行器行走時每一步都要把助行器「抬起來」才能向前，如果忘了抬起直接向前還會有翻倒的危險。許多長輩就是因為沒辦法抬起助行器，就被認定沒辦法走路，只能先練站，但是站著不動其實很無聊，也更容易引起姿勢性低血壓，進一步讓長輩誤以為自己病得很重、體力很差。

　　能走就要走，走路是全身的運動，下肢交替著支撐全身體重，可以避免下肢關節僵硬攣縮。常言道「腳是人類的第二個心臟」所言非虛，走路時下肢活動的肌肉帶動血液循環幫助血液回流。日常經驗中，站著完全不動反而更會頭暈，緩步地走來走去反而覺得更輕鬆，就是這個原理。

一、前輪型助行器　自動煞車、不會翻、免抬起

　　現在推廣前輪型助行器，後方則無輪作為煞車（下圖），這樣的設置反而讓助行器更安全，即使不抬起來前推也不會翻倒，因為不用抬起，帶輪助行器可以更符合慣性、更流暢、不中斷的行走步態，讓行走更輕鬆、更簡單，對平衡的衝擊也更少。因為免除了搬抬助行器的重量，對於許多腰部、手部疼痛，或是手術後的病患更是非常有幫助。

　　正確的使用帶輪助行器，讓許多原本以為沒辦法走路、只能練站的長輩能夠在照顧者的協助下練習行走。前輪後煞車的設計讓照顧者更容易協助操控，照顧者輕推就能協助長輩向前，輕壓阻擋就能幫助長輩煞車，實在是行走訓練的一大利器。

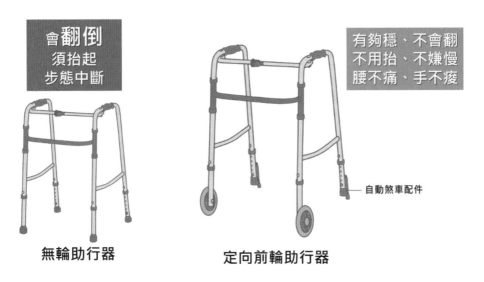

會翻倒
須抬起
步態中斷

有夠穩、不會翻
不用抬、不嫌慢
腰不痛、手不痠

自動煞車配件

無輪助行器　　　　　　定向前輪助行器

　　關於助行器加輪子的說明，請掃描 QR Code 觀看以下影片：

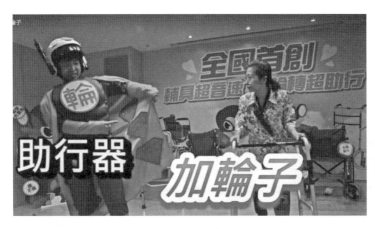

二、四輪型助步車　要能自己煞車

　　若是長輩走路的情況還不錯，雙手能夠控制握把煞車，那也能嘗試使用四輪型助步車（下圖）。四輪型助步車裝配 4 個輪子而且前輪可以轉向的配置更靈活，因此長輩平衡能力要更好，也需要長輩能自行操控煞車。四輪型助步車多裝配有休憩座椅、置物籃，方便較長距離行走後可以隨時坐下休息，亦可充當購物車及放置隨身物品。

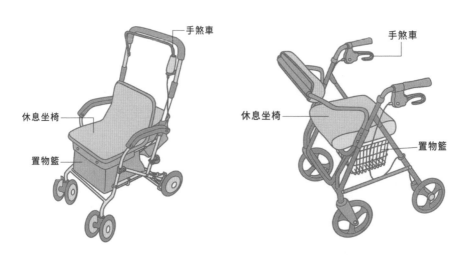

助步車　可走、可坐、可購物

三、後拉座椅型助行器　不怕你軟腳

　　若是長輩雙腳承重能力不足，走路可能會隨時「軟腳」，也能使用後拉座椅型助步車（下圖），因為後拉又附帶座椅的設計，行走過程隨時可以支撐體重避免跌倒。又因為後拉的設計，結構體都在後方，前方不受阻擋，使用者可以方便與面前的人互動、購物。也因為座墊的支撐與骨盆帶的協助，乘坐者即使放手也不會跌倒，所以後拉座椅型助步車也是讓病患練習放手走的好輔具。

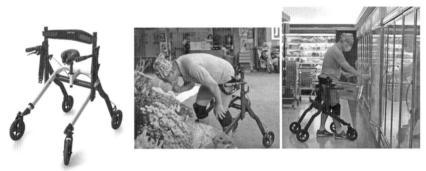

後拉座椅型助步車　不阻擋、可放手

四、步態訓練器　全身懸吊最安全

　　如果長輩能力真的很差，站走時連上半身都需要支撐協助，那就需要使用全身支撐懸吊的步態訓練器（下圖）。要不然只依靠照顧者人力的協助是不夠的，不但不安全而且拉扯過程也會讓長輩受傷，照顧者更會因為過度用力協助，而產生骨骼肌肉系統的工作傷害。

　　使用正確的助行輔具真的非常重要，以往一般照顧者只知道給長輩用無輪助行器，家人在旁扶持協助，若這樣長輩還是難以行走，大家就只能接受這個事實，長輩從此開始長時間坐輪椅，久坐退化然後臥床。

　　而減法照護與復能的觀念不同，我們可以提供帶輪的助行器，長輩因為不用抬起助行器，就可以更輕鬆地推著向前走。如果這樣還是有困難，那就更進一步使用後拉座椅型助步車，不用怕長輩軟腳。若這樣還是太困

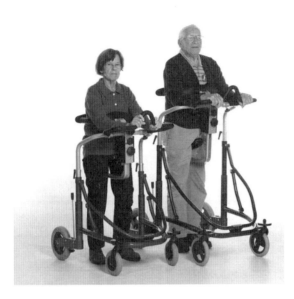

步態訓練器　全身懸吊最安全

難，長輩上半身都還不夠穩，就再更進一步使用全身懸吊的步態訓練器協助。總之，依不同的能力，提供長輩恰到好處的步行輔具協助，讓長輩能夠走起來。因為人只要一開始沒有走路，短時間內下肢關節就會開始攣縮伸不直，全身虛弱無力，一站起就頭暈（姿勢性低血壓），心肺耐力下降。

　　所以絕對不要過早就斷定長輩「不能走」！因為這樣對長輩的信心是一大打擊，而且造成所有周邊的照顧者都會啟動「不能走照顧模式」，那就是整天不是臥床就是坐輪椅。

第五節　腦中風走路，你不知道的事

一、中風走路，好腳跨大步更重要

　　因為大腦分為左右兩個半球，右腦管理左邊肢體，左腦管理右邊肢體，所以一般腦中風時常造成病患單側肢體偏癱，練習走路時常會用健側的手使用四腳手杖。常可以見到中風病患在走路時特別用力在「患側腳用

力向前踢」、「患側腳用力向上抬」，周遭的家人或照顧者也會因此鼓勵病患，加油！進步很多呢！中風那隻腳「愈來愈有力氣了」。其實這樣的想法反而是錯誤的！為什麼呢？

其實人類在走路的過程雙腳並不需要「抬高」，想想我們平常走路的過程，雙腳交替經歷著擺盪期（不踩地面）與承重期（踩踏地面，且須支撐全身體重）。擺盪期的腳反而應該放輕鬆，就像單擺一樣向前擺盪；承重期才是負責支撐全身體重、保持平衡，甚至向前推進的時候。

一般中風病患與家屬常只著重於患側下肢有沒有力氣抬高，這樣反而忽略了患側下肢承重的訓練，而且患側下肢刻意用力抬高，只會誘發不必要的張力與協同動作。其實換個角度觀察，就會發現其實健側下肢反而更沒有跨向前，這是因為患側下肢支撐、平衡能力不夠，所以健側下肢不敢離地太久，才造成健側腳跨不出去啊！

所以專業人員會鼓勵中風患者也要注意「好腳跨大步」，因為好腳跨大步意味著患側下肢承重久一點，這樣其實更能訓練壞腳呢！臨床經驗中常常發現許多中風患者不知道這一個重點，好腳都沒跨大步，好腳沒有跨步超過壞腳，但是經過提醒以及一段時間的訓練以後，行走步態大大改善，速度也加快近 2 倍，而且因為好腳跨超過，中風壞腳就在後面，反而更輕鬆地向前擺盪，整體行走的效率更是大大提升。

二、踝足支架：內外翻、垂足走路好幫手

也有一些中風患者因為垂足，走路時腳掌無法翹起，為了避免走路時患側腳絆到地面，所以必須特別用力把腳抬高，這樣會造成錯誤用力，引發不必要的張力，降低行走效率。這樣的情況，踝足支架就派上了用場。

踝足支架可以協助腳踝控制，避免擺盪期的垂足現象。踝足支架也可以改善患側腳在承重時期過度內翻或外翻，或是承重時墊腳尖。此外，下肢承重時踝關節的控制能力，也會直接影響膝關節的動作表現，比方說承重時若踝關節無力維持約直角 90 度，膝關節就會連帶彎曲；相反地，若用踝足支架協助支撐踝關節在約 90 度位置，膝關節就會更容易伸直；或是有些病患在承重期膝關節會過度後頂（back knee），若能利用踝足支架

控制，不讓踝關節超過 90 度，就能一定程度控制膝關節過度後頂。這樣的生物力學原理，讓踝足支架成為行走協助的利器。

三、雙手對稱使用助行器，效果好

中風患側手偏癱，一般人常常直覺使用四腳枴杖，所以也常俗稱為中風拐。但四腳枴杖因為是健側手單邊使用，容易造成病患的不平衡、不協調，也更容易造成中風那一側的手走路時就只是放鬆懸在旁邊，而廢用性退化，甚至肩關節脫位。

所以近來開始推廣若是患側手還有一定程度的控制能力，就應該使用帶輪的助行器。因為雙手同時使用帶輪助行器，更容易建立中風病患兩側平衡的本體感覺與動作。另外，帶輪助行器底面積更大所以更穩，行走跨步時還不用抬起來，更容易讓患者提早達成流暢勻速步態，大大提升中風患者行走的效率。

若是患側手的控制能力不足，也能使用具備前臂支撐的助步車（下圖）。前臂支撐平台的設計，讓即使患側無法抓握的病患，也能使用前臂來倚靠支撐。連桿式煞車的設計，更是只要一隻手可以控制煞車，而能安全使用。

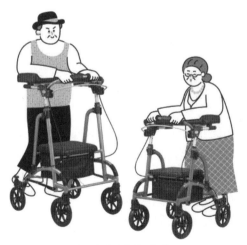

前臂支撐助步車
走路更平衡、更對稱

關於中風行走訓練的重點說明，請掃描 QR Code 觀看以下影片：

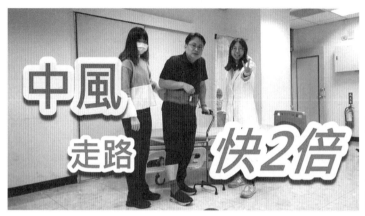

第六節　爬樓梯密技

一、爬樓梯　好腳先上，壞腳先下

常會聽到一般人說：沒辦法爬樓梯啦！壞腳都抬不起來，一階都跨不上去，怎麼爬樓梯？事實上，這就表示你還不知道爬樓梯的終極密技，有一個已經翻譯成世界各國語言的口訣，那就是「好腳上天堂，壞腳下地獄」。原來是上樓梯要好腳先上（天堂），下樓梯則是壞腳先下（地獄），為什麼呢？

上樓梯要好腳先上，這是因為上樓梯時先上去的那隻腳比較困難，先要做出抬高跨階的動作，然後用力把全身的體重向上抬升一階。這部分要全讓好腳做，壞腳其實很輕鬆，只要支撐身體不要軟腳就可以，這個方法能大大降低上樓梯的難度。

下樓梯則是壞腳先下，這是因為先下樓的那隻腳比較簡單，只要能支撐體重即可。反而是上面腳的肌肉要負責離心收縮，緩慢的收力讓全身的體重下一層階梯。

二、樓梯扶手在患側　　上樓梯螃蟹走

　　長輩爬樓梯扶手非常重要，穩穩抓握扶手才能確保爬樓梯的安全，一般房屋樓梯的配置多半只有單邊有扶手，若是扶手剛好在中風的患側邊，該怎麼辦呢？

　　這時要注意的是，對於平衡不好的個案，上下樓梯只是使用拐杖是不夠安全的，一定要抓握扶手。其實，上樓梯時只要側身面向扶手，那好手一樣可以抓握扶手，上樓梯的過程就像螃蟹一樣橫著走。

　　樓梯扶手在患側邊時，上樓梯螃蟹走真的是非常重要的方法，甚至有些中風長輩比較後還發現，反而螃蟹走還比正面上樓梯更容易，這應該是因為螃蟹走時身體可以整個倚靠在扶手上，提供了更多的協助

三、樓梯扶手在患側　　下樓梯螃蟹走或倒退走

　　有了上樓梯螃蟹走的經驗，下樓梯時如果扶手在患側邊要怎麼辦？如果你也試著側身螃蟹走就會發現，雖然手可以抓握扶手，身體也能依靠，但是因為側身走的關係只能好腳先下，而根據前述下樓梯的動作分析可得知，下樓梯應該壞腳先下比較容易。但是，許多人下樓梯螃蟹走還是沒問題的，應該是因為手可以抓握扶手，身體也能依靠降低了難度的緣故。

　　下樓梯其實還有一個方法，那就是倒退走。倒退下樓梯時，扶手就會換到另一側，馬上解決無扶手可扶的問題。但是長輩倒退走看不到後面，會沒有安全感，照顧者就可以在長輩的後方給與協助與保護。

四、使用移位腰帶、一手腰帶一手扶手、站在側後方保護

　　長輩如果爬樓梯有安全考量，照顧者應使用移位腰帶保護才安全，移位腰帶提供一個好的提把，而且位置在人體的重心位置，以確保安全。

　　因為協助者自己也站在樓梯上，不像在平地上穩定，建議應該一手抓著長輩身上的腰帶，另一手抓著樓梯的扶手。這樣需要用力拉住長輩時，藉由扶手提供穩定支撐，才不會連自己都站不穩一起跌下樓梯。

　　協助者站的位置也很重要，不管是上樓梯還是下樓梯，都應該站在長輩側後方。這是因為當長輩軟腳時，照顧者可以即時拉住移位腰帶向前

靠，利用自己的身體給長輩的臀部提供支撐。

五、搭肩膀　可以幫大忙

如果長輩能力比較差，需要我們提供更多的協助，還有一種方式就是搭肩膀協助。長輩一隻手已經抓握樓梯扶手用力，另一手則搭在照顧者的肩上。一般人的直覺常會用自己的手去扶長輩的手，因為手之上肢的末端，以槓桿原理來說力臂較長，所以不管是長輩還是照顧者都很難有效施力；搭肩膀就不一樣，都用彼此肢體的近端去用力，自然可以更輕鬆地達到協助的效果。

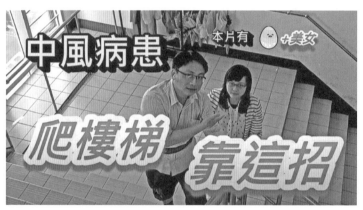

第七節　翻身坐起原來有一指神功

在床上翻身起身對一般人來說是再簡單不過的事，但是失能的長輩常常會連起床都沒辦法。能夠坐起在床邊非常重要，坐起來後才有辦法開始站起走路，或是移位到輪椅。如果連床邊坐起都有困難，自己和家人就會覺得真的病得很嚴重，已經病到都長期臥床了！對長輩的自信更是莫大的打擊。

一、先彎腳，翻身超輕鬆

　　一般而言，正常人在睡眠期間會多次改變睡姿和身體的位置，這是一種自然的反應，有助於緩解壓力和減少身體部位長時間受壓的情況。根據研究，平均而言，一個人在睡眠中每小時會翻身改換姿勢數次是再輕鬆自然不過的動作。若是長輩因為失能，翻身困難甚至沒辦法自行翻身，不但影響睡眠品質，長期壓迫的皮膚也會產生壓瘡。

　　一般人的身體狀況很好，而翻身又太簡單，所以隨便你怎翻身都翻得過去。生活中愈是這種簡單直覺的活動，一遇到生病突然就不知道怎做了！

　　翻身最輕鬆的方式應該要先彎曲對側腳（翻身向右彎曲左腳，翻身向左彎曲右腳），這樣彎曲的腳可以向下踩踏床面用力，有了腳的幫忙很輕鬆就能翻身。很多人錯誤的把對側腳交叉跨過另一隻腳，直覺上好像對側身體很努力的想「翻過去」。事實上，少了腳的助力，這樣更難翻身。

　　如果彎了對側腳力氣還是不夠，那就彎曲兩隻腳，還是一樣對側腳向下用力，另一隻彎曲的腳則是作為重量（雙腳都用力就變成抬屁股），雙手也可以互握，向天花板伸直，這樣靠手腳的重量就能幫助翻身。

二、坐起來，原來可以免腰力

　　很多人以為，長輩沒辦法在床上坐起來，是因為腰沒力。這是因為我們的方法通常是像做仰臥起坐，那當然就需要腰力。

　　復能其實有更省力的方法！那就是要先翻身面向床緣，然後「雙腳先下床」，這樣雙腳的重量就可以幫助上半身側面坐起，雙手則支撐床面施力，下面的手用手肘支撐，上面的手用手掌支撐。有些病患可能因為身體兩側力量不同，或是疼痛部位的緣故，可能會從其中一側起床較容易，建議調整家中床位。

　　關於翻身坐起的重點說明，請掃描 QR Code 觀看以下影片：

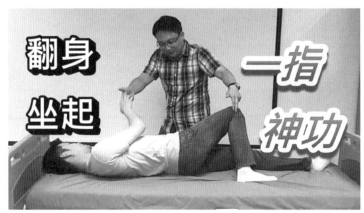

三、真的沒辦法坐起，還有電動床來幫忙

　　如果用了上述的方法還是無法自己坐起，建議使用電動照顧床。只要長輩按壓啟動開關，床面就會電動協助坐起。特別要注意的是，只有床頭搖高常常會造成病患下滑的情況。

　　更詳細的觀察病床結構會發現，其實病床有 4 片床片，從頭數來第一片是上半身，第 2 片是骨盆，第三片是大腿，第 4 片是小腿。為了阻擋病人下滑，病床特別設計下半身的部分會隆起成為一個山形，這個功能應該妥善利用。

　　躺在床上的時候，骨盆應該在病床的第二片上，病床升高坐起之前，建議先把下半身的床片升高成為山形，先做一個阻擋，之後再把上半身床片升高坐起，這樣病患才不會下滑。這個觀念在照顧重度失能，沒辦法自己移動身體的長輩時非常重要，不但可以預防下滑，還有助於讓已經下滑的病患向上移動歸位。下半身床片先升高，已經下滑的病患的骨盆就會在隆起處的高點，這時因為有地心引力的協助，照顧者只要用少許的力量就可以協助病患向上歸位，如果有移位滑布降低摩擦力，甚至可以完全不用出力。

　　關於病床搖高步驟的重點說明，請掃描 QR Code 觀看以下影片：

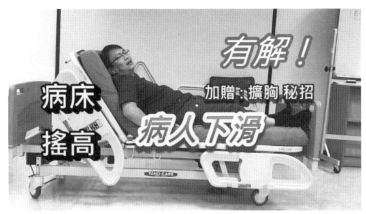

第八節　自己推輪椅，安全又有趣

　　當長輩開始走路不穩容易跌倒，一般照顧者就會很擔心他起來行走，這時就只能盡量讓長輩坐輪椅。我們都知道這樣子很不好，但是長輩起來行走必須有一對一的照顧者，隨時陪伴在旁安全介護。但是現況沒有足夠的人力，怎麼辦？

　　本章節前面有提到，可以使用步態訓練器或是有座椅的助步車等等，提供支撐更多、保護更完備的步行輔具。但這一類輔具價格較為昂貴，體積也比較大，常常不適合用於居家的環境，那怎麼辦呢？

　　還有一個折衷的做法，那就是鼓勵長輩自己推輪椅。推輪椅移動雖不如走路具有很好的訓練效果，但是，至少推輪椅可以讓長輩在室內自由移動，想到哪裡就到哪裡，這對長輩的認知與感覺刺激有非常重大的意義。試想如果生活上所有的移動都要靠他人，自己只能整天坐在輪椅上等人家來推，是個多麼可怕的情境啊！

一、雙手控制輪椅　靠直覺做就對了

　　坐在輪椅上雙手控制輪椅，其實是非常直觀、簡單甚至有趣的事情，一個從來沒有推過輪椅的人，甚至是孩童，只要一坐上輪椅，幾乎 5 分鐘

以內就可以輕鬆上手。所以推輪椅一點也不難，只要花點時間鼓勵長輩，讓他努力嘗試，慢慢的就會看到明顯的進步。

二、中風病人　原來可以單手單腳推輪椅

有些狀況是因為中風單側偏癱，只有一隻手一隻腳可以控制，很多人以為沒有雙手就沒辦法控制輪椅，輪椅會原地轉圈。事實上只要還有單手單腳或是兩隻腳，也都可以自由的控制輪椅前進、後退、轉彎等各種方向。最常被忽略的就是中風單手單腳推輪椅的技巧，健側的手負責推動輪子，落地的腳這負責轉彎，這是非常有用的策略。當然，這個時候要注意輪椅座面高度不能太高，要讓長輩的腳能夠輕鬆落地，才好控制方向。如果座面沒有高出很多，也可以讓長輩穿比較厚的鞋子，一樣可以讓腳落地控制方向。

關於中風長輩單手單腳推輪椅的重點說明，請掃描 QR Code 觀看以下影片：

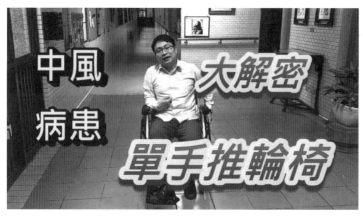

第九節　穿脫衣褲有祕訣

如果長輩沒辦法自行穿脫衣褲，常見的情況是，長輩單側的肢體因為

受傷、關節炎等因素疼痛不敢動，或是關節僵硬活動度受限，造成穿脫衣褲困難；或是腦中風偏癱，導致單側肢體無力操作。

在訓練穿脫衣褲之前，我們要先評估長輩是否有可能自行穿脫衣褲。首先，至少要有一隻手可以靈活操作穿脫的過程；軀幹也要能夠維持平衡，在穿脫衣服時，身體至少能夠略為離開椅背；穿脫褲子時，至少單邊的臀部能夠略微離開椅面。

一、穿脫衣褲，先穿壞邊，先脫好邊

穿脫衣褲有一個非常有名的口訣，那就是「先穿患側，先脫健側」。原理是這樣患側最不需要活動角度。

實際操作就會發現，在穿衣服時，先穿上的肢體可以輕鬆套上，明顯比較簡單，而後穿的肢體就沒那麼容易了！這是因為衣褲的空間已經先被另一邊占用，所以後穿的肢體必須要付出比較大的力氣、比較大的動作去對準、調整衣褲。脫衣褲則相反，先脫的肢體因為衣褲的空間正在被另一邊肢體占用，所以要付出比較大的力氣與動作。所以反而是先脫衣褲比較困難，後脫衣褲比較簡單。比較難的給好邊做，比較簡單的則讓給壞邊來完成，這就是穿脫衣褲技巧的訣竅。

二、搆不著，穿褲／襪器幫你延長

有些長輩因為下肢關節或腰椎太僵硬，導致手無法碰觸到腳的末端，這樣穿著下半身衣物就會遇到困難，而需要使用穿褲／襪器協助（下圖）。穿褲／襪器其實就是手的延長器，把褲／襪先套上，藉由輔助器的延伸就能到達腳的末端，腳穿過後再順勢拉起，就能順利穿好下半身衣物。

選擇不要太難穿的衣褲也是重點，衣褲應適當寬鬆，不要有細小鈕扣，盡量不需要打繩結或能事先打好，如果長輩拉鍊末端互扣有困難，就不要完全拆開。

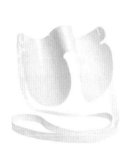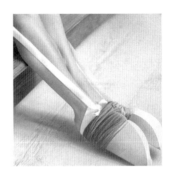

穿褲（雙腳）協助器

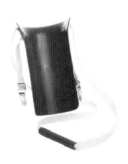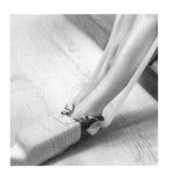

穿襪（單腳）協助器

第十節　進食，比想像簡單

　　許多照顧者會認為，因為長輩生病了所以要盡量餵長輩吃飯，幫他補充養分。事實上，自己進食的過程會訓練手、眼、口的動作協調，是一種很好的日常訓練。也會運用到腦力，預防失智與退化。所以，只要長輩的能力可以自己進食，應該盡量讓他自行使用餐具用餐。

一、一手不行用另一手，盡量自己吃就對了

　　腦中風是最常造成手部失能而無法自行用餐的疾病。但是要注意，腦

中風主要是單側肢體受到影響，所以另外一側其實還是可以自行用餐。

　　進食復能的觀念是，本來習慣使用筷子，如果真的用不了，就改用更簡單的湯匙和叉子；原本的慣用手沒辦法，就訓練非慣用手，總之盡量自己進食就對了。

二、進食輔具的運用

　　常見問題是因為控制能力差，舀取食物常會散落桌面，這個時候一件大型圍巾就非常重要，讓掉落的食物更方便清潔。也建議使用有特殊邊緣的碗盤，湯匙在舀取時順著這個邊緣，食物就會順勢掉落在湯匙上，大大減少掉落在桌面的情況（下圖）。

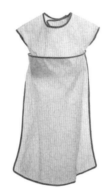
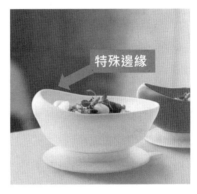

大型圍巾方便清潔　　　　**特殊邊緣設計避免食物掉落**

　　如果長輩的手沒有辦法握緊湯匙，則可以加大握柄，甚至搭配使用固定帶；如果舀取或是送入口的過程，手腕不太方便調整角度，這類的輔具也可以依照需求彎折調整；有些狀況下，餐具反而需要重一點，讓使用者有更強的感覺回饋，而能控制得更好，因此可以安裝砝碼來加重（下圖）。

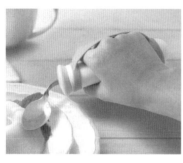 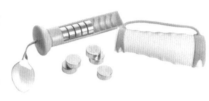

大握柄 + 固定帶 + 可彎折餐具　　　可適當加重提供感覺回饋

　　總之盡量讓長輩自己用餐就對了，壞手不行用好手，吃的不太好，就用特殊的餐具輔助。方法用盡了都不行才由照顧者餵食，這樣才是減法照顧與復能的理念。

第十一節　大小便也能不用去廁所

　　失能長輩因為走路速度緩慢，甚至無法行走，造成來不及上廁所。這是因為廁所距離平常活動的空間多半有一段距離，而照顧者又要先幫長輩準備好助行器、輪椅、移位腰帶，走過去的過程長輩又速度緩慢……。種種原因都常造成長輩上廁所來不及。

一、這樣用尿布有罪！

　　這個時候，很多照顧者會直覺想到需要包尿布，竟然都來不及了，長輩想上廁所的時候，就跟長輩說「有幫您包好尿布了，您放心！直接尿在尿布，之後再幫您換」。這是非常錯誤的方式！會加速長輩的退化，嚴重打擊長輩的自信心與尊嚴。

二、原來家中也有行動廁所

　　遇到上廁所來不及的情況，其實可以利用便盆椅，隨時在房間、床旁邊設置一個行動廁所。過程中長輩只需要轉移位與穿脫衣物，大大節省了

移動的時間。若是不喜歡房間裡放一個馬桶的觀感問題，坊間也有許多非常美觀的便盆椅，放在房間裡就像一般家俱椅。

　　一般市售的便盆椅外觀十分類似，但特別提醒要注意是否需要帶輪？是否需要跨馬桶？是否可以收折？（下表整理）如果長輩無法行走，建議應該使用帶輪便盆椅，這樣才方便由照顧者推送移動。便盆椅若下方骨架沒有阻擋，則可以跨架在馬桶上（下圖），這樣等於幫家中馬桶增加了座面高度，也添加了扶手功能，長輩可以更安全、更輕鬆從馬桶站起，還有，跨架在馬桶上也不占浴室空間，更適用於浴廁空間狹小的狀況。

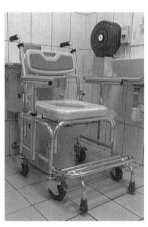

便盆椅跨馬桶
增高 + 扶手

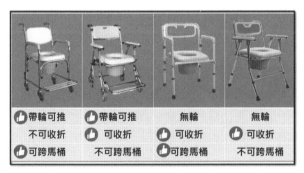

👍 帶輪可推	👍 帶輪可推	無輪	無輪
不可收折	👍 可收折	👍 可收折	👍 可收折
👍 可跨馬桶	不可跨馬桶	👍 可跨馬桶	不可跨馬桶

4 種不同便盆椅

　　如廁以後自行擦屁股也常常是長輩的難題，但是近來因爲免治馬桶座的逐漸普及，擦屁股變成了洗屁股，不但清潔度更加提升，免治馬桶座還有刺激排便的效果，所以非常鼓勵居家使用。

　　關於常見便盆椅挑選的重點說明，請掃描 QR Code 觀看以下影片：

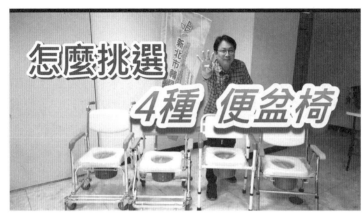

第十二節　沐浴最安全、簡單的方法

　　很多人都知道，浴廁是居家環境最容易發生跌倒的地方，所以，讓失能的長輩自己洗澡，照顧者最擔心的就是安全上的問題。

　　其實最簡單的方法就是：使用有扶手、有靠背的沐浴椅或是便盆椅，坐在洗臉台前面，洗臉台、沐浴／便盆椅的靠背、兩側的扶手能把長輩四周都包圍起來，這樣洗澡的過程就非常安全（下圖）。

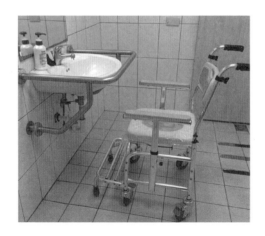

洗臉台 + 沐浴／便盆椅
4 面保護洗澡最安全

　　長輩可以利用水槽洗滌，也可以利用洗臉台的平台，放置肥皂以及盥洗用具。如果還要更方便，可以把洗臉台的水龍頭改成有蓮蓬頭功能的，或是把浴缸的蓮蓬頭拉長過來使用，若是蓮蓬頭拉太遠不方便控制出水，也可以購買具有開關功能的蓮蓬頭替換。

　　讓失能的長輩自己洗澡，還要注意水溫的調整以及室溫的控制，以免燙傷或是著涼。洗澡時長輩的手搆不到背後、搆不到腳等，也可以提供長柄刷協助（下圖）。

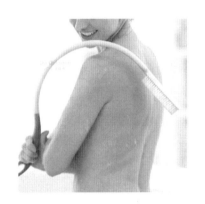

手搆不到，使用長柄刷

第十三節　輪椅坐進去，原來有 5 招

　　有些長輩坐在輪椅的時間很長，有一個很好的坐姿就非常重要，最常見的問題就是輪椅坐姿向前滑（下圖）。

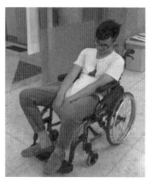 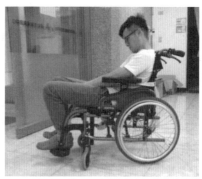

輪椅坐姿前滑，怎麼坐進去？

　　很多照顧者的直覺，就是從後面把長輩向上拉，這樣的方法是錯誤的，不但照顧者非常辛苦，長輩也非常不舒服，甚至會造成肩關節脫臼。

　　其實根據長輩能力不同，以及不同的情境，筆者整理出 5 種協助的方法。口訣是：一指神功、二肩擺盪、三膝鼎立、四手交扣以及五體投天（見以下 QR Code 影片）。

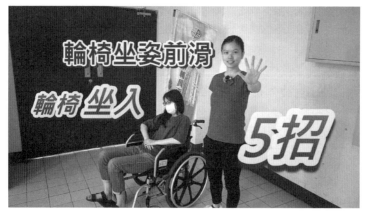

　　如果長輩的功能比較好，可以自己把身體離開椅背，那就建議使用一指神功或是二肩擺盪，這兩種方法最符合復能的精神，因為是誘發長輩更好用力，照顧者只是輕輕地引導，而非完全協助。

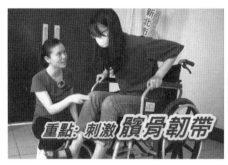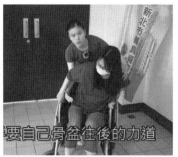

一指神功　　　　　　　　　二肩擺盪

　　如果長輩功能比較差，完全沒辦法用力，那就只能使用三膝鼎立，在前面頂膝蓋幫忙長輩推進去；或是用四手交扣，在後面先讓長輩身體離開椅背，再向後拉（不是向上拉），就能更輕鬆讓長輩坐進去。

　　如果長輩能力真的很差，沒辦法坐一般輪椅，必須要使用高椅背可以仰躺／傾倒的輪椅，那就要用五體投天，把輪椅盡量仰躺／傾倒，利用地心引力讓長輩順勢坐進來。

　　要注意的是三膝鼎立、四手交扣、五體投天都是提供完全協助，應該只有在長輩完全沒有能力時才可以使用。

第十四節　復能進步了嗎？設定目標與紀錄會更有成就感

　　日常生活有這麼多的項目需要復能，是否每個項目都有達到設定目標？各個項目進步了多少？若要確定這些，就需要使用更專業的評估／紀錄表。

　　筆者整理相關文獻，設計「生活功能復能評估／紀錄表」（如下附件），將個案的粗大動作功能分為 5 級，依照 Functional Independence Measure（簡稱 FIM 量表）的規範，將活動執行需協助的程度分為 1 到 7 分，1 分最差為完全依賴（或完全協助），7 分能力最佳為完全獨立。

生活功能復能評估/紀錄表

112.07.06 楊忠一 4版

個案姓名：_____ 性別：_____ 年齡：_____ 單位：_____

醫療診斷：_____

功能分級: (注意!!分級 3.4 特別具備復能潛力)

分級 1.□可以跑跳，上下樓梯不需扶欄杆

分級 2.□能放手行走，**或拿 1 支單點枴杖行走**

分級 3.□扶持助行器才能行走 (必須用**大底面四腳枴**或**雙側枴杖**才能走亦屬之)

分級 4.□無法行走，但在一般輪椅上可坐穩(以下可複選)

　　　　　□4.1 能在床邊坐穩　　□4.2 下肢無明顯攣縮

分級 5.□一般輪椅上無法坐穩，須高背輪椅

| 能力給分說明 | 7分：完全獨立。活動完成規範，無需矯正，不需其他輔具和幫助，並在規定時間內完成
6分：有條件的獨立：需要使用其它輔具，或超過合理的時間，或有安全風險 | 不需協助 |
| | 5分：監護或準備：只需口頭提示、誘導、協助穿支架或準備物品等
4分：輕度協助：照顧者需協助<25%
3分：中度協助：照顧者需協助 50-25%
2分：大量協助：照顧者需協助 75-50%
1分：完全依賴：照顧者需協助 >75% | 需協助 |

	項目	目標值	日期1 / /	日期2 / /	日期3 / /	日期4 / /	日期5 / /	日期6 / /
	功能分級(上說明)	目標分級:	分級:	分級:	分級:	分級:	分級:	分級:
1	進食							
2	穿衣							
3	穿褲/襪/鞋							
4	床邊坐起							
5	站起							
6	床椅移位							
7	輪椅坐入							
8	□駕電動輪椅 □自推輪椅							
9	步行(輔具:　　)							
10	如廁(都尿布為1)							
11	沐浴							
12	爬樓梯							
	總分							
	評估人員							

此表可以記錄 12 項日常生活功能的目標，與不同時間所需的協助程度，使用者也可依個案需求，新增或刪減項目。針對每項生活功能，可以設定應達到的目標值，表格可以記錄後續 6 個不同日期的協助程度。善用此表紀錄每次復能後的結果，可以一一對照各項能力是否已達標，以及呈現具體進步的分數，讓你更有成就感。

目標怎麼訂，善用粗大動作功能 5 分級

要怎麼幫長輩訂定目標值呢？專業上可以運用粗大動作功能 5 分級，這個分級方式也已運用在我國長照系統的「照顧管理評估量表」中。其實就是利用跑跳能力、放手步行、扶持步行以及頭部控制等 4 個能力，把人分成 5 個等級（下圖）。

「生活功能復能評估／紀錄表」特別設計將分級 4. 無法行走，但在一般輪椅上可坐穩，多加上 4.1 能在床邊坐穩，以及 4.2 下肢無明顯攣縮，藉此來篩檢出可能現在無法行走，但日後有行走潛力的人。

粗大動作功能分級

分級1.
□可以跑跳，上下樓梯不需扶欄杆

區分: 跑跳能力

分級2.
□能放手行走，或拿1支單點柺杖行走
區分: 放手步行

分級3.
□扶持 助行器才能行走
(必須用 **大底面四腳柺** 或 **雙側柺杖才能走** 亦屬之)

區分: 扶持步行

分級4.
□無法行走，但在一般輪椅上可坐穩
　□4.1能在床邊坐穩　□4.2下肢無明顯攣縮

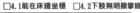
□4.1能在床邊坐穩　□4.2下肢無明顯攣縮
區分: 頭部控制

分級5.
□一般輪椅上無法坐穩，須高背輪椅

　　只要把長輩的功能分級確認以後，就可以依照下表的建議訂定最小目標值，若無特殊情況，建議目標應該高於下表之建議。

功能分級		建議最小目標值			
		分級1.2.	分級3. 分級4.且做到 4.1+4.2	分級4.且 做到4.1	分級4.且做到4.2 分級4.無法4.1也 無法4.2
1	進食	6	4	4	3
2	穿衣	6	4	4	1
3	穿褲/襪/鞋	6	4	4	1
4	床邊坐起	6	4	4	1
5	站起	6	4	1	1
6	床椅移位	6	4	4	1
7	輪椅坐入	6	4	4	1
8	□ 駕電動輪椅	-	-	-	5
	□ 自推輪椅	6	5	5	-
9	步行(輔具:　)	6	4	1	1
10	如廁(都包尿布為1)	5	4	4	1
11	沐浴	5	3	3	1
12	爬樓梯	5	4	1	1
	總分	69	48	39	18

第八章　自我照顧訓練一：進食

王薏婷

第一節　進食技巧訓練與自立支援

　　民以食為天，飲食是人類維持生命的基本需求，以亞伯拉罕‧馬斯洛（Abraham Maslow）提出的需求層次理論（Maslow's hierarchy of needs）來看，最低層次為生理需求，包括：食物、水、健康等。飲食重要性不僅如此，有好的營養狀況對於認知能力非常重要，相對體力、免疫力及生活品質（quality of life, QOL）都會提升。反之營養狀況不好，不僅認知能力下降，免疫力也會隨著下降伴隨著全面性的健康問題發生（Dominguez & Barbagallo, 2017）。進食能力受限、吞嚥困難、高齡、上肢活動受限，都是營養不良重要危險因子（Lieber et al., 2018），而營養不良更成為身體衰弱、認知功能不佳的因子（Dominguez & Barbagallo, 2017），並形成一個惡性循環（圖 8-1）。

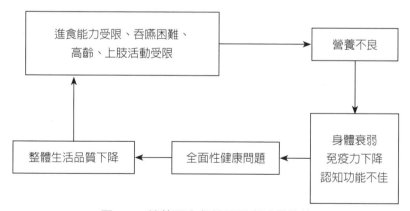

圖 8-1　營養不良危險因子與連帶影響

值得注意的是「被照顧者」的營養狀態，往往取決於「照顧提供者」對於食物製備與認知。當被照顧者營養不良，精神狀態會愈不佳、愈不想進食；另外飲水不足除了造成脫水，進而影響情緒及整體活動力下降（Pross, 2017），水分不足在長者身上更容易產生泌尿道感染（urinary tract infection, UTI）等疾病的併發症增加，並影響生活品質。

自立支援照顧模式（self-supporting care model）強調飲水、運動、排泄、營養以上四個照顧原則，透過「以被照顧者為導向的照顧模式」，盡可能維持其自我照顧潛能，讓被照顧者盡可能發揮自己最大的能力，透過環境的調整及協助，可以自理生活，恢復其日常生活活動的自主能力。以長久來看，一個人有好的日常生活活動（activities of daily living, ADL）相對生活品質也會提升（Bennett et al., 2019; Kadar et al., 2018）。

因此有好的營養狀態及生活品質非常重要，需要好好維持被照顧者殘存的進食能力，還有部分自行用餐的能力時，試著不要協助完成所有的事情，透過自行完成的這個動作，有了用餐選擇性。相反的，如果將所有大小事協助被照顧者完成，反而導致被照顧者的身體機能快速退化、精神狀態低下（林金立、余彥儒，2017），演變成整體生活沒目標、更沒有品質。有能力自行完成一件事，不僅生活更有意義，能維持既有的生活技能，更能提升存在感與自我價值。

對於一位「家庭照顧者」及「照顧提供者」來說，「被照顧者」每天的用餐是一件「大事」，在食物前處理及製備上需要花上不少功夫，用餐時更需要有耐心的協助或幫忙餵食。在以往我們的照顧經驗裡，由於擔心被照顧者會嗆到或拿不好餐具，往往二話不說，飛奔過去幫忙餵食、擦嘴巴、拿湯匙，協助被照顧者打理好用餐；對於認知能力較弱的長輩，為了加快用餐時間，有些照顧提供者甚至採取強迫餵食，並於用餐完畢後，使用湯匙將被照顧者嘴巴上的食物殘渣刮乾淨即完成用餐；我們也時常看到，照顧提供者為了節省自己的工作時間，對於用餐時間過久者，將餐食收走，久而久之不僅被照顧者未攝食到足夠的營養、熱量，營養不良使得身體也漸漸衰弱。以上情況不僅照護品質不佳，對於被照顧者本身的自尊也會受影響。

進食相關問題不單純只是「表面上」看到「被照顧者無法自己完成用

餐」這樣的結果，還要思考其背後的原因，可能缺乏進食的誘因、方法、動力，或根本還沒預備好用餐的心理準備，使得整體的用餐品質不佳。例如：中風後常會出現進食量下降的問題，雖然很想自行完成用餐步驟，但有時連把餐具拿好都很困難，缺乏輔助進食的方法，進食便成為了一項挑戰，也讓營養不良的風險性提升；此時需要有對應的進食自我照護訓練介入，提升殘存能力使用，有機會安全的自行用餐。

在備餐時為了製備方便，會以「白粥」作為三餐，將菜、肉都混合在粥裡，節省時間又方便，但失去了美觀與口感；我們試著站在另一個角度來看，如果是自己餐餐吃粥，吃久了自然對於進食的期待程度不再，降低進食的意願；此外對於還有殘存進食能力者，被餐餐餵食，久而久之失去了自我進食的動力，對於還有部分殘存能力者來說，整體來用餐的品質不僅沒有提升，反而被照顧者降低用餐能力，長期仰賴餵食更沒有用餐的樂趣。

在整個進食照顧過程中，避免只有照顧提供者單方面考慮照顧流程與執行方便，即成為一個好的照顧模式，需要更多的「站在被照顧者的角度思考」，該怎麼做才能滿足他們的用餐需求？這是一件非常重要的事。我們需要考量被照顧者的飲食判斷能力與解決問題的能力，提供適當的進食照護訓練，幫助被照顧者自我解決用餐問題，讓被照顧者對自己更有認同感。當照顧提供者的角度改變，長期下來被照顧者也活得更快樂，能夠完成部分自理，降低照顧提供者的照顧負擔（圖 8-2）。

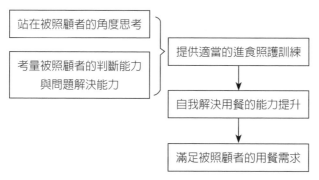

圖 8-2　進食照顧思維

　　執行進食自立支援時，應該思考以下幾個重點，首先需要了解**「被照顧者用餐需要協助的原因為何？」**找到眞正的原因後，藉著與被照顧者的溝通交流，找到他們的興趣、想法、目標以提高生活品質（林金立、余彥儒，2017）。

　　接著**「幫助被照顧者找到既有的用餐模式」**，找到喜歡的食物或進食誘因，提升進食的慾望及行動力進而增加進食量。例如：被照顧者年輕時喜歡與好友一大早坐在家裡客廳一起喝泡茶、吃零食；然而中風後被送到養護中心，由照顧服務員提供三餐餵食照顧，失去原本用餐的快樂，因此食慾明顯下降，更沒缺乏用餐的動力。在進食能力的提升上，可以幫助被照顧者找到喜歡的食物，並創造一個共餐聊天的機會，提升進食的誘因。

　　緊接著爲被照顧者及照顧提供者**「擬定一個適合彼此的用餐及進食計畫」**，並且**「創造一個適合的用餐環境」**提升用餐的動力及能力，讓被照顧者**「由自己殘存的能力，盡力完成用餐程序」**。例如：中風後在食物的認知及部分手部功能不佳，協助使用健側用餐，提供合適的用餐輔具，有能力透過自己的能力用餐，並透過大家一起用餐增加用餐氛圍，不僅可以感受到食物的色、香、味，用餐過程中與家人的互動也會增加，用餐品質相對提升，讓用餐變得更有意義（**表 8-1**）。

　　飲食照顧思維改變後，被照顧者的生存更有了尊嚴，可以在自己能夠完成的範圍內，過自己想要的生活，讓被照顧者生活有了更多可能性並維持基本生理功能。當被照顧者有**「解決生活上基本事物能力，成就感及生活品質也會提升。」**

表 8-1　執行進食自立支援介入步驟及思考重點

步驟 1. 了解被照顧者用餐需要協助的原因為何
步驟 2. 幫助被照顧者找到既有的用餐模式
步驟 3. 為被照顧者及照顧提供者擬定用餐及進食計畫
步驟 4. 創造一個適合的環境，提升用餐的動力及能力
步驟 5. 讓被照顧者使用殘存的能力，自行完成能夠達成的用餐程序
步驟 6. 如何讓整體用餐品質、及生活品質提升且更有意義

第二節　餐食質地的選擇、製備與個案進食注意事項

在進食的過程中，可能會發生被照顧者對於進食缺乏興趣、拒食、厭食或吞嚥障礙、用餐時間拉長等，原因有很多，但往往因為被照顧者不容易清楚地表達其需求，彼此在整個進食過程花上很多心力，有時雙方也會發生不愉快的爭執。

從不同角度分析發現，從我們開始看見食物的顏色、感受食物的香氣、品嘗到食物的味道及咀嚼食物、吞嚥，各種關卡上，都藏著讓被照顧者不願意或是進食困難的原因。也許一個簡單的問題，大家卻沒發現，例如：因為假牙不合適，咀嚼時牙齦會不舒服，所以降低進食意願或只吃質地較軟的食物，久而久之體重減輕；有些人可能因為唾液分泌減少，吞嚥過程不好吞，只喝流質的食物；食物的美味更占了重要的因素，當被照顧者為高齡者時，在嗅覺、味覺、視覺退化，進食變得沒味道、看不清楚食物的樣子，所以降低用餐的自主能力；高齡者的認知更是一大因素，有失智現象者，即使即可入口的餐食已擺到眼前，但不知道此時此刻需要拿起餐具開始進食，或不知道該如何使用餐具，變成長期仰賴餵食；另外身體的擺位也會影響進食的能力，距離餐桌太遠太過於駝背、在床上用餐太後仰，或照顧提供者協助餵食過高或過於歪斜等原因，都會讓被照顧者的進食變得不容易，甚至嗆咳，進而拒絕進食。

為了在進食過程中找到更適合的方法與訣竅，幫助被照顧者恢復進食的能力，在開始預備合適的餐食前，需要先了解人體在吞嚥的五個階段，以及每個階段可能會發生的進食問題與對應的照護技巧。

Leopold 與 Kagel 在 1983 年發表了吞嚥的五階段（Fvie stage of ingestion），分別為：**認知期、準備期、口腔期、咽喉期**及**食道期**。不同的人在不同的吞嚥階段有著不一樣的進食問題，例如：在認知期進食障礙者對食物的辨識差、用餐時無法專注；而在口腔期進食障礙者，會一直重複進行咀嚼動作，卻無法將食物吞下去。以下分為五個段落，分別介紹各別會發生的進食問題與照護技巧，以及在整個進食的過程中，能夠讓進食更安全的祕訣（**表** 8-2）。

表 8-2　吞嚥五階段對應的進食照護技巧

吞嚥五階段	進食照護技巧
認知期	提升被照顧者的認知能力、嗅覺味覺的刺激、用餐的環境營造、餐具的顏色、用餐輔具的選擇、身體的擺位
準備期	食物烹調與質地的調整、餵食方式及餐具的選擇、營養熱量密度高的食物
口腔期	選擇合適的食物質地、食物製備水量適中
咽喉期	選擇合適的食物質地、不會造成誤嚥的進食姿勢、協助被照顧者安全的完成吞嚥動作
食道期	選擇不過於油膩、好消化的食物、用餐後的姿勢

一、認知期的進食功能障礙

（一）認知期進食功能障礙情況舉例

此階段為「對食物辨識能力」的階段，從食物到達口腔為止，與用餐品質有最大的關係，被照顧者可能因為失智症、腦血管硬化等問題，降低對食物的認知能力。

可能會發生進食問題有：難以認知食物，拒絕用餐、丟食物、把嘴裡的食物吐掉、不知道已經到了該用餐的時間、對於進食不感興趣、因為年齡增加、疾病、藥物使用的關係降低味覺感受度，進而影響食慾，造成食慾減退，甚至用餐時大吼大叫難以配合。

（二）認知期進食功能障礙照護技巧

此階段的進食照護技巧著重在：**提升被照顧者的認知能力、嗅覺味覺的刺激、用餐的環境營造、餐具的顏色、用餐輔具的選擇、身體的擺位。**

供應的食物盡量以被照顧者喜好的為主，並「說明正在吃的食物名稱」，讓被照顧者增加食物的接受度，並適時提醒將食物安全得吞下去，提升被照顧者對餐食的認知能力與用餐動力。

無論是在家、在養護機構、日照中心等地方，在「用餐的整體環境營造」上非常重要，準備用餐前，需要著重整體的用餐環境是否妥當，提

升被照顧者用餐的專注度，將其周圍可能干擾的因素排除，例如：關閉電視、過多吵雜的音訊，能預備好專心用餐。對於失智症患者來說，需要設法營造好的用餐環境，提升用餐的認知力。

此外當照顧提供者在預備餐食的時候，被照顧者常被安頓在臥室等待餐食完成，降低讓被照顧者孤單一人等待餐食的過程，促進與家人間彼此交流機會，建議可在同一個環境下預備食物，可將被照顧者帶至廚房，或距離用餐環境接近的地方。從用餐前食物製備過程的聲音、香氣、彼此的互動等都能預備好要用餐氛圍，有用餐的心理準備。

即使是住在養護機構的長輩，行動上及可活動度較受限制，也可以透過「共餐」的過程中增加對食物的認知，避免直接在輪椅上個別用餐，將輪椅挪到餐桌邊，長者與長者間有更多的互動機會，透過彼此互相鼓勵，更有機會透過自己殘存能力用餐。「共餐」讓食物的味覺、觸覺以及與家人、其他人的互動，整體感官刺激的機會增加，用餐更讓人值得期待且有樂趣。

在用餐時適時善用輔具，準備好抓握餐具、合適的餐盤、防滑杯墊等，例如：能夠讓被照顧者舀起適當「一口的分量」的湯匙，讓吞嚥更容易，提升用餐行動力，使用餐過程更輕省方便。此外餐具的顏色很重要，盡量挑選「較鮮豔的」器皿盛裝食物，增加器皿與碗中食物的對比，提高失智症者、視力不佳的長輩對碗中食物的認知，更能夠引起食慾（圖8-3）。

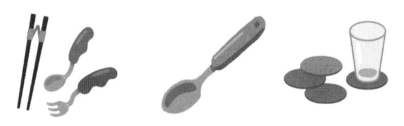

圖 8-3　用餐輔具

對於味覺、嗅覺較不敏感者，可透過改變食物的製備，增加些許的辛香料，例如：黑胡椒、橄欖油，增加吞嚥的反射動作，讓被照顧者有更多

對食物的香味、嗅覺刺激，用餐前興趣也會提升。

最後在身體用餐姿勢的部分，「安全吞嚥的第一步驟就是用餐姿勢」，口腔為了有適當的動作，頭部、頸部都需要保持穩定。照顧提供者在餵食時，應注意被照顧者用餐的身體姿勢，被照顧者進行吞嚥動作時，用餐的身體姿勢、頸部角度、頭部位置等，都會影響吞嚥能力。

用餐時的姿勢頭部後仰，下顎向上，口腔內的食物無法完整咀嚼，往後流入咽喉造成誤嚥；頭部過於前傾、駝背，讓咀嚼過程不確實，食物容易從口腔中掉出來，更不容易將食物吞下去。因此用餐姿勢過於歪斜，口腔與咽喉的相對位置，都會影響到食糰由口腔送往咽喉的步驟（圖8-4）。

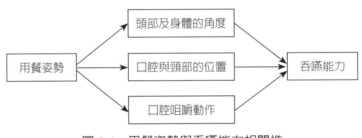

圖 8-4　用餐姿勢與吞嚥能力相關性

最佳的用餐姿勢為，坐姿端正，頭部位置保持在中間，不向前傾斜使上半身跟著向前彎；髖關節及膝關節彎曲成 90 度角，並且將腳掌著地，用餐時軀幹會比較穩定；坐輪椅者用餐時需特別留意，不要將腳放置在輪椅的腳踏板上，讓用餐姿勢呈現駝背狀態。

二、準備期的進食功能障礙

（一）準備期進食功能障礙情況舉例

此階段重要的進食動作為「透過咀嚼與協調性的動作，將食物形成食糰」，食物進到口腔後，口腔會感受到有食物進入，將嘴巴緊閉，開始一連串的動作將食物製作成大小適中的食糰，最後集中到舌頭中央等待運送吞嚥。

可能會發生進食問題有：張口的障礙或是無法緊閉嘴巴，導致無法將

湯匙的食物吃進口中；咀嚼能力衰退，遇到固體食物容易散開，無法形成食糰；嘴巴內常有碎掉食物的殘留。

（二）準備期進食功能障礙照護技巧

此階段的進食照護技巧著重在：**食物烹調與質地的調整（質地包含：食物的形狀、大小、硬度）、餵食方式及餐具的選擇、營養熱量密度高的食物。**

食物烹調方式與質地的調整上，避免過於鬆軟、液體狀。嘴巴無法緊閉者，在進食中頭部呈現上仰狀態，反而會增加誤嚥風險，也會很容易馬上從口中流出。食物的提供上以「些微黏稠、並成團狀且不離水的食物」為佳。

選擇餵食的湯匙以「扁平的小湯匙」為佳（圖 8-5）。將湯匙放在舌頭上等待被照顧者閉上嘴唇，將湯匙由上嘴唇的斜上方抽出。因嘴唇捕食動作不易，食物會殘留於湯匙底部，太寬的湯匙使進食動作更不容易。餵食技巧應注意，不僅使用扁平的小湯匙，需要小口分數次給予食物，讓食物更安全從咽喉送往食道。

圖 8-5　扁平的小湯匙

對於無法形成食糰者，照顧提供者在餵食時需特別注意，咀嚼困難者的食物，需要好用舌頭壓碎，例如：布丁、果凍、質地較柔軟的食物；容易在口中碎掉不易成型、黏著性太強的食物都不是適合給予，可能會造成窒息的風險，例如：細碎顆粒狀、米飯、麵包、液體、堅果等（表8-3）。

表 8-3　不適合做為吞嚥困難者的食物

	品項	食物
1.	水分	開水、果汁、茶
2.	過於鬆軟的食物	水煮蛋、凍豆腐、蒸地瓜、蒸芋頭
3.	咀嚼過於困難的食物	菇類、蒟蒻、透抽、帶筋的肉類
4.	容易卡在喉嚨的食物	麻糬、海苔、海帶、肉鬆麵包
5.	大顆粒形狀的食物	花生、毛豆、紅豆、綠豆
6.	粗硬纖維的食物	牛蒡、西洋芹

　　在餵食技巧上，提醒被照顧者用餐前先將身體擺位正確，可以先把果凍、布丁、奶酪切成片狀，較容易通過咽喉，防止造成誤嚥的機會。咀嚼困難者進食量相對不多，盡可能提供較容易吞嚥且營養密度高的食物，增加熱量的攝取。準備期進食功能障礙者，透過質地的調整，及搭配用餐輔助小技巧，能夠自行用餐，在進食上更安全，也能品嘗想吃的食物。

三、口腔期的進食功能障礙

（一）口腔期進食功能障礙情況舉例

　　此階段重要的進食動作為「將食糰送到口腔後端，引發吞嚥動作」，舌頭的前端與邊緣會觸碰硬顎，接著將食糰集中到中央往舌根快速推入，並產生吞嚥反射。

　　可能會有的進食問題：因唾液分泌能力減退、口腔乾燥等原因，食物在口腔中散開不容易形成食糰；進食的時候頭部會習慣往上仰，想幫助食糰的運送；咀嚼時間過長，超過 20 秒；咀嚼時食物從口中掉出；吞嚥後口腔內部還有食物的殘留。在口腔期障礙者，容易有蔬菜類攝取減少、食慾降低、偏食的情況，以上問題都會造成營養不良的風險性提高。

（二）口腔期進食功能障礙照護技巧

　　此階段的進食照護技巧著重在：**選擇合適的食物質地、食物製備水量適中**。

首先需要「先讓口腔整體的狀態是好的」，建議用餐前先讓被照顧者「喝一些水」，讓味蕾濕潤，對於食物的氣味、感受更敏感，口腔濕潤也較好吞嚥。

食物的供應上以「半液體狀、不細碎狀」給予為佳；不適合給予的食物類型如下，容易在口中散掉的食物，例如：蛋黃、餅乾、蛋黃酥等；黏著性太強的食物，例如：麵包、海綿蛋糕、麻糬等，此類的食物較容易黏著在口腔中，舌頭不易清運，口腔內食物殘留造成誤吸；含水量過高的食物過於軟爛也不適合給予，容易造成嗆咳，例如：蘿蔔泥。在飲用液體食物時，例如：開水、果汁、湯汁，如有嗆咳，在不得已的情況建議可適量使用增稠劑，讓吞嚥更容易（表 8-4）。然而增稠劑的使用上不宜使用過多，因為反而會增加口腔內、咽喉殘留，讓吞嚥上更有難度。

表 8-4　增稠劑的種類

	增稠劑種類		
天然增稠劑	寒天	明膠	
非天然增稠劑	快凝寶	吞樂美	紐翠 S

在口腔期進食功能障礙的進食製備技巧統整如下：選擇半液體狀、不細碎狀的食物為佳，太容易吸水的食物、含水量高、黏著性強、容易散開的食物應避開。如手部功能及認知良好的被照顧者，照顧提供者可在旁提醒，將扁平狀的湯匙稍微往後送，放到舌頭較後方，讓吞嚥動作更為容易。

四、咽喉期的進食功能障礙

（一）咽喉期進食功能障礙情況舉例

此階段重要的進食動作為「口腔內的食糰，經過咽喉到食道的過程」，此時會將食糰往咽喉送，會厭軟骨下壓保持呼吸道暢通。

可能會發生進食問題有：吞嚥過程中出現嗆咳、卡痰、需要吞很多次還吞不乾淨、頻繁清喉嚨、吞嚥後咳嗽次數變多、感覺喉嚨癢癢的、講話

出現濕囉音，以上問題容易造成誤吸或誤嚥，甚至反覆之下，提升肺炎發生的風險。

（二）咽喉期進食功能障礙照護技巧

此階段的進食照護技巧著重在：**選擇合適的食物質地、不會造成誤嚥的進食姿勢、協助被照顧者安全的完成吞嚥動作。**

對於因喉期功能障礙的人來說，食物的選擇以「容易在口腔變成食團不易散開、方便運送至咽喉，且不易殘留在咽喉的半固體食物」為佳，例如：例如：布丁、果凍、豆腐、香蕉等，本身食物具有濕潤、軟爛的特性，降低咀嚼時間過久、減少食物停留在口腔內的時間。

過去研究指出，當口腔及咽喉的感知能力下降時，會延遲吞嚥反射動作的進行（倉智雅子，2013），容易有誤嚥的危險性發生。依被照顧者的狀況，選擇合適的「進食技巧」對於有咽喉期進食功能有其必要性，包含：用餐姿勢、食物的質地、合適的餐具及用餐輔具、給予食物的技巧，以上的進食技巧都能幫助我們的被照顧者，能夠安心的自行用餐，提升自我用餐的能力（表 8-5）。

另外，長輩及有咽喉期進食障礙者，在喝液體食物時，因為怕嗆到都會怕怕的，或是減少喝水的習慣，飲水量不足會造成泌尿道感染風險增加，也會造成脫水。善加使用斜口杯輔助飲用液體狀食物，例如開水、果汁、飲品，斜口杯最大特色為降低喝水的仰角，不僅成本低，減少誤吸、誤嚥、造成肺炎的機會，飲用的方式更安全、增加被照顧者喝水的動力。

表 8-5　改善咽喉期進食功能障礙的技巧

調整項目	進食技巧
坐姿	坐姿端正、頭部不歪斜、下巴不上仰
食物	提供半固體食物、水分不要過多
餐具、用餐輔具	使用形狀較扁平狀的湯匙、斜口杯等用餐輔具
防止誤嚥、誤吸	一次只吃一種食物、分數次、小口咀嚼吞嚥

五、食道期的進食功能障礙

（一）食道期進食功能障礙情況舉例

　　此階段重要的進食動作為「將食團由食道送往胃部」，食團藉著重力與蠕動進入到胃，大約有 8 至 20 秒的時間。對於食道蠕動不良者，可能會發生的進食問題為：進食後食物從嘴巴流出來，食物殘留在食道，也有可能因下食道括約肌的鬆弛，造成胃食道逆流的情況，以及吃飽飯後躺下有咳嗽的情形發生。

（二）食道期進食功能障礙照護技巧

　　此階段的進食照護技巧著重在：**選擇不過於油膩、好消化的食物、用餐後的姿勢。**

　　隨者年齡的增加，消化速度變慢，有食道期進食功能障礙者，在食材的選擇及供應，以「好消化的食物、溫和的飲食為佳」，「避免高油脂、高酸性的食物」，高油脂成分的食物會延緩腸胃消化蠕動速度，增加嗆咳的風險；高酸性食物例如：果醋、檸檬、番茄等，容易刺激食道黏膜。並提醒被照顧者「用餐後不要馬上躺下休息」，建議可 1-2 小時候再躺下；住在機構的長輩，有些在用餐後即回到房間休息，可協助將其床頭搖高。

六、安全進食的祕訣

（一）進食前

　　在開始進食前照顧提供者需要注意的有：**用餐的姿勢、口腔濕潤、餐具的選擇。**我們除了需要提醒或協助被照顧者調整身體為適當的用餐姿勢不歪斜，減少嗆咳機會讓進食過程更安全，更要讓被照顧者能夠清楚看到食物的樣貌；用餐前建議鼓勵被照顧者先喝水，口腔濕潤，讓味蕾對於食物的氣味、感受更敏感提升，口腔內及咽喉的濕度提高，降低食物殘留，讓吞嚥更容易；此外餐具的選擇也很重要，合適的餐具可以讓進食流程變的更順利（Martin BJ, Logemann JA, Shaker R et al., 1993）。以湯匙為例：湯匙的選擇上凹槽部分不宜太深，食物會殘留在底部，湯匙太寬也不容易放入口中；相較下凹槽較淺且窄的湯匙，盛起來一口的分量不會太多，在

使用上容易將食物放在舌背，讓被照顧者方便運送食物；或是一支適合被照顧者抓握，能夠自己進食的湯匙，即是一把合適的湯匙。

（二）進食中

在開始進食時照顧提供者需要注意的有：**選擇適合的用餐環境、每一口的進食量、確認被照顧者的精神狀況**。選擇一個適合的用餐環境很重要，對於行動比較不便者，用餐地點可能會選擇在房間，盡可能的讓被照顧者離開床上，挪動到桌邊進行用餐，維持餐桌用餐時需要有的生理機能，提高身體活動度；對於還有部分活動力者，在用餐時間時鼓勵能夠與家人一起同桌共餐，大家一起進食的感受比起一個人孤獨用餐相對幸福感提升許多，一起享受美食的同時也多了許多與家人或其他共桌者的交流機會，增加用餐的樂趣，讓飲食更貼近我們的生活；進食的過程中需要確認精神狀況佳，再給予進食，避免在被照顧者想睡覺的時候進行，精神不佳的狀態下，容易將口中食物含著忘了吞下去，甚至造成嗆咳引發吸入性肺炎；盡可能提醒被照顧者，專心的將眼前食物一口一口咀嚼完再吞嚥，每一口的進食量不要太多，確認每一口食物都有吞下，避免嗆咳的機會發生，盡量不要將不一樣的食物混合在一起吃，避免誤食到異物、更看不清楚食物原本的樣子。

（三）進食後

在進食後照顧提供者需要注意的有：**口腔清潔、用餐後的姿勢**。用餐後的口腔與嘴巴邊食物殘留的清潔往往會被忽略，此時照顧提供者的角色很重要，被照顧者的口腔健康與照顧提供者之間有很大的關係，若不做好口腔清潔，久而久之口腔健康不佳細菌孳生，剩餘的食物殘渣若不小心很有可能誤嚥，提醒被照顧者喝一些水漱口，清潔口腔更降低食物在喉嚨的殘留；嘴巴周圍的食物殘渣也需要擦拭乾淨。於用餐完畢後避免立刻躺下休息，年長者容易發生胃食道逆流的情形，更增加吸入性肺炎的風險，可以鼓勵多散步、或採坐姿，大約 1 至 2 小時後再躺下休息。

第三節　案例分享

　　本節案例分享分爲兩個部分，第一部分爲：營養師的角色在進食自我照護訓練上，能提供的專業性協助有哪些；第二部分爲：照顧提供者在進食自我照護訓練中，能協助被照顧者的項目有哪些，並依照不同的進食狀況，在案例分享個別呈現能介入的進食照護。

一、營養師在進食自我照護訓練能提供的專業性協助

　　營養師在進食照顧上提供的專業性協助，除了指導照顧提供者依照被照顧者不同的身體狀況、攝食吞嚥能力、營養狀態，提供合適的營養成分、餐食質地，「判斷被照顧者的認知及吞嚥能力提供適當的餐食」也是非常重要的工作。若提供被照顧者自我能力無法負擔的餐食，不僅用餐上會重重難關，在進食過程中甚至會有致命的危險性；此外，協助「調整進食環境、建議合適的用餐輔具」也是營養師在進食照顧上能夠介入的環節，稍微改變一下用餐的環境，及指導使用適合的餐具或用餐輔具，更能夠提升被照顧者自我用餐的能力。我們提供飲食照護的目的是要讓進食的人，帶著期待的心情用餐，並且吃得安全，讓生活更有品質。以下分別介紹：移除鼻胃管到由口進食、提升用餐的認知能力、以及中風後的用餐技巧提升。

營養師能提供的協助（一）：移除鼻胃管到由口進食

　　被照顧者可能因爲因吞嚥困難、吃東西容易嗆到、喝液態食物會嗆咳，爲了能夠安全的進食或在照顧上更容易，往往會被插上鼻胃管；雖然達到營養需求，也降低吸入性肺炎的風險，但使用鼻胃管失去對味覺的感受與用餐的樂趣。

　　由使用鼻胃管到移除鼻胃管由口進食，無法短時間達成，需要以漸進式的方式訓練。「質地的選擇很重要」，食物聚集程度對於有嗆咳情況者來說很重要，需要成團狀，且不離水，會比較好吞嚥，進食過程也較安全。訓練初期可從一天至少一次給予「半流質」型態食物，例如：細泥餐。如未出現嗆咳情況，在進食上可增加提供「粥、不易散開的食物」次

數，為了在有限的進食量增加熱量攝取，如被照顧者嗜口性佳，建議可以將奶粉一起攪拌加入食物，增加營養熱量密度。盡可能幫助被照顧者脫離鼻胃管，回到原本的進食型態，讓生活品質提升，也更開心。

案例分享：林奶奶

第一次見到林奶奶時，體重過輕，家屬表示，因為「拒食或進食量低情況」長達半年的時間，家人都很擔心，因此買了很多林奶奶愛吃的零食，想增加她的進食量，但在體重方面始終未見效，甚至因肺炎住院幾次。林奶奶是有能力自行用餐的，但後來被家人送入機構後，因為照護需求，被插上鼻胃管，失去了自我用餐的能力。

在介入了解後，找到了真正的原因，原來是「因為進食會嗆咳，導致進食意願降低」，家人購買的餅乾太乾且細碎反而增加嗆咳，並不是不願意用餐，在給予適當的食物質地，不僅降低嗆咳情形，進食量提升，體重也在三個月後逐漸增加，最重要的是林奶奶又能夠快樂的自行用餐了。

營養師能提供的協助（二）：提升用餐的認知能力

隨著年齡增長、中風、失智者，都可能在進食上出現或大或小的問題，完整的進食包括：攝食、咀嚼、吞嚥。為了讓整個進食過程更順利，「開始製備餐食時，就可以提升被照顧者對食物的認知能力，從用餐的環境營造到嗅覺味覺的刺激，及餐具的顏色」，都可以提升被照顧者對於用餐及食物的認知。被照顧者認知能力下降時，用餐姿勢能也會歪歪斜斜的，應提醒被照顧者姿勢端正再用餐；過於歪斜的用餐姿勢，會因嗆咳降低用餐品質，更不喜歡用餐。

案例分享：劉奶奶

劉奶奶是一位喜歡熱鬧的人，最喜歡跟家人聚在一起吃飯的時光；但因為失智現象愈來愈明顯，時常忘記已經到了用餐時間、看著食物發呆、吃到睡著、開始把玩食物情形發生，拉長了整個用餐時間，鼓勵奶奶自行用餐沒什麼成效，因此家屬只好在旁餵食加快用餐速度，在整個用餐過程很困擾。

　　介入了解後，建議家屬可以在用餐環境營造上做改變，在備餐時邀請奶奶一起參與，或坐在旁邊，不要呆坐在客廳看電視；烹調時的香氣與食物的味道，幫助在認知期對食物的感受。用餐時避免邊看電視吃到睡著，並在旁提醒用餐姿勢需要端正，幫助奶奶依然可以自行用餐，同時降低家屬的照顧負擔。

營養師能提供的協助（三）：中風後的用餐技巧提升

　　中風後常常出現某側肢體無法使用，在進食上造成許多不方便。家屬及照顧提供者看到這類情況發生，都會出現「他們好可憐，餵他們吃飯好了」這樣的心態。然而健側手部功能良好還是可以自行用餐，提供好抓握，不易散開的點心，例如：香蕉、蛋糕、麵包，自行完成簡單的進食動作，不需要完全依賴人才能進食。並搭配合適的用餐輔具，例如：粗握把的湯匙、斜口杯；對於中風後身體歪斜者用餐時桌上可鋪上簡易防滑墊，價格便宜又好清洗。

案例分享：黃伯伯

　　黃伯伯 62 歲認知尚可，食慾佳，因為在某次中風後，左側偏癱手無法施力，左手雖然不是慣用手，但在用餐時缺乏輔助手，較需要抓握的食物時常掉滿地，碗愈吃愈往桌邊跑，有時湯碗還會不小心打翻了，用餐過程像發生水災一樣，黃伯伯自己也很不好意思。

　　在介入後，點心的挑選上，避免容易散開不易聚集的飯糰、水煎包，以及提供容易抓握的香蕉、小餐包，或是放在碗中舀起的豆花；並建議家屬可以去五金行買簡易的止滑墊，放在餐桌上，使餐具不易移動位置，餐後也非常好清洗。在碗的挑選上，碗底寬降低撞到打翻的情況。有了簡單的用餐輔具介入，用餐不需要提心吊膽，過程也更加順利。

二、照顧提供者在進食自我照護訓練能提供的協助

　　照顧提供者在用餐中是非常重要的角色，不管是家庭或是在各個領域的照顧服務員，有基本的進食照護技巧能力很重要，包含：大家一致的照顧理念、對於餐食製備技巧有基本概念、疾病與營養有一定的認知。在

照護過程中，照顧提供者比營養師更了解每一位被照顧者的狀況，最常發生的例子：被照顧者的體重下降而向營養師反應；然而「看似簡單的體重下降，背後原因有很多」，包括爲什麼不願意進食、進食量不夠、生病消耗的熱量增加等。因此在照護上有基本的餐食製備技巧，懂得改變食物質地、以少量多餐給予、或是利用食物的香氣提升被照顧者的食慾等照護技巧很重要。

找到對的照護技巧，提升被照顧者的自我用餐能力，即使殘存的能力不多，只要能夠不完全依靠別人，照護品質及自信心都會提升。

案例分享：張爺爺

張爺爺因車禍昏迷多年，在偶然的機會下奇蹟似的清醒了。表示想吃牛排，那是他最喜歡吃的食物。但此時還插著鼻胃管，加上昏迷多年對於食物的味道、香氣、已經忘記了。

爲了提升對環境及食物的認知，照顧提供者開始給予張爺爺多感官刺激，例如：聞聞看蘋果的香氣、看顏色、嘗蘋果汁的味道，並開始給予脫離鼻胃管的訓練，從一天給予一次細泥餐食到增加爲一天三次。在正式脫離鼻胃管後，因久未下床進食的坐姿歪斜，且許久未自行用餐，用餐時照顧提供者在旁協助將身體擺正，避免嗆咳，並給予粗握把的餐具，讓車禍後因腦傷，造成手部張力比較強的張爺爺好抓握。在經過一個多月的進食訓練，照顧提供者協助將牛排切薄片狀，張爺爺如願以償的吃到牛排。

結語

飲食占我們生活的一大部分，吃是一件快樂的事，不分年齡，每個人都希望能夠「由口」吃到美味的食物，只要是好吃的食物每個人都喜歡。把被照顧者當「人」在看，而不當成完成「一件事」，站在被照顧者的角度思考他們所需要的幫助是什麼？有什麼方式是還能夠嘗試的？

當照顧理念改變，搭配專業照護人員的介入，被照顧者自我照顧能力也會提升；此時就有更多的自主能力，選擇自己想要的食物，也更有能力

達到個人所期待的目標。

　　不要帶著「要改變很難，或是不能由口吃就用鼻胃管」的心態在照顧，而是要找到對的進食照顧方式，讓一如往常的進食及生活品質變得更不一樣，在生活中尋找對的照顧模式，使照顧計畫能夠貼近並融入生活。

參考文獻

林金立、余彥儒（2017）。自立支援照顧的臺灣實踐。長期照護雜誌，*21*(1)，15-18。

倉智雅子（2013）。言語聴覚士のための摂食・障害学。医歯出版。

Bennett, S., Laver, K., Voigt-Radloff, S., Letts, L., Clemson, L., Graff, M., ... & Gitlin, L. (2019). Occupational therapy for people with dementia and their family carers provided at home: A systematic review and meta-analysis. *BMJ Open*, e026308.

Dominguez, L. J., & Barbagallo, M. (2017). The relevance of nutrition for the concept of cognitive frailty. *Current Opinion in Clinical Nutrition & Metabolic Care, 20*, 61-68.

Kadar, M., Ibrahim, S., Razaob, N. A., Chai, S. C., & Harun, D. (2018). Validity and reliability of a Malay version of the Lawton Instrumental Activities of Daily Living Scale among the Malay speaking elderly in Malaysia. *Australian Occupational Therapy Journal, 65*, 63-68.

Leopold, N. A., & Kagel, M. C. (1983). Swallowing, ingestion and dysphagia: a reappraisal. *Archives of Physical Medicine and Rehabilitation, 64*(8), 371-373.

Lieber, A. C., Hong, E., Putrino, D., Nistal, D. A., Pan, J. S., & Kellner, C. P. (2018). Nutrition, Energy Expenditure, Dysphagia, and Self-Efficacy in Stroke Rehabilitation: A Review of the Literature. *Brain Sciences, 8*(12), 218.

Martin, B. J., Logemann, J. A., Shaker, R., & Dodds, W. J. (1993). Normal laryngeal valving patterns during three breath-hold maneuvers: a pilot investigation. *Dysphagia*, *8*(1), 11-20.

Volkert, D., Saeglitz, C., Gueldenzoph, H., Sieber, C. C., & Stehle, P. (2010). Undiagnosed malnutrition and nutrition-related problems in geriatric patients. The *Journal of Nutrition, Health & Aging*, *14*, 387-392.

第九章　自我照顧訓練二：移位

李巧彥

第一節　「自我照顧訓練：移位」支持服務的目標與核心價值

　　衛福部「長照專業服務操作指引」支持服務以「復能」為原則，No-Lift Policy（不徒手搬運病患規範）為出發點，目標是：

1. 誘發被照顧者還有的能力，促進或維持被照顧者功能發揮極大化。
2. 善用輔具取代徒手搬運轉移位。
3. 降低照顧支出成本及減輕對照顧者依賴。

支持服務的核心價值

1. **強化自我效能**：轉移位服務的核心內容是交互過程和價值創造，支持被照顧者認為自己能夠達成目標的信心，在安全的環境下執行日常生活活動。害怕跌倒是每個被照顧者跟照顧者最擔心的事，只有安全的環境，才能增加被照顧者願意嘗試的動機，一旦有成功的經驗，自然就會增加被照顧者的自信心。

2. **以被照顧者為中心**：根據被照顧者想要達成的目標，最在乎的事，重視達成這個目標對被照顧者而言為什麼這麼重要，支持被照顧者最關注而且喜歡從事的活動，設定為有意義的目標。鼓勵被照顧者參與日常活動及學習的參與度，增加自我照顧的能力，脫離長期照顧命運。

3. **每日生活復能**：促進被照顧者參與日常生活的訓練潛能與執行密度，實踐「每日生活復能」，累積並增加被照顧者成功經驗，提升對執行日常活動的信心。我們每天早晨翻身離床，走到浴室上廁所，刷牙盥洗，接著更換衣服，走到餐廳拿起碗筷準備自己的早餐，坐在餐桌享用早餐，這樣開始一整天的日常活動；如前面所提的幾個活動，這過程中

已經在訓練起立坐下核心肌群，彎腰轉身，身體各關節的潤滑，促進腸胃蠕動，心肺功能等。積極發揮日常活動潛在能力，如同是在做復健，主要的目的是提高被照顧者的活動能力和功能能力。

第二節　自我決定生活的意義跟價值

　　長期照顧並不是專指高齡者，有些腦性麻痺、脊椎損傷、罕見疾病、小兒麻痺才是真正長期照顧的對象。那為何討論「長期照顧」時，想到的就是老人，只要是老人就需要長期照顧嗎？

　　國人對訓練取代照顧的觀念還在萌芽探索階段，民眾普遍對於照顧年長者以「幫他完成」的照顧觀念，被照顧者可以從參與日常生活活動，達到獨立生活能力提升，缺乏這方面的觀念及可行策略。2016 年國際高齡聯盟於哥本哈根舉行的高峰會議，關於「復能（reablement）」（Mishra & Barratt, 2016）的理念提出的照顧政策，「復能」就是在個人有限的「內在能力」下，協助他把「功能性能力」最大化，並應用到他認為重要的生活事物上，故「復能」是指盡可能恢復個案的「功能性能力」，不但被照顧者獲得自主與自尊，同時減輕家庭與社會照顧的負擔。

　　因疾病住院恢復期的被照顧者在衰弱之後，一開始就以「照顧的方式，幫他完成想做的事」。如果長時間臥床休息，會因為肌力喪失而出現各種併發症，不動的結果會導致呼吸、腸胃道、心血管、肌肉骨骼功能退化，同時也是壓瘡產生的主要風險因素，被照顧者自主參與日常活動的機會變少，對自己的能力失去了信心，因為對於復健的錯誤期待，再加上專業人員提供的復健方式，可能不是被照顧者重視的事，參與的期待不足。返家後缺乏復能的知識及支持性的輔具介入，導致效能不彰，被照顧者漸漸失去對生命的期待。

　　步入長期照顧臥床的歷程：出院後回家 → 請外傭照顧 → 漸漸移動不方便 → 上廁所變麻煩 → 喝水變少 → 排便不順 → 便秘 → 吃軟便劑 → 慢性腹瀉 → 大小便失禁 → 包尿片 → 吸入性肺炎 → 插鼻胃管 → 上約束 → 邁向長期照顧命運。內政部公布「110 年簡易生命表」，國人的平均壽命

爲 80.86 歲，其中男性 77.67 歲、女性 84.25 歲；根據衛福部的資料指出，國人平均長照需求爲 7.3 年，也就是說死亡前大約有 7-8 年的時間是臥床失能的，想像八分之一的人生樣貌，包著尿布，跟自己的大、小便相依爲命，看著天花板，這是什麼樣的悲慘人生？生活的品質，取決於生命的素質，而不是延續多長生命。

對於手術患者來說，早期下床活動是預防併發症的最重要因素（Sanguinetti et al., 2014）。當衰老過程導致功能更快衰退時，缺乏活動能力和行走能力對老年人尤其具有破壞性（Graf, 2006）。步行不僅可以改善身體功能，還可以改善情緒和社交福祉（Kalisch et al., 2013）。行動不便會導致自主能力下降，日常功能下降，患抑鬱症的風險增加，急性狀況增加，跌倒的風險增加。失去「步行」跟「移動能力」時，80% 生活功能會下滑，相反的！如果能夠維持或增加「步行」跟「移動能力」，生活功能就有機會提升 80%，所以可以步行跟移動能力，是想要擁有自我決定生活的第一步。

拒絕臥床，就從每日生活復能開始

卸除害怕跌倒的恐懼：造成老人自信喪失並害怕再次跌倒的心理傷害，會使反應變差，限制社會活動參與，使身體功能與獨立活動能力喪失。打破「害怕跌倒」的恐懼才能落實每日生活復能第一步，透過有意義的活動、環境調整搭配適合輔具，提升被照顧者安全性及自信，激發被照顧者追求功能最佳化的動機。

日常活動：日常活動中，床上翻身移動、到椅子、到廁所、到浴缸、淋浴間的轉移、梳洗、洗澡、吃飯、穿衣、步行、上下車、爬樓梯和推動輪椅等，這些活動對身體衰弱者而言，「轉移位」活動是增加照顧者負擔及職業傷害的重要來源，以復能的觀點，其實善用「粗大動作功能分級」、「認知、動作的功能最大發揮原則」，配合「自立支援生活功能評估表」（Functional Independence Measure, FIM）。功能獨立性是一個多維度的實體，可以透過單項分數更好地反映策略及目標，運用適當輔具做媒介，被照顧者就可以省力自我完成，或透過適度協助，達成「轉移位」的目的。

　　2015 年，世界衛生組織（WHO）發布了第一份關於老齡化與健康的報告，強調提供各種策略提升其「功能性能力」之高齡照顧原則及重要性（圖 9-1）。

1. 內在能力主要包含個體的生理及心理功能。
2. 功能性能力包含被照顧者執行活動的能力，如何運用既有的能力以增進或維持在安全環境中之自主性。功能性能力與個體的內在能力及其所處環境（包括物理環境，如個案的住所，社會環境為人與人之間的互動與關係，像是家庭關係）息息相關。將內在能力或潛能做最大運用，並在友善環境（enabling environment）中，支持被照顧者可執行其認為重要、有價值的日常生活活動。

　　即使伴隨多種疾病的老年人，如果保持功能性能力，就可以享受健康的老化過程，即老年人的健康狀況是由功能狀態而不是發病率來定義的。

　　世界衛生組織 2015 年提出的全球老化與健康報告（World Report on Health and Aging）強調老化導致人的「內在能力」（intrinsic capacity）可能受損或下降，對於日常生活功能需要協助的長者，除了提升個案的內在能力外，也需籍由提供各種策略維持或促進其「功能性能力」（functional ability）

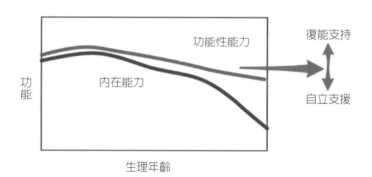

圖 9-1　功能性能力及內在能力隨年齡增長之變化（World Health Organization, 2015）
資料來源：衛生福利部

第三節　執行自立支援 4 個步驟

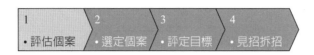

一、自立支援生活功能評估表（FIM）（圖 9-2）

　　是一個包含 12 個項目的工具，用於衡量一個人在康復期間活動限制的程度所發生的變化。依據反應的變化，可用於捕捉日常生活活動表現的改善。還必須對個人因素進行了解，包括疾病、身體健康、配合度、動機、企圖心和心理方面，因爲這些都會影響功能、活動和參與的程度。評估通常由單一專業人員進行。每個項目的評分從 1（需要完全協助）到 7（完全獨立），依賴總分最大值 12 分；反之，獨立程度最大值是 84 分。

二、粗大動作功能分級評估工具

　　此分級方式是依被照顧者行走能力與輔具需求分類，重點是坐‧轉移和活動能力，有助於評估一個人的虛弱狀況的定制方法和策略擬定提供訊息。

　　利用粗大動作評估量表（圖 9-3），評估被照顧者行走、轉移位、能力分級 1、2 在「自立支援生活功能評估表」（圖 9-2），分數都可以在 6 分以上（除了如廁、沐浴、爬樓梯部分被照顧者是 5 分），被照顧者有足夠能力或透過輔具可以自己完成轉移位。

7 分：完全獨立。活動完成規範，無需矯正，不需其他輔具和幫助，並在規定時間內完成	不需協助
6 分：有條件的獨立：需要使用其他輔具，或超過合理的時間，或有安全風險	

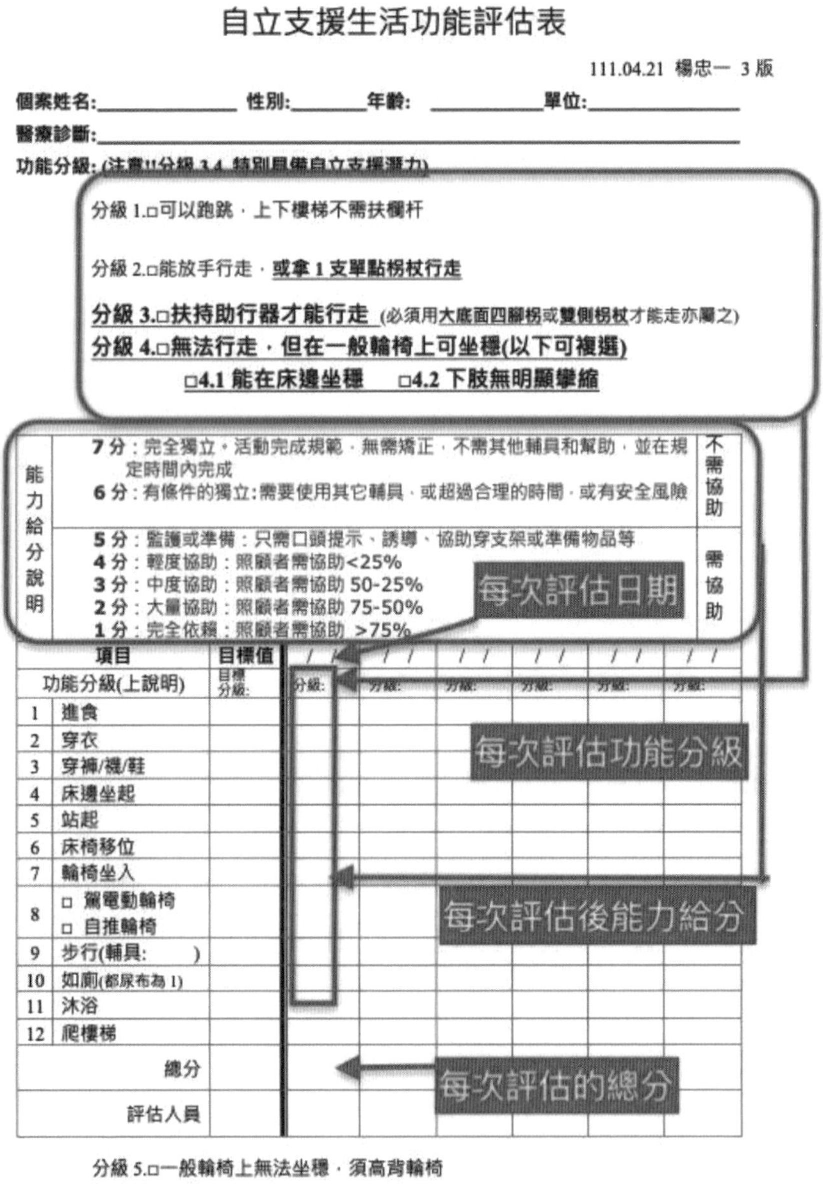

自立支援生活功能評估表

111.04.21 楊忠一 3 版

個案姓名：＿＿＿＿＿＿＿ 性別：＿＿＿＿ 年齡：＿＿＿＿＿＿ 單位：＿＿＿＿＿＿

醫療診斷：＿＿＿＿＿＿＿＿＿＿＿＿＿＿＿＿＿＿＿＿＿＿＿＿＿＿＿＿＿＿

功能分級：(注意!!分級 3.4. 特別具備自立支援潛力)

分級 1.□可以跑跳，上下樓梯不需扶欄杆

分級 2.□能放手行走，**或拿 1 支單點枴杖行走**

分級 3.□扶持助行器才能行走 (必須用**大底面四腳枴**或**雙側枴杖**才能走亦屬之)

分級 4.□無法行走，但在一般輪椅上可坐穩(以下可複選)

　　□**4.1 能在床邊坐穩**　　□**4.2 下肢無明顯攣縮**

		不需協助
能力給分說明	**7 分**：完全獨立，活動完成規範，無需矯正，不需其他輔具和幫助，並在規定時間內完成 **6 分**：有條件的獨立：需要使用其它輔具，或超過合理的時間，或有安全風險	
	5 分：監護或準備：只需口頭提示、誘導、協助穿支架或準備物品等 **4 分**：輕度協助：照顧者需協助<25% **3 分**：中度協助：照顧者需協助 50-25% **2 分**：大量協助：照顧者需協助 75-50% **1 分**：完全依賴：照顧者需協助 >75%	需協助

每次評估日期

每次評估功能分級

每次評估後能力給分

項目	目標值	/ /	/ /	/ /	/ /	/ /
功能分級(上說明)	目標分級:	分級:	分級:	分級:	分級:	分級:
1 進食						
2 穿衣						
3 穿褲/襪/鞋						
4 床邊坐起						
5 站起						
6 床椅移位						
7 輪椅坐入						
8 □ 駕電動輪椅 □ 自推輪椅						
9 步行(輔具:)						
10 如廁(都尿布為 1)						
11 沐浴						
12 爬樓梯						
總分						
評估人員						

每次評估的總分

分級 5.□一般輪椅上無法坐穩，須高背輪椅

- 使用正規流程圖畫法
- 明確區分評估 **2** 能力、**2** 環境 從 **5** 策略中選擇
- 策略決定後，評估所需人力，確認所需輔具

圖 9-2　自立支援生活功能評估表

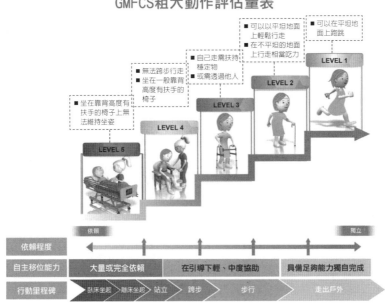

圖 9-3　粗大動作功能分級

　　粗大動作功能分級 3、4 **是過度被照顧的族群**，只要透過重心轉移的技巧，運用適當的輔具，照顧者在必要關鍵時刻，耐心給予口頭提示、誘導、協助穿支架或準備物品等協助，被照顧者功能性能力會顯著進步。

　　有認知障礙的被照顧者，下面這張表讓照顧者掌握先機。

		認知能力	
		足夠	不足
肢體動作	足夠	讓個案自己	引導
	不足	在「個案」的指示下協助	協助

圖 9-4　認知、動作的功能最大發揮原則

資料來源：楊忠一

　　分級 5 需要大量或完全依賴，可以透過能力、環境來評估適合的轉移位策略。

　　「如果我當時就知道現在所知道的，我會做不同的事情。」加拿大 McMaster 大學經常聽到服務的個案家屬表示，若是能更早了解被照顧者的能力及未來發展進程，他們會選擇不同的方法，提升被照顧者自主生活能力。過去的經驗，家裡有虛弱的被照顧者，缺乏出院回家後可行的復能相關訊息，最常採用的途徑是健保的復健或是長照 2.0 的資源，這兩種途徑並不會讓照顧者感覺輕鬆；反而讓被照顧者更不容易去應對，甚至會導致他們對康復不再有期待，陷入憂鬱，全家人生活痛苦指數上升。因此為了促進復能黃金恢復期獲得最佳的效能，首先家屬要了解與掌握被照顧者的粗大動作評估量表「內在能力」（圖 9-3），搭配自立支援評估表「功能性能力」（圖 9-2）表現程度、疾病、功能限制之確定性的訊息。因為這些訊息是家屬與服務提供者合作，進行以個案為中心支持自主生活絕對需要的資訊。

• 無背靠可以維持坐姿平衡

• 直膝抬腿
　（膝蓋打直，踝關節無攣縮）

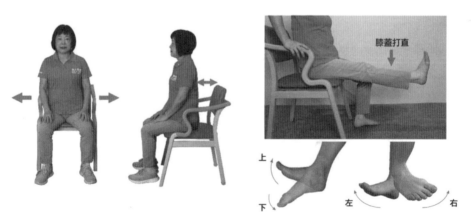

圖 9-5　兩招教會你，判斷是否具備行走能力

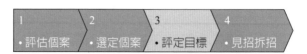

三、目標設定 5 原則（資料來源：楊忠一）

1. 經專業確認該功能分級普遍可達成之目標。
2. 與協助**體重**相關之目標（起立、步行、爬樓梯），功能必須優於自立支**援評估表 4. 輕度協助**才有意義
3. 床到椅移位可**坐姿平移**、如廁可運用床邊便盆椅大大減少難度，提升自立減少支援。
4. 無法自推輪椅移動，若認知、視覺足夠，**駕電動輪椅**可大大減少難度，提升自立減少支援。
5. 進食牽涉營養攝取與環境清潔、食物不浪費，因此目標**必須優於 3 中度協助**方有功能上之意義。

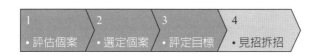

四、No-Lift 轉移位策略選擇流程圖

　　新北市輔具資源中心主任楊忠一主任歸納整理，依能力、環境、策略三大條件製作「No-Lift 轉移位策略選擇流程圖」（圖 9-6），這套系統從民國 99 年第一版到今年 112 年經過 23 年的修正、調整，是一套很有邏輯性的「No-Lift 轉移位策略選擇流程圖」，幫助照顧者釐清正確轉移位策略及搭配適合輔具高效能評估工具。

能力評估：

　　遵照「No-Lift 轉移位策略選擇流程圖」邏輯分析，透過簡單的評估，就可以輕鬆評估被照顧者適合的轉移位策略。

環境評估：

　　起始點到終點是否有淨空，高低是否接近，決定要採用哪種策略。「No-Lift 轉移位策略選擇流程圖」在環境的評估提供明確指引。

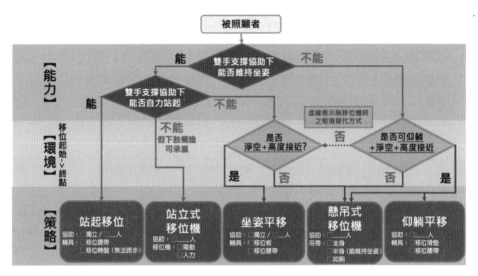

圖 9-6　No-Lift 轉移位策略選擇流程圖

資料來源：新北市立八里愛心教養院

　　　　　新北市輔具資源中心 11107 研製（第 6 版）

策略的選擇，掌握三原則：

1. 誘發被照顧者還有的能力，促進或維持被照顧者功能發揮極大化。
2. 以平面取代垂直轉移位。
3. 以機械動力取代人力抬舉。

第四節　5 種需要大量協助的轉移位策略介紹

策　　　　略　　一	仰躺平移
能　　　　　　　力	分級 5
環　　　　　　　境	起始點到終點高度可接近，路徑可以淨空
自 主 移 位 能 力	大量協助或完全依賴
輔 　具 　選 　擇	高背輪椅：
	介護輪＋椅面跟椅背具水平或仰躺功能＋扶手、腳踏板可拆、掀

	電動床：三馬達＋扶手可升降或拆、掀
	移位滑墊
	移位的「起始點」到「終點」都必須具備仰躺狀態
注 意 事 項	起始點高度必須高於終點 5 公分以上
操作示範影片	

策　　略　　二	懸吊式移位機
能　　　　力	分級 5、分級 4（雙手支撐下可以維持坐姿，無法自力站起）
環　　　　境	起始點到終點路徑沒有限制
自主移位能力	大量協助或完全依賴
輔　具　選　擇	高背輪椅：
	介護輪Ｉ椅面跟椅背具水平或空傾功能Ｉ扶手，腳踏板可拆、掀
	電動床：三馬達＋扶手可升降或拆、掀
	落地型或軌道式移位機
	吊兜款式：高背（頭支撐）、低背（維持坐姿）、如廁
	1. 輪椅推薦採用具備如廁、洗澡、高背有頭靠支撐，符合人體工學設計多用途輪椅
	2. 移位機操作靈活度高、升降速度快、吊兜設計符合人體工學、廠商服務品質都是重要的評估方向
	3. 對能力分級 5 的用戶，以上這兩點是 CP 值最高的選擇
注 意 事 項	（無）

操作示範影片	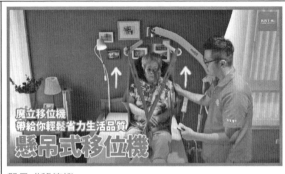
	懸吊式移位機

策　　略　　三	坐姿平移
能　　　　　力	分級：4（雙手支撐下可以維持坐姿，無法自力站起）
環　　　　　境	起始點到終點高度可接近，路徑必須淨空
自主移位能力	在引導下輕、中度協助
輔　具　選　擇	高背或一般輪椅：
	介護輪＋椅面跟椅背具水平或調整仰躺功能＋扶手、腳踏板可拆、掀
	電動床：三馬達＋扶手可升降或拆、掀
	移位板、移位滑墊、站立移位腰帶
注　意　事　項	人力協助應避免「垂直」抬舉，應以「水平」進行移位
操作示範影片	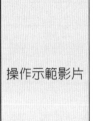　床到輪椅

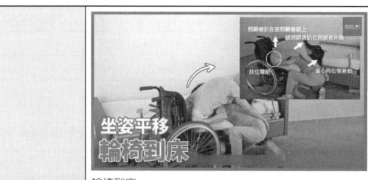

輪椅到床

策　略　四	站立式移位機
能　　　力	分級：4（雙手支撐下可以維持坐姿，下肢無法自力站起，但可以承重）
自主移位能力	在引導下輕、中度協助
輔　具　選　擇	高背或一般輪椅：
	介護輪＋椅面跟椅背具水平或調整仰躺功能＋扶手、腳踏板可拆、掀
	電動床：三馬達＋扶手可升降或拆掀
	站立式移位機：電動式、人力式
	高背或一般輪椅：
注　意　事　項	1. 下肢可以承重但無法自力站起用戶，在離床站起時，可以透過將電動床床面升起高度，利於被照顧者更容易達成自力站起的能力，搭配助起帶安置在骨盆位置，維持站姿，促進腿部的肌力，增加平衡能，同時幫助肺功能及器官的新陳代謝 2. 移位過程照顧者需要施力超過 16 公斤（35 磅），或照顧環境移位路徑無法達到水平轉移位時，應採用機械垂直懸吊取代人力移位
操作示範影片	

策　略　五	站起移位（下肢可承重＋可自立站起）
能　　　力	分級：4（雙手支撐下可以維持坐姿，可以自力站起）
環　　　境	起始點到終點高度可接近，路徑必須淨空
自主移位能力	在引導下輕度協助
輔　具　選　擇	一般輪椅或椅子：扶手、腳踏板可拆、掀
	電動床：三馬達＋扶手可升降或拆、掀
	移位腰帶｜移位轉盤（無法跨步）｜站立移位架（無法跨步）
注　意　事　項	具備（下肢可承重＋可自立站起）轉移位應以站立方式
操作示範影片	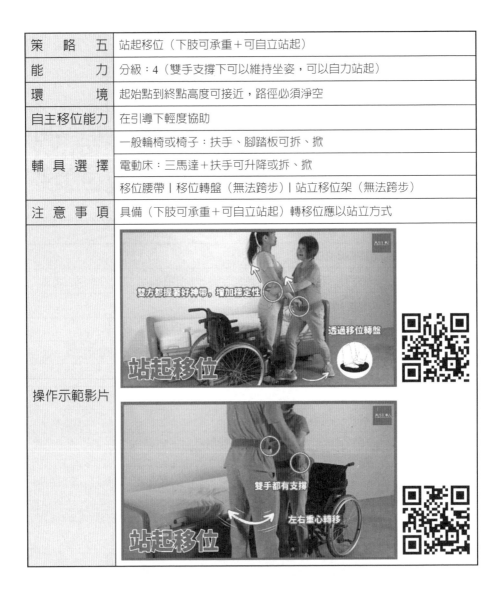

第五節　工欲善其事、必先利其器

　　根據統計，護理和照顧人員的肌肉骨骼傷害盛行率高達 65% 到 95%，最常見的受傷部位為腰部、背部、肩膀，其次是頭頸部。亞洲大學

楊尚育教授在「家庭護理人員工作內容與肌肉骨骼疾病之間的關聯」這項研究的結果表明，照顧者工作內容調查最高風險因素是轉移廁所和輪椅。一天需要排尿的次數大約需要 6-8 次，再加上下床等活動，轉移位次數頻繁，常見的轉位姿勢（圖 9-7），這樣面對面擁抱式轉移位姿勢，不符合人類起立的力學原理，不但協助照顧者增加職業疾病外，也助長被照顧者步入長期照顧的命運；因此，想利人、利己的自我照顧知識跟技巧就非常有價值。

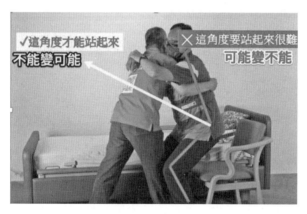

圖 9-7　面對面擁抱式的轉移位姿勢加速失能

　　連用正確的觀念，善用被照顧者還有的能力，將能力發揮極大化，你會體驗照顧工作是件很有成就感的工作，當你擁有這些短照祕笈後，每天會是笑口常開的助人者，迎接你服務的個案，你會發現被照顧者在你的策動下，就像嬰兒成長過程一樣，每天都看到進步帶來的喜悅，常聽到的長照悲歌或是機構是晚年的家等事件，是因為大多數家屬沒有訓練章法，琢磨著如何照顧，殊不知，「訓練取代照顧」才是最省錢，可以尊嚴活到老的康莊大道。

　　起立坐下分解動作（圖 9-8）會經歷四個動作，由第三個起立動作，觀察到軀幹要向前延伸到想衝出去的感覺，觸動足底反射區，引發站起的動機，因此，軀幹往前延伸愈短，愈不容易站起，正確的方法，只要在被照顧者腰部繫上一條好神帶，照顧者握住被照顧者身上的好神帶（只是確

保安全，不需要拉被照顧者）引導被照顧者身體往前，身體重心由臀部轉移到前方，大腿出力，將屁股抬起，被照顧者很有自信站起，復能就可以往前推進一步。

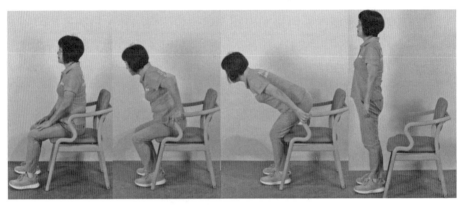

　　1 開　始　　　　2 臀部離開椅面　　　3 最大足踝背屈角度　　　4 髖關節伸展結束

圖 9-8　起立坐下分解動作

　　發揮自我照顧訓練模式，減少功能限制，提高生活品質，和安全的復能形式，改善支持功能和獨立性，整理下面這六種常見的照顧狀態，運用一些「重心轉移的觀念」、「善用、好神帶的優點」、「主動與被動的應用」不能變可能。

第六節　最有價值的復能族群，因為相信，所以看見！

　　人生有 1/3 時間會躺在床上睡覺，當身體衰弱時躺在床上時間就更長了，休息是步入長期照顧的加速器，即便是虛弱，照顧者要時時刻刻發揮可能性，找到激活的切入點，給予被照顧者最大的支持就是提供安全的環境，給予充足的時間，讓被照顧者竭盡所能，他想要的事由他自己實現，照顧者的角色是陪伴者，在最需要協助的時候再給予適度的協助。

　　粗大動作功能分級（圖 9-1）其中第 3、4 級的被照顧者是最有復能啓

發價值的一群，照顧者只要善用眼到（視覺）、手到（觸覺）、口到（指引）建立被照顧者自信、可能性，目標就在前方一哩路了，我們循序漸進從日常生活中開始尋找機會點，提供大量有意義的活動參與。

一、床上移位活動

久臥在床，最常見的問題就是產生褥瘡與肌力急速減退，褥瘡若嚴重，可能會需要清創、甚至導致細菌感染而致死；而肌力減退會嚴重加速失能，因此讓個案學會自行床上移位，成了不可忽略的重點之一。

床上移位包含的項目除了自行在床上，上下左右移動以外，自行翻身、坐起也都是一部分。被照顧者能自行翻身，可以避免久臥而壓瘡，更能增進軀幹肌肉，血液循環、關節活動。

被照顧者能自行從床上坐起，代表側腹有一定的肌肉量，因此，訓練個案自行坐起，不僅可以大大增進平衡穩定、增進腹部肌群，更能提高坐姿平衡與站姿平衡的能力，對站起、走路都有正面的幫助。以下會介紹各種功能性能力採用的床上移動、翻身、坐起、離床、上床、坐姿調整、如廁、沐浴轉移位、上下車轉移位，讓照顧者可以依被照顧者的潛力，適性揚才儘早找到自力更生的可能性。

行動里程碑演進方程式：床上坐起 → 離床坐起 → 站立 → 跨步 → 步行 → 走出戶外，遵循這途徑，從床上移動開始第一步：

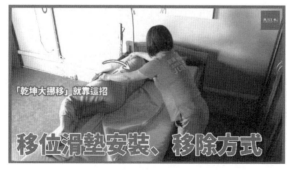

移位滑墊安裝、移除方式

床上移動	⚠ 不同能力與助力巧妙協作，請看影片示範
功能性能力協助程度	自立支援策略

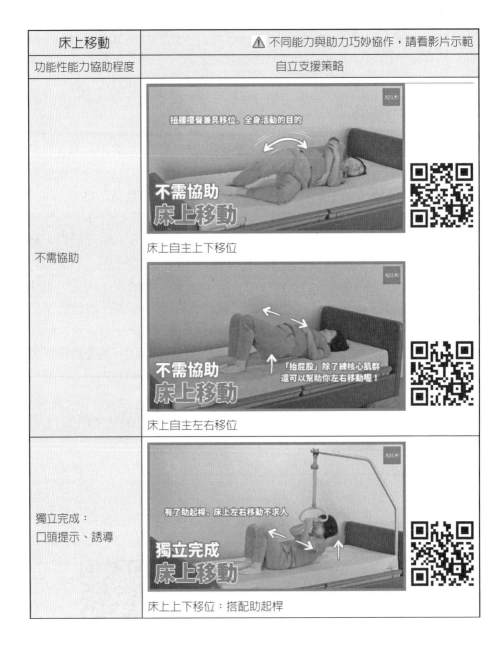

	床上自主上下移位
不需協助	床上自主左右移位
獨立完成： 口頭提示、誘導	床上上下移位：搭配助起桿

	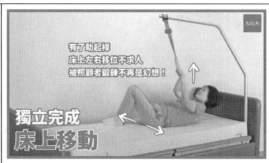 床上左右移位：搭配助起桿
輕度協助： 照顧者需協助小於 25%	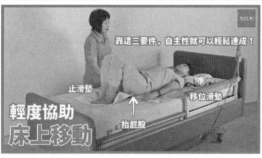 床上上下移位：透過土豆皮移位墊搭配止滑墊
中度協助： 照顧者需協助小於 50%，大於 25%	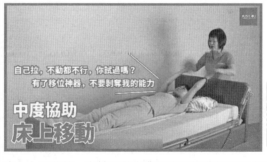 床上上下移位：在被照顧者背部安置任我行移位滑墊，引導被照 顧者屈膝，雙手伸向床頭出力握住照顧者手，自己移位

大量協助： 照顧者需協助小於 75%，大於 50%	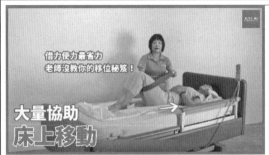 運用任我行移位滑墊＋好神帶重心轉移，達到床上上下移動
完全依賴： 照顧者需協助大於 75%	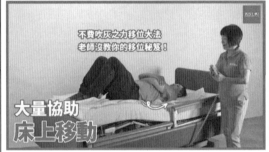 床上上下位移： 搭配任我行移位滑墊＋止滑墊（調整床腳板角度） 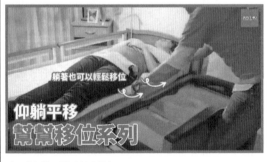 床到輪椅（仰躺平移）

床上翻身	⚠ 不同能力與助力巧妙協作，請看影片示範
功能性能力協助程度	自立支援策略
不需協助	» 1. 平躺「雙腳屈膝」優於外側「單腳屈膝」來得省力 » 2. 內側手平貼床面舉手姿勢 » 3. 外側手朝向內側方向床面或護欄施力 » 4. 屈膝的雙腳或單腳朝向內側護欄方向放鬆傾倒 » 5. 第三點跟第四點同時進行，被照顧者非常省力就完成
獨立完成： 口頭提示、誘導	口頭指引被照顧者需要的提示
輕度協助： 照顧者需協助小於25%	 照顧者用指尖誘發被照顧者出力位置，在關鍵點輕度協助
中度協助： 照顧者需協助小於50%，大於25%	 屈膝、握住雙手向天花板伸直、抬頭看膝蓋、照顧者輕觸被照顧者的膝蓋跟手翻身

大量協助： 照顧者需協助小於75%，大於 50%	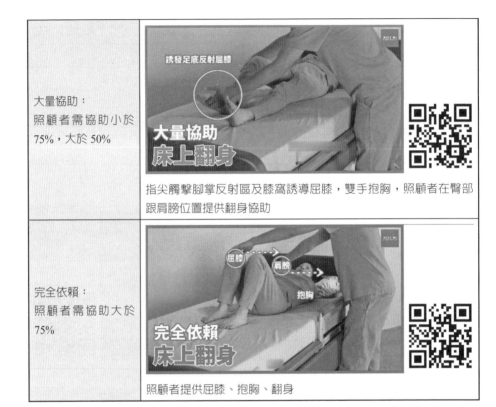
完全依賴： 照顧者需協助大於75%	

指尖觸擊腳掌反射區及膝窩誘導屈膝，雙手抱胸，照顧者在臀部跟肩膀位置提供翻身協助

照顧者提供屈膝、抱胸、翻身

床上翻身 → 坐起 運動	⚠ 不同能力與助力巧妙協作，請看影片示範
功能性能力協助	自立支援策略
不需協助	» 6. 連結 1～5 步驟 » 7. 將雙腳滑落床緣垂掛，雙腳愈接近胸部，自主性愈高 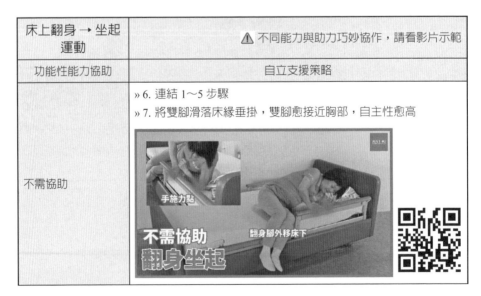

	» 8. 外側手掌朝床面施力，內側手肘轉向胸前頂住，將身體撐起，外側手找床欄當支撐點，協助將自己身體穩定坐正
獨立完成： 口頭提示、誘導	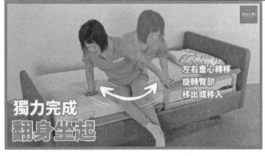 口頭指引被照顧者身體左右微傾斜，旋轉臀部，移出或移入
輕度協助： 照顧者需協助小於25%	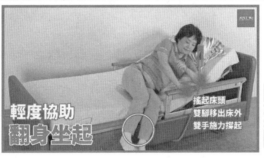 床頭角度調高，內側手貼近床面呈現舉手姿勢，外側手跨過胸前施力於床面，內側手肘頂著床面施力，外側手透過床護欄支撐點，讓自己坐穩
中度協助： 照顧者需協助小於50%，大於25%	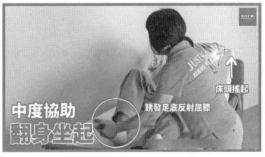 床頭角度調高，照顧者雙腳抵住被照顧者膝蓋，一手穩住肩膀，邀請被照顧者喊1、2、3，一起出力協助坐穩

大量協助： 照顧者需協助小於 75%，大於50%	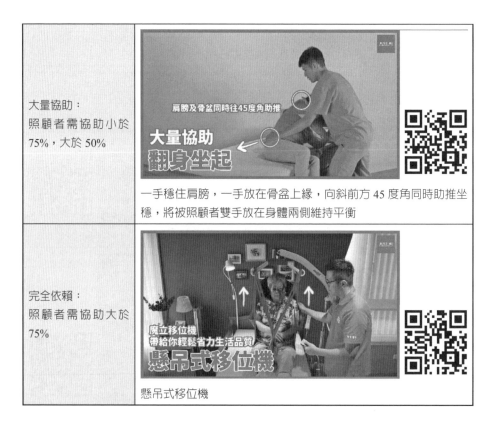 一手穩住肩膀，一手放在骨盆上緣，向斜前方45度角同時助推坐 穩，將被照顧者雙手放在身體兩側維持平衡
完全依賴： 照顧者需協助大於 75%	懸吊式移位機

床上翻身 → 坐起 → 離床運動	⚠ 不同能力與助力巧妙協作，請看影片示範
功能性能力協助	自立支援策略
不需協助	» 9.連結1～8步驟 »10.調整床面高度至腳掌可以著地，縮腳掌小於膝蓋 »12.雙手分別放在兩側床面上或雙腳大腿上 »13.身體軀幹向前超過身體重心二分之一時，腳掌會有自然反射想 　　站起來的動機，自然就站起來了

	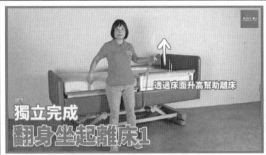
獨立完成： 口頭提示、誘導	善用電動床床面升高的功能，在坐姿下，透過軀幹傾斜 45 度左右、左右擺盪，扭轉臀部向前位移到床邊 2/3 位置，退縮腳掌小於膝蓋位置，透過床面慢慢升起，讓自己可以輕鬆站立 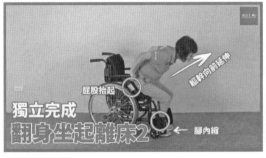 自我離開輪椅
	床到輪椅有五種方式：
輕度協助： 照顧者需協助小於25%	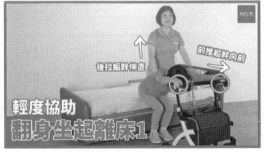 1. 可以藉由助行器或椅子，延伸身體向前幅度，調整床面高低，讓照顧者支持被照顧者自己離床

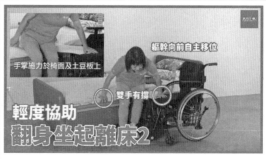

2. 土豆板安置在床跟輪椅中間，被照顧者一手壓住土豆板遠端，
   一手扶在床面，身體向前延伸，靠兩手支撐，移動臀部及腿慢
   慢朝輪椅方向移動

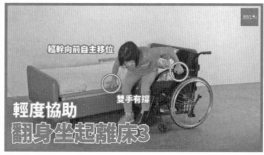

3. 終點端手去扶輪椅遠端扶手，起始端手扶在床面，身體向前幅
   度要延伸夠遠，往前有快要衝出去的感覺，大腿出力，抬屁股
   往輪椅方向位移。一手壓在床面，身體向前，移動臀部達到移
   位目的

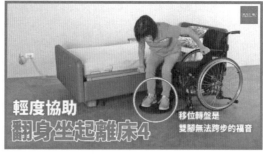

4. 無法跨步的被照顧者，可以運用上面的策略，透過移位轉盤協
   助轉移位

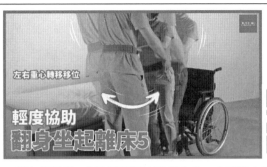

5. 繫上好神帶，指引被照顧者身體向前，大腿用力站起，照顧者採弓步微蹲姿勢，方便前後靈活移動，當被照顧者站起時，跟被照顧者面對面，雙手握住彼此好神帶，透過左右、左右重心擺盪的方式，協助被照顧者站立轉位到輪椅

中度協助：
照顧者需協助小於50%，大於25%

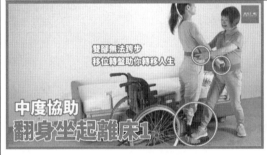

雙腳無法跨步者：站姿搭配移位轉盤轉位

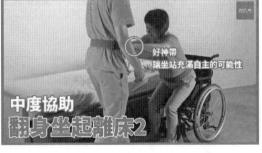

身體虛弱的被照顧者，運用這技巧，讓坐站充滿可能性

大量協助： 照顧者需協助小於75%，大於50%	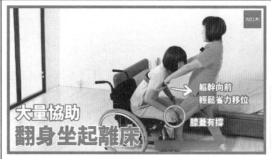
	被照顧者膝蓋下方兩指高度安置一條好神帶，兩膝蓋中間留一個拳頭寬度，另外一條安置在背部，好神帶兩端在腋下露出兩個環孔，照顧者一腳往前頂住被照顧者膝蓋間的支點，兩手勾住腋下好神帶兩個環孔，採取划船的姿勢，照顧者將被照顧者軀幹往自己方向重心轉移，呈現起立的姿勢，瞬間就可以完成床到輪椅的離床動作
完全依賴： 照顧者需協助大於75%	仰躺平移（圖9-7）、坐姿平移（圖9-8）、站立式移位機（圖9-10）

上床運動	⚠ 不同能力與助力巧妙協作，請看影片示範
功能性能力協助	自立支援策略
獨立完成： 口頭提示、誘導	床面跟地面適當高度，坐穩後將雙手往床頭方向找到支撐點，兩手間距大約 30 公分，接近床頭那隻手肘支撐軀幹側躺，同時將兩腿抬到床上，然後翻身躺平，可以透過橋式調整身體位置
輕度協助： 照顧者需協助小於25%	坐在床邊，身體後側安裝任我行移位滑墊，將雙腿（單腿）移入助拉帶內，手肘勾住助拉帶，將腳放到床面，翻身躺平，自主調整身體位置

中度協助： 照顧者需協助小於50%，大於25%	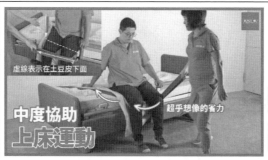 任我行移位滑墊＋土豆皮＋好神帶體型較大，雙腳無力的被照顧者，任我行搭配土豆皮移位滑墊，坐在床邊透過好神帶穿過兩小腿後側，如影片示範，可以輕鬆、省力將被照顧者雙腳抬到床上

二、坐姿調整（輪椅篇）

　　被照顧者久坐輪椅或椅子，由於無法維持坐姿耐力，隨著坐姿時間拉長，身體會漸漸向後傾倒，骨盆向前位移。造成椎薦骨突處壓瘡，滑落到地上的風險相對提高。

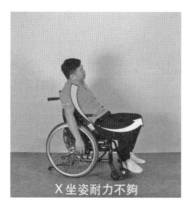

圖 9-19　坐姿耐力不夠

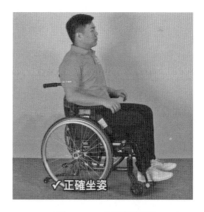

圖 9-20　正確坐姿

正確坐姿調整示範：

　　分級 2、3、4 都具備自我調整坐姿的能力，部分分級 4，只要輕、中度的協助，依然可以達成，只要照顧者透過敏銳的觀察力，洞察被照顧者還有的能力，**給被照顧者多一點時間跟耐心**，鼓勵取代徒手搬運，是「助人、利己」的觀念。

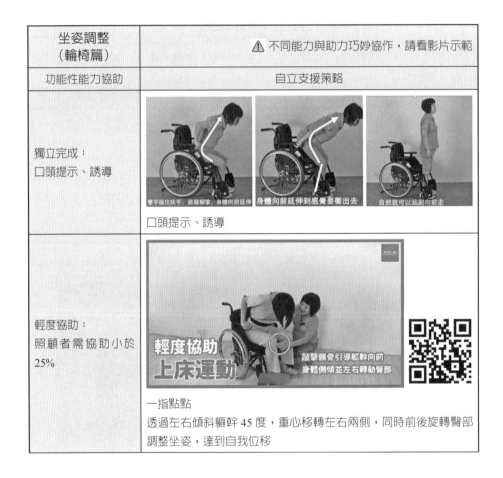

坐姿調整 （輪椅篇）	⚠️ 不同能力與助力巧妙協作，請看影片示範
功能性能力協助	自立支援策略
獨立完成： 口頭提示、誘導	雙手握住扶手，退縮腳掌，身體向前延伸　身體向前延伸到感覺要衝出去　自然就可以站起向前走 口頭提示、誘導
輕度協助： 照顧者需協助小於 25%	輕度協助 上床運動　敲擊髖骨引導軀幹向前　身體側傾並左右轉動臀部 一指點點 透過左右傾斜軀幹 45 度，重心移轉左右兩側，同時前後旋轉臀部調整坐姿，達到自我位移

中度協助： 照顧者需協助小於 50%，大於25%	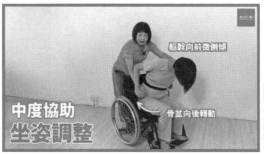 二肩搖一搖
大量協助： 照顧者需協助小於 75%，大於50%	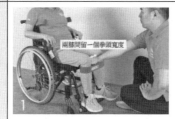 三頂動人 1. 將輪椅靠牆固定，膝蓋下方兩指寬度位置，纏繞一條好神帶， 　　兩膝間留下一個拳頭寬空間 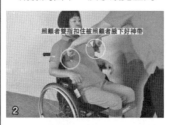 2. 將好神帶圍成一個圓，置於被照顧者上背部，兩邊腋下露出好 　　神帶兩端 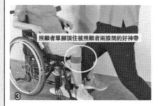 3. 照顧者將腳頂住被照顧者兩膝間，卡在好神帶前做個支點

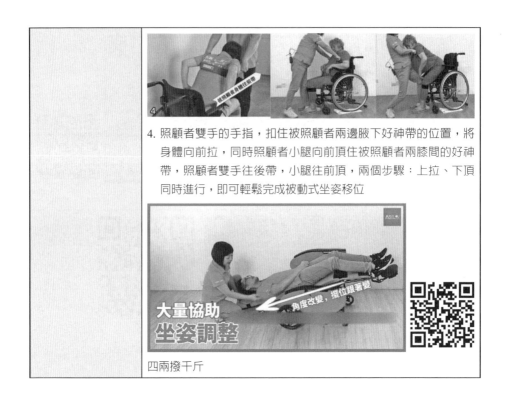

4. 照顧者雙手的手指，扣住被照顧者兩邊腋下好神帶的位置，將身體向前拉，同時照顧者小腿向前頂住被照顧者兩膝間的好神帶，照顧者雙手往後帶，小腿往前頂，兩個步驟：上拉、下頂同時進行，即可輕鬆完成被動式坐姿移位

大量協助
坐姿調整

角度改變，擺位跟著變

四兩撥千斤

第七節　如廁、沐浴轉移位

臨床常見個案因為移位困難的緣故，常常一週只洗 1-2 次澡，或只有擦澡，導致皮膚紅腫發炎、細菌感染，滋生更多健康問題。

一、浴室輔助用品，提高浴室的安全性

大多數跌倒事故發生在家裡，其中高達 80% 發生在浴室。對於 65 歲以上的人來說，跌倒約占所有受傷相關急診就診的 60%。地板濕滑、表面潮濕和空間有限等因素都會增加風險，如果在浴室裡摔倒，更有可能在硬地板或固定裝置上受傷。

從積極的角度來看，跌倒事故也相對容易預防，採取一些預防措施可以對保證安全產生很大的影響。藉由評估一般功能以及調整房間的特定區

域，可以有效提高安全性。下面的提示，讓你了解在浴室如何獲得更好地保護措施。

1. 白天和夜間良好的照明是安全的關鍵。
2. 預防跌倒的最佳方法是減少站立時間，確保你有凳子或某種座位。
3. 使用適合潮濕環境的家具，這些家具具有抓地力、排水的功能，而不是普通家具。
4. 避免地板上地毯、雜亂或鬆散的物品，以盡量減少絆倒的風險。
5. 如果可能，調整窄門或門檻，以改善進入浴室的通道。
6. 定期清潔，肥皂殘留物產生的積聚會使表面變得濕滑。
7. 浴室保持舒適的溫度能讓人更放鬆並更輕鬆的活動。
8. 放置洗漱用品時避免不必要的伸手或彎腰。
9. 使用一雙實用的拖鞋或室內鞋。
10. 如果使用助行器請確保將其放在附近，拐杖應該靠在支撐物上，這樣被照顧者就不會踩在地上。
11. 對比色的家具可以提高能見度，並有助於彌補光線不足或視力受損的情況。
12. 將手機帶入浴室，這樣你就可以在需要時更快地獲得協助。

　　安全的洗澡移位，不僅可以減少健康風險、避免跌倒，更可以讓個案隱私受到保護，自主洗澡而不需受人沖洗。透過安全的轉移至洗澡椅、浴缸，讓個案可以享受自行淋浴或泡澡，讓個案的尊嚴得到尊重，也留給被照顧者私密的空間與放鬆時刻。

　　個案家中廁所或浴室常見門口有一道門檻，即便廁所已經做乾濕分離，還是有門檻的存在，這道小小的門檻造成很多在照顧上進出廁所帶來的不便，要思考門檻是否有存在的必要？即便有高低差可以考慮無障礙環境改造，畢竟沐浴是屬於比較隱私的活動，未來日子還很漫長，如果可以自己完成如廁、沐浴，或藉由輔具增加自主活動，更能促進生活品質的提升。

　　在這個級別，浴室安全從臥室開始，夜間如廁是必須解決的問題。具有對比色的產品優點是可以提高視覺識別度。

　　適合的解決方案可以幫助行動不便的人保持獨立。額外的支持可以幫助被照顧者繼續自主地如廁，減少照顧者幫助。

　　正確的浴室輔助工具可以顯著降低發生事故的風險，同時也讓日常生活變得更輕鬆、更愉快。解決方案目的是讓被照顧者自主解決衛生活動，提供穩定的支撐，並促進從坐到站的轉移。

具有固定安裝和專利手臂支撐解決方案的升高馬桶座圈

　　My-Loo 使行動不便或有平衡問題的用戶能夠獨立、安全地解決上廁所事宜。獨特的手臂支撐解決方案、精心設計的座椅和快速、簡單的安裝，升高的馬桶座圈提供了高度的舒適度和易用性。

　　超大的座椅開口和寬敞的衛生凹槽使個人衛生更加容易。堅固的扶手可以方便地上下折疊，不會對用戶造成夾傷風險。

1. 加高的馬桶座圈和扶手可減輕從坐到站的轉換，讓日常生活變得更輕鬆。它們有助於提高浴室安全性，並使用戶能夠保持獨立。
2. 安裝升高的馬桶座圈，以減少坐下和站起來所需的力氣。
3. 在馬桶座上添加手臂支撐或在牆上安裝扶手，方便轉移位。
4. 將衛生紙、空氣清新劑和其他必需品放在觸手可及的地方。
5. 建議男士如廁時坐下。

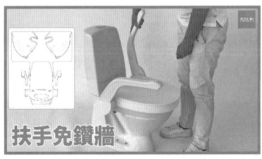

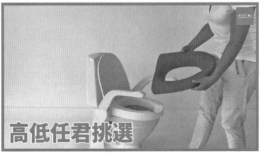

淋浴座椅

　　座椅具有防滑塗層和人體工學設計，表面和溫和的輪廓，可增加穩定性和舒適度。獨特的前部設計允許不同的坐姿。座椅雙側扶手支撐可提供牢固的抓握力。

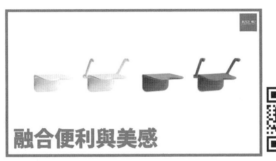

　　結合洗澡、上廁所、輪椅（座椅）三種功能的沐廁椅，符合通用設計的精神，在支持被照顧者自我照顧的原則上，更能支持被照顧者，尤其這種三合一沐廁椅還可以直接跟家中的馬桶結合使用，增加被照顧者的幸福感，畢竟沒有一個人會喜歡在床的旁邊有個便桶，對「我很衰弱」這個心裡層面的影響，帶來的感受不會是正面的，支持可以進出廁所做想做的事，讓人有存在感。

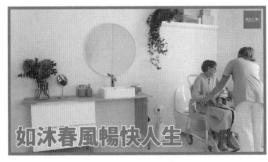

　　增加如廁、沐浴的活動讓被照顧者安全維持姿勢、增加平衡能力、轉移位，關節活動、手部抓握等精細動作都扮演重要的能力。在穿衣、脫褲、搓背、洗頭這些活動增加獨立性。

靈活扶手

專為現代浴室而設計，滿足您所需的支撐和採用時尚設計，完美融入現代浴室。由於其模塊化，它非常靈活，可以根據喜好將多個導軌相互連接。即使您的手或手柄是濕的，扶手的形狀和材料也能提供穩定的抓握力。三角形和拇指支撐增加了額外的安全性。

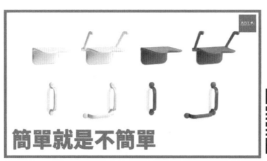

如廁、沐浴轉移位	⚠ 不同能力與助力巧妙協作，請看影片示範
功能性能力協助程度	自立支援策略
不需協助	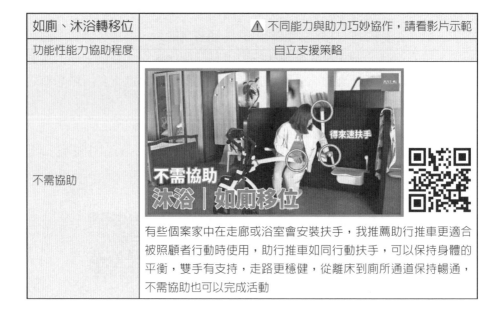 有些個案家中在走廊或浴室會安裝扶手，我推薦助行推車更適合被照顧者行動時使用，助行推車如同行動扶手，可以保持身體的平衡，雙手有支持，走路更穩健，從離床到廁所通道保持暢通，不需協助也可以完成活動

獨立完成： 口頭提示、誘導	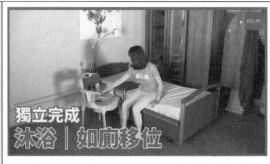 還有行走能力用戶，如廁、淋浴、便利與美感、支持自力更生是評估要件
輕度協助： 照顧者需協助小於25%	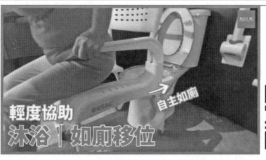 主要目的：支持被照顧者可以自己移動到廁所上廁所及沐浴
中度協助： 照顧者需協助小於50%，大於25%	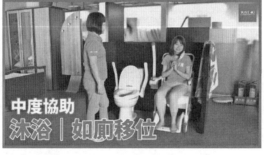 符合人體工學深度、高度、角度設計，用戶在使用上體驗到人車一體的駕馭感，增加日常生活的參與度

	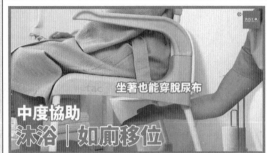
大量協助： 照顧者需協助小於 75%，大於 50%	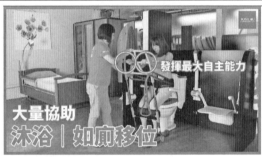 魔立移位機是目前市場上應用最廣，性價比最高的輔具，在這階段的被照顧者需要大量協助，通常用戶需要多種輔具協助，才能減輕照顧上的困難，一台魔立整合多款輔具的功能外，甚至還更具有復能的訓練價值
完全依賴： 照顧者需協助大於 75%	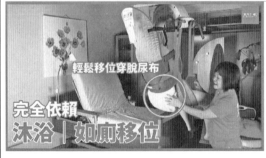 軌道移位機達成轉移位 空中無障礙的規劃首選軌道移位機，優點不占空間，主要分為一字軌（由起始點到終點通常是 3M 長度），另外一款是 H 型軌道（室內使用空間可以最大化）。依照用戶的需求，還有各式個人化的設計規劃

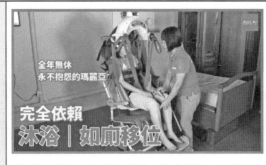

透過移位機床到輪椅轉移位，達成如廁、沐浴活動

對於全癱的被照顧者來說，其實準備好移位機搭配空中傾倒沐廁椅，從起始點到終點只需要一次的轉移位就可以達成活動，減少因為更換輔具需要重複轉移位的困擾，選擇適合的輔具，不但減輕沉重的照顧負擔，還可以讓照顧品質大大提升。人力是最貴的支出，輕鬆省力的照顧方式，才能避免長照悲歌的發生

第八節　上下車轉移位

　　身體衰弱者經常要外出就醫，搭車時需要上下車，不同能力，需要自力更生的上下車方式略有不同，經常看到照顧者抱被照顧者在車門前狹小的空間，寸步難移得將被照顧者送上車。

　　想要實現獨立或協助上下車活動，提高用戶的移動性和自力更生能力重點提示：

1. 被照顧者腰部繫上好神帶，可以在座位上先放一塊移位滑墊提供臀部省力的轉位。
2. 將座椅滑到最後面，方便被照顧者移入腳時，有較大空間。
3. 起立的動作，讓軀幹盡可能往前，對自行上下車，提供自主的環境，被照顧者手可以抓握周圍的支持物。
4. 上下車關鍵是讓被照顧者後腿都可以接觸的車體，屁股靠在汽車座椅，彎腰軀幹向前延伸，雙手找到支撐物，臀部坐下，轉身面向車頭，一隻腳先移入車內，另外一隻腳再移入。

　　注意事項：避免面朝車頭，單腳移入車內，當重心不穩，很容易就會跌坐地上。

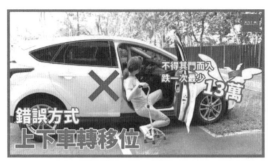

上下車轉移位	⚠ 不同能力與助力巧妙協作，請看影片示範
功能性能力協助程度	自立支援策略
不需協助	 被照顧者透過助步推車，向前伸展，向後退縮特性，屁股靠在座椅後轉身上車
獨立完成： 口頭提示、誘導	被照顧者雙手透過指引伸向車窗位置，藉由車門支撐助起、雙腳左右重心轉移跨步，屁股轉向車座椅，雙腳移入車內

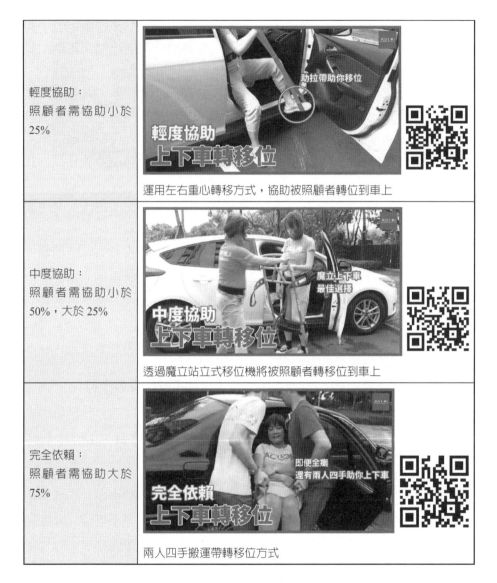

輕度協助： 照顧者需協助小於25%	運用左右重心轉移方式，協助被照顧者轉位到車上
中度協助： 照顧者需協助小於50%，大於25%	透過魔立站立式移位機將被照顧者轉移位到車上
完全依賴： 照顧者需協助大於75%	兩人四手搬運帶轉移位方式

第九節　想擁有幸福感的獨立性就是投資自己

根據美國退休人員協會（AARP）的一項研究，大多數人希望在自

己的家中養老，但不幸的是，只有 13% 的家庭本身就準備好滿足養老需求。這意味著 87% 的居住者面臨著被孤立在家裡，並依賴他人幫助的真實風險。

台灣面臨雙老危機（圖 9-22），房子愈老，障礙愈多，人愈老，體力愈差。我們正面臨誰來照顧我的窘境，或者讓機構成爲晚年的家。根據衛福部至 2019 年 6 月底止的統計資料，全國已立案老人長期照顧機構及安養機構已有 1,091 家，可提供 59,888 個服務床位，但這跟台灣超高齡社會及快速增加的老化人口數相比，根本無濟於事。

也就是說，如果我們沒有採取一些重要的結構性措施，無法及時應變未來的變化。

讓家符合人體工程學、友善居住環境，並爲「就地養老」做好準備，對於未來的獨立性來說，可以說與將錢存入退休基金一樣重要。

終身住宅最重要的特徵包括：
1. 至少有一個不需要走樓梯的家入口。
2. 有一間臥室安裝空中軌道和安全警示設施齊全的浴室。
3. 選用通用設計的傢俱，支持自力更生的能力。
4. 出入口門淨寬至少 80 公分寬以上，方便步行者或輪椅通行。
5. 家中主要區域之間採用暢通無阻的通道。
6. 所有樓梯旁邊都有欄杆。
7. 預留住宅調整之空間。
8. 整個家的採光、照明、通風良好。

如果你的目標是留在自己的家中，而你的房子尚未配備這些功能，那麼重要的是要逐步但穩定地努力，減少對你來說困難甚至不可能的障礙。現在，讀這篇文章的你們中有很大一部分人只是想「我會等到障礙成爲問題的時候，再來解決」。

不幸的是，我長期在第一線服務個案的過程中可知，這種思維正是許多人發現自己被孤立在家裡的原因，在以後的生活中嚴重依賴家人或朋友——或者更糟糕的是，被迫違背自己的意願搬出家住進機構。

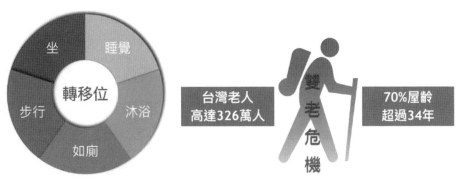

圖 9-21　日常生活與轉移位　　　圖 9-22　雙老危機
　　　　　的關聯性

　　現實情況是，你真正需要這些功能的時候正是你最沒有能力改變它們的時候。改造可能需要數週甚至數月才能完成，並且需要大量的時間和精力來僱用和管理承包商、選擇設備、材料、電器、瓷磚、顏色等；更不用說施工過程中會伴隨著灰塵、噪音、混亂和陌生人在家裡共存一段時間——這一切，當你年紀大了或者從手術或疾病中恢復時都已經失控，事與願違。

　　對你的房子進行體檢、符合就地養老居家安全規劃，可確保根據你的生活習慣，生活作息，興趣喜好，最關心的事情，由你親手規劃打造，並為自己帶來有尊嚴活到老的生活品質。

　　本章主要講的是「自我照顧訓練：移位」，在生活面，轉移位占據所有活動重要的樞紐（圖 9-21），跟居家環境、通用設計家具的選擇關係密切，通用設計的家具通常也扮演輔具的功能性，同時具備美學概念，我將第三人生居家改造融入這章節，主要因素是為自己的終身宅，逐步準備好未來的家，並在第一次改造你家的某個區域時就把它做好，這樣以後就不需要再做同樣的事情了。如果在進行標準改造的同時添加易於使用、防老化的功能（在牆上設置扶手、更寬的門口、防滑地板、使用助行器的地板空間或輪椅等），選用通用設計原則的傢俱，支持生活的獨立性及安全性，將避免將來二次改造時修繕費的增加。總之，第一次就做對，不僅已採取措施確保未來的獨立性，而且還可能為自己節省一大筆支出。

　　我的建議是，每次你需要修理某些東西，或者想要對家裡的一部分進行現代化改造時，應該嘗試找到方法來同時消除限制你未來獨立性的障礙。例如，樓梯是「原地老化」的最大障礙之一，因此，如果你有更換腐爛的騎樓或穿堂或破裂的混凝土通道、台階等，請趁此機會找一個無台階入口的住宅，可以為每個人增加居住品質。方便攜帶嬰兒車的媽媽進出家門，方便使用助行器（滾輪、輪椅或滑板車）的探望父母或祖父母，更能保證你自己獨立進出家門的能力。

　　適合老年人的無障礙住宅還可以減少你年老時對朋友、家人和護理人員幫助的依賴。許多老年人需要居服單位來幫助他們上下樓梯、安全進出浴缸以及在進出房屋時尋求幫助。如果你可以改造房屋，使其在一樓設有無台階入口、一間臥室和一間設施齊全的浴室以及零入口淋浴間，就可以顯著減少所需的外部援助時間。

　　最後，擁有一個可以支持任何水平能力的房屋，將減少你將來需要搬到昂貴且了無生趣安養院的可能性。根據大都會人壽保險公司進行的一項研究，擁有適合老年居住的房屋，與住在安養院的相比，不只賺到自由、生活的參與、自我實現的生活品質，增加兒女、親朋好友探視自在的交流，最重要的是在自己親手打造一輩子的家，度過自己的晚年生活，這種幸福感來自打拼一輩子應該享有的待遇。

以通用設計原則為你的家增添價值

　　如果做得好，通用設計原則可以與家具無縫融合，不僅讓你的生活更輕鬆，還能增加你房子的銷售價格。

　　隨著高齡浪潮席捲而來，為多代人居住而設計的住房是未來住宅最熱門的趨勢之一，隨著人口老齡化以及愈來愈多的人尋求通用設計原則住宅的更務實的替代方案，預計這種住房的受歡迎程度將穩步上升。

歷久不衰的家→終生獨立

　　隨著年齡的增長，你家的居家環境特徵，對於你保持獨立和與社區聯繫的能力發揮著不可或缺的作用。

　　總之，想擁有幸福感的獨立性，就要先投資自己！

參考文獻

Kiel, D. P. (2018). Falls in older persons: Risk factors and patient evaluation. Retrieved from https://www.ncbi.nlm.nih.gov/books/NBK235613/

Pei-Lun Hsieh、李雅珍、楊尚育、Ying-Lien Lin、Yu-Ru, Huang（2021）。家庭護理人員工作內容與肌肉骨骼疾病之間的關聯：橫斷面研究。工業健康。

World Health Organization. (2015). World report on ageing and health. Retrieved from http: //www.who.int/ageing/events/world-report-2015-launch/en/

引用出處

1. 感謝新北市輔具中心楊忠一主任提供「自立支援生活功能評估表」、「認知動作的功能最大發揮原則」、「No-Lift 轉移位策略選擇流程圖」授權使用。
2. 長照復能服務操作指引。

第十章 自我照顧訓練三：如廁、尿布脫離

劉映彤

第一節 常見使用尿布問題

當長者失能、失禁了，無法自己上廁所，甚至因為下肢無力，照顧者害怕因為長者上廁所導致跌倒，所以乾脆就直接包上尿布，這樣雖解決了如廁問題，減輕了照顧者的負擔，也並使長者的跌倒風險下降，而不知不覺中尿布也已經被視為照顧環境中護理及照顧的工具，但沒想到長者也因為身上多了一片尿布，而衍生了其他的照顧問題出現。

一、生理問題

紙尿布有吸收功能，讓尿液、糞便不會外流到褲子或床單上面，然而長者因為包上了尿布，下床走路次數也相對減少，骨骼肌肉功能退化加速，也因此縮短了失能發生的時間，故包上尿布對於身體功能是一種惡性循環的關係。使用尿布對生理直接造成的影響如下：失禁性皮膚炎、泌尿道感染風險、身體活動功能下降，針對生理問題介紹如下：

（一）失禁性皮膚炎（incontinence-associated dermatitis, IAD）

失禁性皮膚炎被歸類為潮濕相關皮膚損傷，容易發生的部位有肛門周圍的皮膚、會陰、陰囊處、鼠蹊部、大腿內側、臀部及尾骶處。失禁性皮膚炎的發生，是由於穿著紙尿布的皮膚表面受到尿液、糞便及汗液的刺激，皮膚長期時間接觸及浸潤在強鹼的環境中，會造成弱酸性皮脂膜破壞後，導致皮膚局部發紅、癢及炎症反應，甚至演變成皮膚潰瘍及糜爛情形（許美玉等，2016），且當皮膚的皮脂膜破壞後，皮膚耐受性變差，長者

在活動時容易造成皮膚與尿布產生摩擦力及壓力，也可能因照顧人員在清潔過程中，過度擦拭皮膚或使用偏鹼性的清潔劑，進而造成皮膚損傷。長者因失能或尿失禁包上尿布後，若跟照顧者說想上廁所時，照顧人員很直接地會問「你現在有包尿布嗎？」長者回應「有啊」，而照顧人員也很自然的回應「你有包尿布，就直接解下去就可以了，等等再幫你換哦！」就這樣不但錯過了長者想解便、解尿的感覺之外，等照顧人員有空前來清潔時，皮膚已經浸泡在尿液或糞便中一段時間，因而加速失禁性皮膚炎發生；而照顧人員也因為長者已經包上了尿布，不用擔心排泄物會弄髒褲子或床單，很放心的將手邊工作完成後，在幫長者清潔更換尿布，甚至夜間時整個晚上都沒有換尿布，而包上尿布的皮膚在等待清潔的過程中，已經逐漸造成損傷。

（二）泌尿道感染（urinary tract infection, UTI）

　　泌尿道感染是老年人及長期照護中常見感染之一，在長者感染原因中造成住院，最常見原因為下呼吸道感染，其次為泌尿道感染。泌尿道感染臨床上會出現發燒、排尿困難、頻尿、急尿、下腹不適、甚至腰痛等，有些長者不一定會出現典型症狀，需要合併實驗室檢查才能診斷，長者泌尿道感染除了造成身體不適、影響生活品質，而原本有失禁者可能讓失禁情形更惡化，甚至引起菌血症、敗血症、認知障礙、日常生活功能退化，嚴重者造成死亡，主要發生的泌尿道感染原因為：全身性慢性疾病、免疫功能下降、長期放置導尿管……等，相關文獻中指出，導尿管留置是老人發生泌尿道感染最重要的危險因子（謝美芬、顏兆熊，2010；林詩淳等，2010），但常常忽略了長者長期包尿布也是容易引起泌尿道感染風險，尿液及糞便停留在尿布上一段時間後，細菌開始孳生是造成感染的來源，再加上照顧人員在幫長者換尿布時，未將排泄物徹底清潔乾淨，導致細菌停留在尿道口的時間更久，更促使泌尿道感染的發生；然而當長者包上了尿布，會因為不想麻煩照顧人員更換尿布，或因為不想暴露身體私密部位，因而減少換尿布次數，也不敢多喝水，甚至憋尿不願尿在尿布上，而當飲水量不足減少了排尿的頻率，或因為憋尿增加細菌停留在膀胱或尿道內的時間，造成細菌繁殖，進而形成泌尿道感染。

（三）身體活動功能下降

身體活動功能與如廁功能是相互影響的，當長者身體活動功能下降時，會造成無法完成如廁動作；而當長者因無法自行如廁被迫包上尿布時，身體功能也會因此慢慢退化。一個看似簡單的如廁動作，其實由好幾個動作組合而成，包括了起身、走到廁所、開門、轉身、坐下、伸手到後方擦屁股、丟垃圾到馬桶、沖水，當有一個步驟無法完成，就無法完成如廁；且當長者使用尿布後，所有的如廁動作都不需執行了，漸漸地讓肌肉骨骼退化，長者活動能力也逐漸減少，更加重失能情形。人的身體是用進廢退的，如果因為某個動作無法完成，就讓長者包上尿布，而其餘可以做到的動作，也會很快地消失。因此，當長者因失禁或失能，照顧者為了照顧上的方便，將長者包上了尿布，在如廁方面雖然省事許多，但當身體功能下降時，長者退化速度加速，照顧問題會陸續浮現，更進一步把長者推向失能。

二、心理問題

人都會老，你可曾經想過，老的時候自己是什麼樣子呢？很多人都認為老不可怕，可怕的是老了之後生病、失能了，日常生活需要仰賴別人照顧，尤其因大小便失禁或下肢無力無法自己到廁所如廁，被迫包上了尿布，每天固定的時間更換尿布及清理排泄物，且身體最隱密部位就因此被理所當然的暴露，過著沒有尊嚴的生活到終老。當人老了、生病了，連最基本的身體清潔、如廁甚至進食都無法自己做到，需要麻煩別人協助，依賴家人照顧時，心中將充滿無力感及挫折感，久而久之除了身體功能日漸退化，對自己也慢慢失去信心，心裡沮喪，甚至出現低自尊、焦慮及悲傷等的心理問題，生活品質日漸惡化。

在心理影響部分，有分兩類型的長者，第一類是長輩知道自己會因為上廁所而造成跌倒，因為擔心及害怕跌倒後造成的後遺症，所以會忍受包上尿布的不舒服，但當照顧人員想訓練長者上廁所時，會因為害怕跌倒，而不敢下床如廁，因而造成身體功能的下降，退化得更快速。第二類長者是因下肢無力容易跌倒，尤其是如廁後的跌倒頻率更高，照顧者總是勸他

要包上尿布，不然常常跌倒會受傷很危險，但長者覺得包上尿布很羞辱沒面子、包上尿布表示自己沒用了，總覺得自己有能力可以做到，堅持要到廁所如廁，就算跌倒了也覺得無所謂，寧願冒著跌倒風險，也不願意包上尿布。

　　長者失能失禁了，或因爲身體衰弱如廁後造成跌倒，爲了保護長者的安全，照顧者常常忽略長者內心感受，理所當然覺得就應該包上尿布照顧上比較方便，減少因爲如廁造成的跌倒風險，但對於長者來說，因爲無法反抗，內心再怎麼煎熬也只能接受，心理傷害有多大不難想像。

三、社會問題

　　當人們因生病、失能、活動能力下降時，外出活動的頻率相對降低，長者自己覺得外出不方便，尤其外出時上廁所是個大問題，什麼事都要麻煩人家，乾脆待在家裡比較自在，漸漸地身體功能退化之外，在缺乏社會互動之下，甚至出現憂鬱等心理問題。照顧者知道長者一直待在家中，會造成社交互動降低，加速身體功能退化，常常基於想帶長者外出走走，也爲了方便，就將長者穿上了尿布。使用尿布的長者，除了覺得包尿布屁股鼓出一包之外，身上也會出現異味，也因爲異味關係，會有很多的異樣眼光出現，讓長者感到很難堪、丟臉，造成身體心像改變。且在外面要更換尿布也非常不方便，公廁常常是空間狹小、無障礙設備不完善，照顧者要協助長者更換尿布，必須擠在狹小空間裡，且坐著不方便清潔，故無法清潔到位。長者也會覺得外出要更換尿布不方便，自己不敢多喝水，甚至覺得換尿布麻煩，乾脆回家後再更換，就這樣包著尿布悶一整天，除了皮膚受損之後，也常常因外出後引起了泌尿道感染，而對外出有了不愉快的經驗，變得不想出門，外出社交活動變少，生活品質也受影響。

第二節　如廁訓練的準備及尿布脫離

　　如果想讓長者活得快樂，有好的生活品質及尊嚴，就必須盡量訓練長者學習自我照顧，恢復或維持原有的生活樣貌，即使在需要照顧的狀況

下，也希望長者可以完成能力範圍內的事情，當長者還有自理能力，可以自己吃飯、穿衣、洗澡、上廁所不需要仰賴別人照顧時，就可維持自尊跟自我價值感。

　　全球性退化量表功能性評估分期中，老人日常生活功能依賴發生順序為穿脫衣服、個人衛生、如廁，但在照顧機構中，老人的如廁行為能力常常被忽略，如廁能力須具備自己進出廁所、身體的姿勢改變、保持身體平衡及如廁後的清潔，當長者無法走向廁所或下床至床邊馬桶、不能起坐馬桶、不能鬆解衣褲、不能適當執行如廁衛生、不能執行如廁後沖洗馬桶或倒空清潔床旁馬桶，如廁過程中有一項無法完成代表如廁能力喪失（陳昱合等，2009），如廁過程中除了須完成上述動作之外，還必須不會弄髒衣服，這些看似簡單的動作，其實包含很多繁瑣的步驟，牽扯到了身體各系統的協調度，在日常生活的自我照顧中算是困難度高的照顧項目。要如何維持長者的如廁功能，或因為身體狀況改變而包上尿布後，訓練移除尿布自己如廁，都是一件不容易的事，需多面向的去評估及訓練，必須在各面相都符合如廁條件，才有辦法自己獨立完成如廁，在訓練的過程中，會因每個長者的身體、心理狀況不同，照顧者的照顧態度及照顧方式不同，也常常在訓練過程中失敗，或訓練時間過長達不到成效，而出現喪失信心，想放棄繼續訓練的瓶頸。

　　如廁包含著多個步驟，屬於難度高的訓練，所以必須依照長者現階段的能力採漸進式方式訓練，過程中需要照顧者在旁協助及鼓勵，讓長者依自己的能力範圍去執行如廁訓練，漸進的方式脫離尿布。漸進式的如廁訓練指當長者身體還衰弱時，照顧者可以定時拿尿壺或使用便盆在床上如廁，減少解在尿布上的頻率，慢慢有體力可以坐起來且維持坐姿平衡時，照顧者可以移位到床旁便盆椅上如廁，或推輪椅到廁所協助如廁，先讓長者熟悉廁所的如廁環境；當長者身體功能進步，上肢及下肢肌力改善時，可以訓練長者自行下床移位到床旁便盆椅上如廁；更進一步，長者可以站立及行走時，可以訓練到廁所如廁，廁所的如廁環境比較複雜、需要執行的動作比較繁瑣，需要照顧者有耐心的陪伴及教導，訓練過程是漫長且結果是無法預測的，常常會超出所預期的時間，如廁訓練更重要的是勿催促長者耐心等待，只要有一些些的進步，或是維持現況不退步，對長者來說

都是一件不容易的事。如廁訓練的準備及步驟：

一、身體活動功能評估

　　老人體適能狀態愈早接受評估，可以愈早發現失能前的體能情形，才能愈早安排運動介入，預防及延緩失能。長者要維持日常生活功能，需有良好的行走及移位能力，如廁功能評估部分，在老人體適能評估項目中的「坐姿站起」及「起身行走」可以用來監測下肢肌肉力量及檢測老人走向廁所、起坐馬桶、站立及身體平衡與步伐的穩定性，而起身行走能力是維持個體如廁功能的前提；「坐姿前彎」可評估起坐馬桶有關的下背和髖關節肌肉的柔軟度；「睜眼單腳站立」可以監測身體維持某一姿勢的平衡及穩定性；站立時的「雙肩水平外展度」可以評估起坐馬桶，穿脫衣褲和執行如廁衛生過程時的肩部柔軟程度（陳昱合等，2009）。如廁訓練前的身體功能評估很重要，才能依照長者目前的體能狀態，給予適合的如廁方式訓練，確保訓練過程中的安全性，也可以提早發現身體功能哪邊較不足，可以藉由運動訓練加強或維持體能狀態，讓長者更能去達成如廁訓練的步驟。

二、身體活動功能及肌力訓練

　　老化是不可逆的，因老化產生的身體衰退也是不可避免的，失能長輩由於活動減少，會導致他們在床上或輪椅上的時間變長，這樣會使骨骼缺少肌肉活動和垂直承受重力，導致下肢無法抵抗地心引力，隨後，肌肉會快速萎縮，肢體關節活動障礙、身體柔軟度及平衡表現下降，會影響長者的日常生活功能和自我照顧能力，因此，要維持良好的日常生活能力，就需要保持身體肌肉的活動，避免無力和萎縮（楊瑜軒等，2020）。長者的肢體功能退化，以下肢失能優先於上肢失能，當下肢出現失能後，日常生活就需要依賴他人，這也會導致長者無法如廁而被包上尿布，長者的運動訓練可以預防日常生活功能衰退和生活獨立性的下降，也能維持其如廁功能，因此，運動訓練對於長者來說是非常重要的（張莉琴等，2009；陳昱合等，2009）。

　　肌力是影響老年人生活或生理功能的獨立因子，長者常因爲肌肉功能流失，造成身體功能障礙，而活動力及日常生活照顧也隨之下降，在如廁的訓練中，肌力與肌耐力訓練是首要的，運動措施的設計可以從訓練老人坐、站及下肢的重力訓練，進而訓練起身行走，以維持行走及平衡能力。手部的握力也被認爲與衰弱的相關性很高，相關研究指出，手部的握力可用來表徵老年的力量，與個體的衰弱、死亡、成功老化以及手術後的復原力有關（楊瑜軒等，2020），手部握力與上肢肌耐力對日常活動的執行有重要影響力，在如廁過程中，長者的上下床及起坐馬桶時的抓握扶手、使用輔具行走到廁所、及如廁前後的穿脫衣褲，都需仰賴手部的握力，故上肢的肌力及手部握力也需要在活動及運動訓練項目中安排。

三、骨盆底運動訓練

　　骨盆底運動訓練又稱爲凱格爾氏運動（Kegel exercise），以尿失禁爲例，此運動使得骨盆肌肉在長期收縮下，可使尿道的阻力增加，改善尿失禁及骨盆底器官脫垂情形，已被列爲最優先首選的治療項目（蔡小滿、蔡維明，2005）。凱格爾氏運動也可以請病人平躺於床上時做屈膝抬臀動作，利用腳掌及背部之支撐來抬高臀部，骨盆底肌肉收縮最好 1 天做 3 段時間，每時段須做 8 到 12 次之收縮，每次收縮持續 8 到 10 秒，最好持續不間斷 15 到 20 週，才能達到不錯的療效（蕭聖謀，2017）。

四、如廁設備及環境

　　前面內容提到說，如廁訓練前須先評估長者目前的體能狀態，才能安排適合目前現狀的如廁訓練方式，確保訓練過程中的安全性，孔子說：「工欲善其事，必先利其器」，如廁訓練過程也包括如廁設備及如廁環境的準備，在漸進式的如廁訓練過程中，也需依現階段訓練狀況，準備適合的如廁設備，長者身體還衰弱下肢仍無力無法下床時，男性可準備尿壺、女性準備便盆，訓練在床上解大小便，減少解在尿布上的次數，當長者有體力坐起來時，需準備床旁的便盆椅（床旁馬桶），長者需自行下床至床旁如廁時，較困難的部分是起身、站起及轉位的動作，因此，有床欄的床

及在床旁裝置扶手相當重要，讓長者在如廁過程移位中，能有抓握的輔具支撐身體，以增加安全性預防跌倒；當長者身體功能進步，上肢及下肢肌力改善，可以訓練到廁所如廁時，廁所的環境準備像是門口是否有門檻、馬桶的高度是否適當、洗手台及馬桶旁邊是否裝設扶手、地面的防滑措施，這些都是安全如廁過程需要思考到的；長者穿的衣服、褲子需準備輕便容易穿脫，長度合宜，訓練時的尿布也需穿著復健褲，以方便訓練長者在如廁步驟中的穿脫衣褲動作。

五、維持穩定情緒

　　長者在身體功能的維持及訓練日常生活功能，長者的情緒部分也是必須列入影響如廁訓練是否成功因素，情緒是一種精神的與身體的反應，是被考慮為對刺激的一種反應，會牽扯明顯的生理變化，而情緒的穩定及起伏與身心疾病有密切關係，不良的情緒及精神狀態會刺激神經系統功能的紊亂，大腦指揮失靈，導致身體其他器官調節及功能發生障礙（李宗派，2011），大腦退化或失智長者要學習新的資訊尤其格外不容易，在如廁訓練方面，當身體活動功能及下肢肌力在穩定之下，如廁動作可以自然完成，但長者常常會忘記如何穿脫衣褲及如廁後的清潔，這需要分解動作及長時間的協助及教導，在情緒影響方面，如果長者在易受刺激的環境，或因為失智及大腦退化，出現精神問題行為，此時他們的情緒波動很大，在意的是妄想及幻覺內容，要進行如廁訓練是有困難的，照顧人員只能先做協助，當在情緒穩定時再做訓練，常常出現好不容易有進步的地方，就因此而又退步了，故影響訓練成效及拉長訓練時間。因此，在照顧長者時，固定及熟悉環境很重要，減少因環境的刺激影響情緒變化，可維持身體功能的穩定度延緩退化。

六、照顧者支持度

　　在長者身體功能訓練過程中，大多專注於長者的身體功能如何？該介入的訓練計畫措施及措施為何？訓練的成效如何？顯少探究到照顧者的部分層面，尤其在如廁訓練的部分，動作及步驟是繁瑣的，要成功訓練解除

尿布必須花上好一段時間，且常常在訓練過程中，遇到長者大小便來不及就解下去到床單或地面上，還要需要花時間和體力去做環境清潔，這讓照顧者感到疲憊，造成精神上及體力上無法負荷，因而中斷或放棄訓練，因此，在如廁訓練前除了照顧者的照顧技巧熟練之外，心理上的準備也很重要，這樣可以幫助照顧者進一步應對訓練過程中可能遇到的困難和挑戰，「休息是爲了走更長遠的路」，照顧者的輪替也很重要，它可以減輕主要照顧者的負擔，而在輪替過程中，交接也是需要注意的，有時候，因爲換了不同的照顧者，如廁訓練就會中斷或訓練方式不一致，這樣就會影響如廁訓練的成效，因此，在進行照顧者輪替時，需要確保交接過程順利，並確保訓練方式的一致性，以便更好地促進如廁訓練的成效。

第三節　案例分享

案例一

　　李伯伯有多重慢性疾病，因躁鬱症長期服用精神方面藥物，導致腦萎縮影響走路步態，泌尿系統方面有攝護腺癌，已手術治療現口服藥治療、攝護腺肥大、腎結石已碎石術治療過，此次因感冒引起肺炎導致呼吸衰竭插上氣管內管、鼻胃管及尿管，肺炎經過治療後也順利移除氣管內管出院，之後到機構入住照顧。

　　伯伯剛到機構時，意識混亂無法清楚對答，血氧濃度不穩定故需使用氧氣，身上鼻胃管及尿管留置，經過訓練後，伯伯先成功移除氧氣導管，導尿管訓練部分，伯伯因有攝護腺癌及攝護腺肥大情形，也曾經出現過血尿情形，因而增加了尿管訓練的困難度，在工作人員照顧下，伯伯意識漸漸恢復，身體狀況逐漸穩定後，也將導尿管訓練移除了，如廁部分也就按照慣例用包尿方式完成。在活動運動方面，機構內的活動都讓伯伯參加，但因伯伯有躁鬱症問題，偶爾出現干擾活動的問題行爲，但在引導及協助下，漸漸地參加活動時間可以拉長，且在活動中可以跟其他長者互動，情緒部分有漸漸控制穩定。

　　運動部分，評估到伯伯的上肢活動功能佳、肌力評估 5 分，可以自己

拿東西及抓握握力球，下肢肌力部分，協助移位時雖然關節較僵硬但可稍微撐住於地面，肌力評估 3 分，予安排下肢肌力訓練，首先使用運動器材的踩踏機，讓伯伯坐著運用踩踏器材漸漸增加重力，接著讓伯伯踩固定式腳踏車，依照身體狀況增加設定的距離及重力，藉著這兩種方式訓練下肢肌力，當下肢肌力訓練進步到 4 分時，開始安排坐、站訓練，手握著扶手練習從椅子上站起，再慢慢坐到椅子上，反覆此動作訓練下肢肌力，當下肢肌力 5 分時，開始訓練再復健步道往前行走、轉身往回走，練習身體平衡、行走時的步態及如何轉身維持平衡。

剛開始因伯伯太久沒行走了，已經忘記怎麼走路，步態不穩身體搖搖晃晃的，在經過人員的指導及提醒下，伯伯可以走得很穩，甚至行走速度也變快，這時的如廁訓練已經可以協助到廁所，讓伯伯自己站著小便了，接下來讓伯伯試著拿助行器訓練走路，這階段較困難的是伯伯不會使用助行器，走路的協調度也不佳，在經過多次練習下，伯伯慢慢習慣用輔具走路後，也可以使用助行器到廁所如廁，但還須人員協助穿脫褲子及如廁後的清潔，從原本是包尿布更換成復健褲，方便在如廁時穿脫動作，伯伯的床位也協助挪到靠近廁所的位置，讓伯伯減少進出廁所的距離，最後教導伯伯廁所開電燈位置、如廁後如何沖馬桶及手部清潔方式，當如廁步驟熟悉後且都沒有解尿在復健褲上，將復健褲移除改穿內褲，成功移除了使用尿布。

伯伯從入住機構有管路及臥床，到可以行走甚至成功移除尿布，總共花了一年半的時間，日常生活不用靠人員協助自己完成，從伯伯的表情可以感受到自信心，能夠自由地活動，而且不用等人來協助，提升自我價值感。工作人員覺得很有成就感，伯伯可以有這麼大的進步，非常不容易也讓人覺得不可思議，而家屬知道爸爸的進步，也感到非常欣慰，如廁的訓練及成功脫離尿布對長者這來說，除了延緩了失能速度，更能讓生活品質的提升。

案例二

林阿姨有憂鬱症及失智症，已住護理之家 5 年，意識清楚，可自行

進食、活動方式可自行推動輪椅，如廁方式使用尿布，也因精神狀況不穩定，情緒起伏大，也常因自行下床拿東西，有多次跌倒情形。

111 年 11 月因新冠肺炎確診導致呼吸窘迫住進加護病房，因病況嚴重家屬也簽立了拒急救同意書，經住院治療病況穩定，出院後身體虛弱，須採鼻胃管管灌牛奶、也需靠氧氣維持身體血氧狀況，在經過機構團隊的照顧及訓練下，氧氣移除，也訓練自己進食，移除鼻胃管，身體狀況逐漸穩定後，活動方式使用輪椅活動但需要人員協助，但阿姨意識混亂常常會想自己下床，有跌倒風險，爲了預防跌倒情形，開始安排阿姨訓練下肢肌力。

阿姨的想法很負面，剛開始時抱怨很累不想運動，故先安排簡單的搖腿機器材讓阿姨不會太累，心理不排斥運動，再漸漸搭配坐、站運動，騎固定式腳踏車來加強下肢肌力。而如廁部分，阿姨是拒絕使用床上便盆，故改定時協助下床床旁便盆椅使用，並教導如廁後按鈴請人員協助清潔；運動訓練部分，阿姨體力愈來愈進步，運動過程四肢無力發抖情形有改善後，採機構內懸吊式訓練輔具讓阿姨練習走路，步態漸漸穩定後，教導阿姨使用助行器練習行走，在漸漸熟悉助行器使用方式後，阿姨可以自行下床活動，如廁部分在指引之下，也可以自行走到廁所如廁。

阿姨在訓練過程中，可以配合運動故體力及下肢肌力進步很快，但發現阿姨的情緒不穩定會影響運動及如廁訓練，故將阿姨轉床至環境刺激較少的房間，減少情緒的波動，當情緒較穩定後，較能配合照顧者的照顧，給予的衛教措施也較更夠去記住並執行，在如廁訓練方面也較容易成功，現在阿姨可以自行下床使用助行器到廁所如廁，在使用復健褲之下，阿姨也學會如何穿脫衣褲及如廁後清潔，對阿姨來說，可以去廁所如廁找回了自信心及尊嚴。

案例三

一位住在護理之家輕度失智的奶奶，原本身體狀況穩定可以活動自如，自己走到廁所如廁也是自然不過的事，但經過一場重病之後，奶奶除了腳開始無力要使用助行器行走之外，膀胱也開始無力出現滴尿情形，尿

液常常在不自覺的狀況下滴滴答答流下，而奶奶就這樣被理所當然的包上了尿布，漸漸的奶奶也忘記想解尿的感覺。

　　照顧團隊發現奶奶下肢是有力氣的，應該試著訓練到廁所如廁，但首先要讓奶奶先有尿意感，才會有到廁所如廁的動力，照顧人員第一個就是想到訓練骨盆腔的凱格爾運動（Kegel exercise），但一位失智的長者需依指示找到骨盆底肌肉，並且做收縮及放鬆動作是一件非常不容易的事，故訓練奶奶躺在床上後，做抬臀運動 1 天 3 次每次 20-40 次，奶奶因為失智對於新的事物會排斥，剛開始時不願意配合，由熟悉及信任的人員，不斷的提醒、重複教導及示範下，奶奶才慢慢地配合做訓練，在訓練過程中也必須不斷的鼓勵奶奶，照顧人員因輪班關係，也必須互相督促要帶著奶奶做訓練，除了訓練奶奶做抬臀運動，也搭配藥物治療，定時督促喝水及定時帶奶奶到廁所如廁。

　　在團隊的合作下，經過三個月的照顧措施，有一天照顧人員發現奶奶不在床上，竟然自己拆下尿布，下床走到廁所如廁，故讓奶奶改穿復健褲，訓練奶奶穿脫褲子，在漸進式的訓練下，奶奶白天可以脫離尿布到廁所如廁。

結語

　　當長者身體衰退、失能了，走路不方便容易跌倒，在如廁部分也是首要面臨的問題，照顧者基於安全考量，不得已只能幫長者包上了尿布，但對長者來說內心的傷害是非常大的，長者也因為包上了的尿布出現生理、心理及社會的問題，故在身體衰弱初期，真的需要包上尿布時，要跟長者好好的溝通這件事，等身體狀況有改善時，要及早介入如廁訓練措施，這樣才不會讓肌力下降更快速，延緩身體功能退化，提升移除尿布的成功率，讓長者找回自信心及尊嚴，開開心心的走出家門。

參考文獻

李宗派（2011）。老人常見情緒與心理保健。臺灣老人保健學，*e7*(1)，1-32。

林詩淳、徐明洲、蔡坤維（2010）。老年人常見之泌尿道感染。志爲護理─慈濟護理雜誌，*9*(5)，66-70。

許美玉、林宜靜、陳映君（2016）。失禁性皮膚炎預防與照護圖卡。創新，*15*(5)，60-61。

張莉琴、高雅玉、徐美華（2009）。提升居家失能老人自我照顧能力之護理經驗。長期照護雜誌，*13*(1)，109-119。

陳昱合、張素嫻、方妙君、蔡美利（2009）。運用運動訓練維持失智老人如廁功能之探討。護理暨健康照護研究。*5*(4)，265-272。

楊瑜軒、林素香、黃秋月、游惠茹、陳貞吟、韓慧美、白淑芬（2020）。運用肌力訓練提升機構老人日常生活功能。長期照護雜誌，*24*(1)，33-43。

蔡小滿、蔡維明（2005）。骨盆底運動訓練原理及技巧。慈濟醫學雜誌，*17*(1_S)，43-48。

蕭聖謀（2017）。婦女應力性尿失禁保守治療。台灣醫學，*21*(5)，481-485。

謝美芬、嚴兆熊（2010）。老人之泌尿道感染。當代醫學，(436)，120-124。

第十一章　自我照顧訓練四：銀髮族口腔照護

孫國丁、陳明安

前言

　　擁有一口好牙，能好好吃飯，對於銀髮族的營養攝取及生活品質來說很重要。由日本開始提倡的一項「8020 運動」，指出我們想要隨心所欲咀嚼喜歡吃的食物，必須在活到 80 歲時仍保有至少 20 顆自然的牙齒，才能維持正常咀嚼能力。咀嚼即是口腔重要的機能之一，想要維持良好的「口腔機能」，就必須做好日常的口腔照護。一套完整的口腔照護包含「口腔清潔」、「口腔機能促進」以及「定期牙科就診」。

第一節　維持口腔機能的重要性

　　口腔照護目的在維持良好的口腔機能，口腔的機能具有進食、分泌唾液（口水）、說話、呼吸、維持容貌等功能，進食包含對食物的咀嚼（咬碎食物）、吞嚥（喝水）、品嚐味道；唾液有潤滑、幫助消化以及部分免疫功能；說話則是臉部及口腔附近肌肉的運動，搭配唇、舌、牙齒做出咬字發音；呼吸功能是透過氣管與肺部相連，讓空氣可以透過呼吸運動進出；至於維持容貌，我們的笑容、張口露齒這些動作都是日常生活中非常重要的元素。

　　所以一旦口腔機能變差，就會影響上述的功能運作，無法順利咀嚼喜歡的食物、吞嚥不順，甚至造成噎到、嗆咳的危險情境，不慎使食物進到氣管可能引起吸入性肺炎、上呼吸道感染，若是缺牙的情況，除了影響咀嚼能力，也會影響到說話的發音無法標準（俗稱講話漏風）、加上有牙周

病的話還可能會造成齒槽骨破壞，進而容貌發生改變，久而久之，可能影響銀髮族的自尊與社交意願。

銀髮族常見因為口腔組織老化、口腔衛生不佳等現象，造成口乾（乾口症）、齲齒（俗稱蛀牙）、缺牙、口臭、舌苔堆積、味覺變差、口腔黏膜疾病、口腔潰瘍、牙周病、牙冠和牙根的磨耗或喪失、口腔癌、假牙適應不良、咀嚼吞嚥障礙……等問題。除了高齡老化的影響以外，身心障礙者、衰弱症、肌少症、營養不良、顏面外傷、糖尿病患者、中風、認知功能退化、失智症患者也都是口腔機能會退化的高風險族群。需要透過適當的口腔清潔及定期牙科就診、維持口腔機能以及訓練咀嚼力，藉此提升高齡者咀嚼吞嚥能力，避免誤嚥及嗆咳狀況，進而降低罹患肺炎或心血管疾病之風險。

您或家中的銀髮族長輩有口腔機能退化的現象嗎？若有以下提到的任何症狀，可能就有口腔機能退化的問題，請至醫院做進一步諮詢。

「口腔機能退化的症狀」自我檢查：

・食物無法吞乾淨，口腔內有食物殘渣
・吞嚥困難，不好吞藥丸
・喝水、吃東西會從嘴巴掉出或流出
・吃流質食物（湯汁、水、稀飯等）容易嗆到
・無法咬比較硬、比較韌的食物
・口乾舌燥，時常覺得口渴
・說話口齒不清
・有舌苔
・口臭

第二節　口腔清潔

銀髮族的口腔清潔概念其實跟一般人無異，主要的差異在於長輩的肢體控制能力隨著年齡增加與各類病況增加而逐漸退化，所以需根據長輩的能力給予適當的口腔清潔方式指導。根據肢體控制能力，區分為 (1) 完全

正常的：比照一般人的清潔方式即可，並且每三個月定期回診。(2) 稍有退化的長輩則是要判斷其較爲不足的部分給予輔助工具。視力退化的可以請照顧者協助給予清潔工具。精細動作不良的可以利用電動輔助工具例如電動牙刷、電動沖牙機，而握力不足的長輩，照護者可以自行客製化牙刷（本節後面會說明）。只要在稍加輔助後仍能自行口腔清潔的長輩，仍需鼓勵讓其自行完成生活自理，但照顧者必須檢查長輩是否有清潔乾淨。(3)自理能力不佳與無法自理的長輩，建議直接由照顧者協助清潔口腔，即使沒有用嘴巴進食也要刷牙，以免因爲牙齒疾病影響身體健康。

　　物理性的清潔對口腔而言是最重要的，包含每天使用牙刷、牙線、牙間刷來進行清潔，可以搭配使用不含酒精的含氟漱口水輔助清潔（視需求，例如醫師建議使用），但請記得，漱口水無法取代刷牙及使用牙線或牙間刷的重要性，刷牙及齒縫間的清潔是每日的必做事項。正確的潔牙包含對眞牙、假牙和舌頭的清潔，以下將口腔清潔分爲「眞牙清潔」及「假牙清潔」來介紹。

一、真牙清潔

　　主要潔牙用品包含：軟毛牙刷、含氟牙膏、牙線、牙間刷，輔助潔牙用品包含：電動牙刷、保濕漱口水、單束毛牙刷、刮舌器、沖牙機。

（一）真牙清潔工具

　　牙刷：牙刷的選擇請注意以下重點：(1)刷毛軟、(2)刷頭大小適中（約兩個門牙寬）、(3) 握柄較粗。建議 2-3 個月更換一次，刷毛出現分岔、開花或感冒痊癒後要馬上更換牙刷，另外，針對握力不足的長輩，照護者可以自行客製化牙刷，使用布條、毛巾或是利用可塑型的材料包在握柄上，來加大牙刷的握柄，使牙刷更容易握。

　　含氟牙膏：請選用氟濃度 1350 ppm 以上的牙膏。強調使用「含氟」牙膏，是因爲根據研究發現，刷牙必須搭配使用含氟牙膏才能夠有效預防齲齒（蛀牙），氟化物的功能如下：(1) 促進牙齒再礦化，強化牙齒表層琺瑯質結構。(2) 可以抑制細菌分解醣類後，產生酸破壞牙齒，也可減少細菌孳生。(3) 增加牙齒的抗酸性。因此市面上琳瑯滿目的牙膏種類，雖

然根據添加物的不同，可能有各種其他的功能，可是單就想要減少齲齒，避免嚴重齲齒導致疼痛、甚至需要拔除牙齒來說，使用的牙膏「必須含有足夠的氟化物」。一般可在含氟牙膏外包裝或是牙膏管身，看到標示氟化物名稱及含量或是化學符號「F」等字樣的敘述。我們推薦銀髮族使用氟濃度 1350 ppm 以上的牙膏，通常看到市售含氟牙膏若取名為「超氟牙膏」，就會是達到此標準的牙膏。每次刷牙時含氟牙膏的用量，約為一顆豌豆大小，如下圖所示。

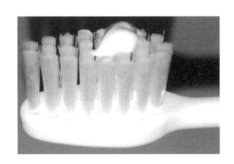

牙線：牙齒的鄰接面（牙縫）的牙菌斑需使用牙線及牙間刷清潔，許多人都會認為使用牙線會造成齒縫變大，但其實並不會，且還能夠深入清潔藏在齒縫中的牙菌斑，若能夠正確使用牙線，可以降低齲齒、牙齦發炎等疾病發生的機率。常見市售牙線可分為「無蠟」及「含蠟」牙線。無蠟牙線的特性為往上提拉時，牙線會散開較大的面積，清潔效果較蠟牙線好。含蠟牙線的特性則是牙線表面為光滑，較易於牙縫中穿過，適合齒縫較密者、牙線操作的初學者使用。

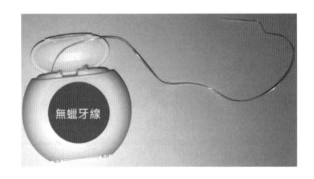

　　牙間刷：隨著年紀增長、牙齦出現萎縮，牙縫也會變大，此時更加需要使用牙間刷清潔牙縫並按摩牙齦。牙間刷的尺寸分為 4S 到 2L（0.6-1.9 mm），應依個人牙縫大小選擇適合的尺寸，也可以詢問牙醫師建議使用哪種尺寸，絕對不能強行硬塞，以免傷害牙齦。牙間刷的外型可分為 I 型和 L 型，I 型牙間刷適用於清潔前牙（門牙、犬齒），而 L 型牙間刷主要用在後牙（臉頰覆蓋住的小臼齒、臼齒）。

　　電動牙刷：選擇刷毛較軟、振幅較輕柔的電動牙刷，可更省時又省力地達到潔牙的效果；電動牙刷清潔的區域和方式與一般牙刷相同，差別在於電動牙刷的瞬間旋轉、振動較大，可以輔助有自理能力但手腳不方便的高齡者或特殊需求者潔牙。特別要注意的是，初期使用電動牙刷時，建議適當地調低轉速，否則轉速太快或使用力道不當，會造成牙齦出血或牙齒磨損；另外，使用電動牙刷也和一般牙刷相同，必須經常更換牙刷的刷頭，才能有效清潔牙齒。建議諮詢專業牙醫師來選用。

　　保濕漱口水：口腔乾燥會造成吞嚥困難、食物殘渣容易殘留於口中，吞嚥能力下降的話，也會引起吸入性肺炎的發生，因此可以使用保濕漱口水來保持口腔的濕潤度。

　　單束毛牙刷：刷頭比一般牙刷的刷頭還小，主要是清潔一般牙刷清潔不到的死角（如智齒後方）。

　　刮舌器：舌頭表面有許多乳突，而乳突之間也容易殘留細菌於其中，若不定期清潔，可能會導致嚴重口臭甚至誘發口腔疾病。使用方式為從舌面後方 1/3 處開始刮，由後往前單一方向輕輕的刮，每次刮 2-3 回即可。建議諮詢專業牙醫師來選用。

　　沖牙機：主要用於清潔牙縫間的食物殘渣，但並不能取代牙刷作為主要清潔方式，使用沖牙機尚需注意水柱力道，避免弄傷牙齦。建議諮詢專業牙醫師來選用。

　　真牙的清潔與照護請把握四大原則：(1) 三餐飯後及睡前要潔牙，睡前潔牙最重要。(2) 使用牙刷搭配含氟牙膏（1350 ppm 以上）。(3) 每天至少使用一次牙間刷或牙線清潔牙縫。(4) 若有口乾症狀可以搭配使用保濕漱口水。

（二）真牙清潔方法

牙刷握法，分為「握筆式」與「掌式（比讚式）」，兩者在清潔範圍與力道控制有差異。握筆式容易小範圍移動牙刷、在細部清潔效果更好，也能有效控制刷牙力道、避免太用力傷害牙齒與牙齦，對於刷牙力道控制不好的人，建議使用握筆式。掌式則是非常容易握、但在細部清潔效果較差，也因容易握牙刷，在刷牙過程可能會力道太大，需要特別留意，建議握力較差、或單側癱瘓的情況再使用掌式潔牙。

握筆式	掌式
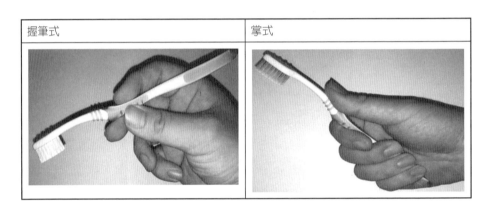	

牙刷刷法，推薦使用貝氏刷牙法，可以有效清潔牙齒與牙齦之間、容易卡食物殘渣的牙齦溝。關於刷牙的力道，請先測試拿著牙刷，用牙刷頭對著自己手指甲輕輕按壓，看到指甲由粉紅色轉為白色即可，那就是「刷牙的適當力道」，正確刷牙的重點在於擺放的位置與角度，並不需要很大的力量。

1. 刷毛與牙齒呈 45 度，放在牙齒與牙齦交接處	2. 按照順序兩顆兩顆刷 10 下
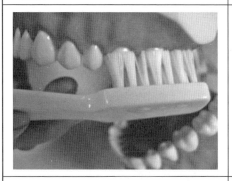	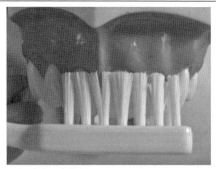
3. 接著刷內側一樣 45 度	4. 內側前牙把牙刷握直，一顆一顆刷
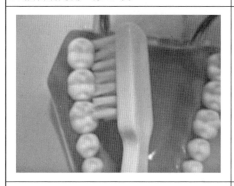	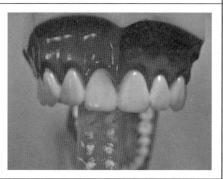
5. 最後刷咬合面，兩顆兩顆刷十下	6. 最後刷舌頭，牙刷輕輕由內向外單方向刷三下
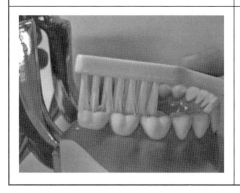	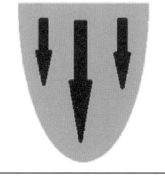

　　牙間刷的使用方法，可以沾一點含氟牙膏，從牙齒根部、靠近牙齦縫隙較大處，將牙間刷輕輕地旋入牙縫中服貼牙面，慢慢的內外移動；準備一杯水，將用過的牙間刷稍微清理後，即可繼續清潔下一個牙縫。牙間刷使用後，應用水清洗乾淨並晾乾，使用一至兩週、或是刷頭彎曲就要更換一支新的牙間刷。

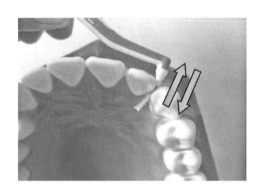

　　牙線的使用方法，牙線可以清除牙齒鄰接面（牙縫）的牙菌斑，使用牙線時必須注意：(1) 牙線放入牙縫時不要太大力，以免傷害牙齦。(2) 牙線要貼著牙齒表面、呈 C 字型，上下刮除牙菌斑。(3) 使用牙線時務必對著鏡子，才可以確認牙線放對位置。

牙線使用步驟：

1

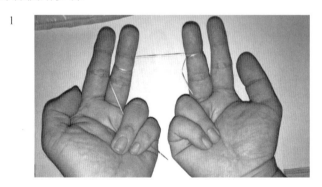

取一段約一個手臂長的牙線（約 30-40 公分），將牙線纏繞在雙手中指第二指節處，如果線頭容易鬆開，可使用無名指與小指壓住線頭

2

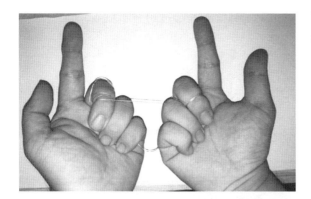

手指握緊掌心、即可把
牙線繃緊

3

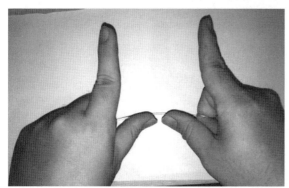

伸直食指、與大拇指呈
現直角，牙線長度約兩
個大拇指碰到的距離

4

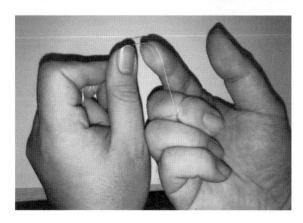

以一手食指、一手拇指
撐起牙線，兩指間牙線
長度約 1 公分

5

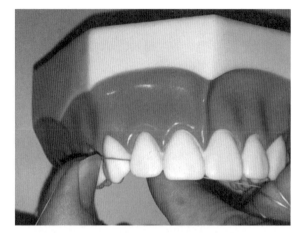

食指伸進口內、拇指保
持在口外，把牙線滑進
牙縫

6

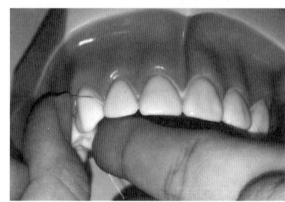

兩指往牙縫同一側拉
緊、呈 C 字型貼著牙齒
表面，單一方向刮除牙
菌斑與食物殘渣

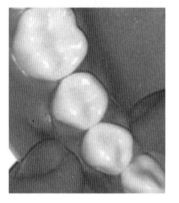

C 字型貼著牙齒，往外
刮出

7

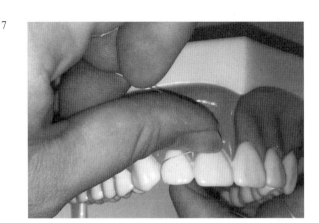

同一個牙縫另一邊也用
一樣的方式刮除牙垢，
依序清潔每一個牙縫。
要換下一個牙縫前，一
手捲牙線、另一手放開
一段，使兩指間的牙線
變成全新的一段來使用

．補充說明：

　　「牙線棒」也是日常生活中常接觸到的清潔工具，但因一支牙線棒僅有固定一小段牙線，在進入牙縫時無法完整貼合牙齒呈現 C 字型，導致清潔效果不如牙線，另外就是無法像牙線那樣針對不同牙縫替換乾淨、新的一段牙線，因此不建議使用牙線棒替代牙線成為每日清潔牙縫的工具，僅在外用餐或是不方便使用牙線的環境，才使用牙線棒作為臨時的清潔用品。

二、假牙清潔

　　常見的假牙類型主要分為固定假牙（含假牙冠、植牙、牙橋……等）及活動假牙（含全口活動假牙、部分活動假牙、植牙支持式活動假牙……等）。

（一）固定假牙清潔

　　固定假牙的照護方式和真牙相同，用牙刷、牙線及牙間刷進行清潔。牙橋及植牙支持式活動假牙的金屬部分，需要用牙線搭配牙橋穿引器或是單獨使用三合一牙線來輔助清潔牙橋與金屬固定物下方的位置。

牙橋清潔步驟	
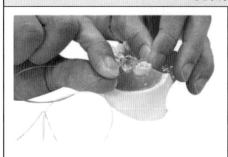	牙橋穿引器的使用方法有點像縫衣針的穿線器： 1. 取一段牙線將牙線穿過穿引器 2. 利用穿引器尖端的部分，把牙線穿進牙橋下 3. 或是直接用三合一牙線較硬的部分穿過牙橋
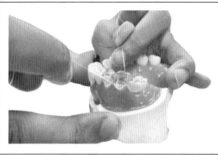	來回拉動牙線清潔牙橋底下的位置、去除縫隙中的牙菌斑與食物殘渣
圖片來源：衛生福利部高齡者及特殊需求者口腔機能促進保健手冊 p.21	

（二）活動假牙清潔

　　配戴活動假牙的長輩，在每餐飯後都必須將假牙取下，在口腔外面用軟毛牙刷徹底清潔，並且也要清潔口內牙齒與黏膜，以避免食物殘渣卡在假牙與牙齒中間增加齲齒與牙周病的風險，配戴部分（局部）活動假牙者，掛勾處的真牙要注意清潔，避免產生齲齒。所有的活動假牙清潔工具與保存盒都必須保持乾淨，以免發霉。

活動假牙清潔	
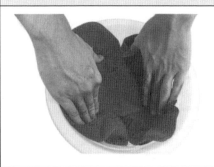	1. 準備毛巾鋪在臉盆底部，避免清潔過程中假牙不慎掉落、出現破損
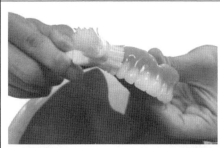	2. 用軟毛牙刷沾清水單方向刷洗假牙，切記不可以使用牙膏，以免牙膏中的研磨劑刮傷假牙，導致細菌更容易附著孳生
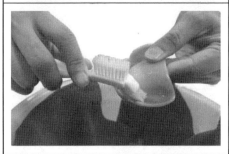	3. 活動假牙的內側（接觸牙齦的區域）也要記得刷洗
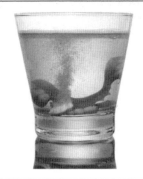	4. 每天一次將假牙完整泡在冷水中，投入假牙清潔錠浸泡 5-15 分鐘，即可取出用清水沖洗乾淨，注意不要浸泡太久，以免假牙染色或變質

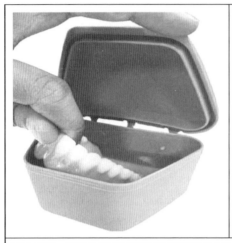

5. 晚上睡覺前需取下活動假牙、讓口腔有休息的時間，取下的假牙要保存在冷水中，不能泡熱水，以免假牙變形

圖片來源：衛生福利部高齡者及特殊需求者口腔機能促進保健手冊 p.22-23

　　過往曾有銀髮族長輩習慣將活動假牙泡入清潔錠後，就去就寢了，使得假牙在清潔錠溶液中浸泡過夜，浸泡過久可能會傷害假牙，因此請特別記得，浸泡清潔錠 5-15 分鐘後就應該取出。

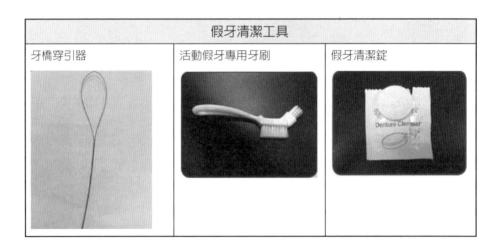

假牙清潔工具		
牙橋穿引器	活動假牙專用牙刷	假牙清潔錠

　　接下來說明使用活動假牙黏著劑，以及使用後的清潔方式。使用假牙黏著劑前，(1) 先將活動假牙內側面用軟毛牙刷和清水洗淨並擦乾。(2) 去

除口內的舊黏著劑和食物殘渣，可用毛巾或紗布沾溫水擦拭較易清潔。(3) 取少量假牙黏著劑塗布於假牙的內側面。(4) 確實將假牙放至口中定位，用手輕壓假牙數秒，讓假牙黏著劑均勻散開。(5) 用紗布將溢出的假牙黏著劑擦拭乾淨。使用假牙黏著劑後的清潔，先以溫水浸泡、刷洗，將假牙上的黏著劑和食物殘渣清潔乾淨，之後可以搭配假牙清潔錠加強清潔。

將活動假牙黏著於口中示意圖	
	取少量假牙黏著劑塗布於假牙的內側面
	確實將假牙放至口中定位，用手輕壓假牙數秒，讓假牙黏著劑均勻散開
	用紗布將溢出的假牙黏著劑擦拭乾淨
圖片來源：衛生福利部高齡者及特殊需求者口腔機能促進保健手冊 p.24	

第三節　口腔機能促進（健口操）

　　可以每天進行口腔機能促進運動（健口操）來維持良好的口腔機能，建議在每餐進食前操作，就像開始運動項目前會先做暖身運動一樣，健口操就是一種口腔的體操，讓咀嚼吞嚥等動作會使用到的相關口腔功能動起來，其中也包含唾液腺按摩的動作，透過按摩口腔裡幾個分泌唾液（口水）的部分，增進唾液的分泌。健口操有以下的好處：(1) 增加口腔肌肉的力量。(2) 促進唾液分泌，降低口乾的症狀。(3) 有效提升咀嚼能力。(4) 改善咀嚼吞嚥功能。(5) 享受美食。

健口操
1. 肩膀運動（肩膀上下動一動放鬆肩膀）

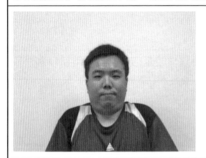	鼻子吸氣，肩膀向上提 ── 斜角肌運動
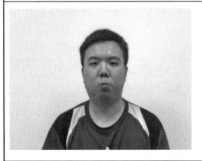	慢慢噘嘴吐氣，肩膀向下放鬆 ── 口輪匝肌運動

2. 頭頸部運動（頭部往前、往後、左右轉動放鬆頭頸部）

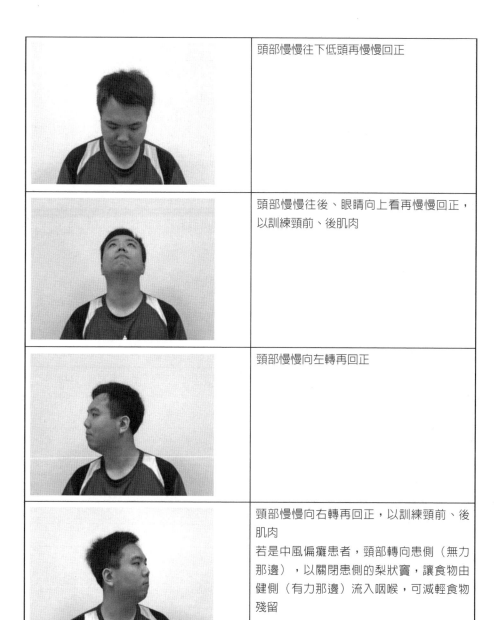

	頭部慢慢往下低頭再慢慢回正
	頭部慢慢往後、眼睛向上看再慢慢回正，以訓練頸前、後肌肉
	頸部慢慢向左轉再回正
	頸部慢慢向右轉再回正，以訓練頸前、後肌肉 若是中風偏癱患者，頸部轉向患側（無力那邊），以關閉患側的梨狀竇，讓食物由健側（有力那邊）流入咽喉，可減輕食物殘留

3. 臉部運動（唸出：ㄧ、ㄚ、ㄩ）	
	訓練表情肌肌力，唸出：笑嘻嘻（ㄧ）
	訓練表情肌肌力，唸出：笑哈哈（ㄚ）
	訓練表情肌肌力，唸出：真有趣（ㄩ）
4. 臉部運動──鼓腮練習咀嚼、訓練吞嚥	
	左漱漱（鼓腮）

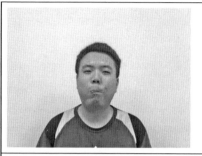	右漱漱（鼓腮）
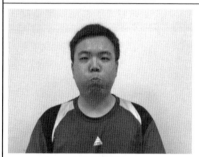	兩邊一起，咕嚕咕嚕
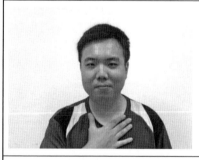	吞口水——吞嚥訓練

5. 唾液腺按摩（刺激唾液線分泌口水）。每項動作各按壓 5 次

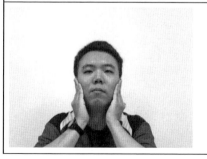	耳下腺：將四指放在臉頰凹陷處往前、往後按摩。（正面照）

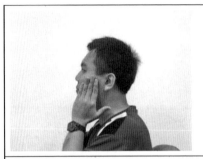	耳下腺：將四指放在臉頰凹陷處往前、往後按摩。（側面照）
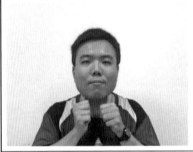	頷（顎）下腺：將雙手大拇指沿著顎骨下面，往上按摩，由下往上按摩
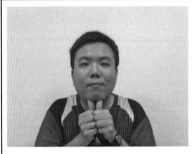	舌下腺：用雙手大拇指按壓嘴巴下方，往上按摩，可刺激唾液腺分泌

6. 舌頭運動——舌靈活度訓練，改善嗆咳及吞嚥障礙，讓吞嚥過程更順暢

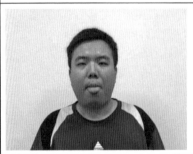	舌前伸

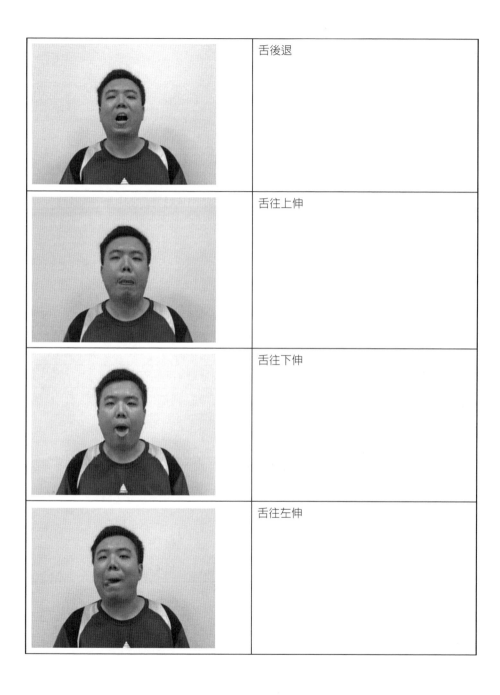

	舌後退
	舌往上伸
	舌往下伸
	舌往左伸

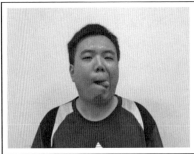	舌往右伸
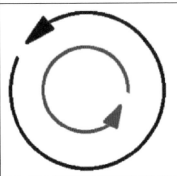	舌頭吐出來，沿著嘴唇繞圈，依順時針方向與逆時針方向各一次

7. 舌頭阻抗性運動 - 舌肌力訓練，改善嗆咳及吞嚥障礙，讓吞嚥過程更順暢

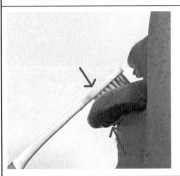	用軟毛牙刷、湯匙或壓舌板等器具，按壓舌面 10 下，舌頭需出力抵抗

8. 發音練習 - 用力發出 啪（PA）、踏（TA）、咖（KA）、啦（LA）

請用力唸出以下的字：	發音說明：
・啪、啪、啪。 ・踏、踏、踏。 ・咖、咖、咖。 ・啦、啦、啦。	PA- 從食物進入口腔後，口唇閉緊的動作。 TA- 舌頭前端的動作，關連到緊閉氣管口、不讓食物誤入氣管中的動作 KA- 舌頭後方的動作，關連到緊閉氣管口、不讓食物誤入氣管中的動作，將食物「咕嚕」吞下去，舌頭一連串相關動作

	LA- 舌頭把咀嚼咬碎的食物聚集在一起的動作
	·補充：說話、唱歌或演奏會用到嘴巴的樂器（笛子或口琴等），也能提升臉頰與嘴巴周圍的肌肉力量。

　　做完健口操，就可以享用美食了！但要怎麼吃才安全呢？以下提供安全進食的重點：

1. 每一口食物咀嚼 30 次。
2. 等想要吞下食物時再咀嚼 10 次。
3. 咬到食物沒有形狀再吞下。
4. 不要跟飲料一起吞嚥。
5. 等吞嚥完畢再吃下一口食物。
6. 減少每一口食物的分量。
7. 每吃完一口食物就把筷子放下。
8. 選擇需要咀嚼的食物。
9. 吃飯要專心，避免一邊進食一邊聊天說話、看電視。

第四節　定期牙科就診檢查

　　長輩容易因為慢性病與生理機能衰退，而造成清潔能力下降，使牙齒出問題，因此每三個月定期牙科檢查很重要。由專業的牙醫師作口腔檢查與早期發現齲齒與未清潔乾淨的細節及早治療與衛教，避免牙齒變成無法治療需要拔除的程度。能在口腔問題較不嚴重時就治療，可以省下後期治療牙齒需要多花費的時間與金錢。此外，若有佩戴假牙，定期回診讓醫師調整假牙，也可以維持佩戴假牙的穩定度與舒適度。

　　為了增加長輩與慢性病患者的口腔保健，目前健保局也針對高風險齲齒之民眾給予 3 個月定期牙結石清除（註 1）與氟化物治療（註 2），目的都是希望增進高齲齒風險的民眾能盡量保存口內牙齒。另外，各縣市政府的醫療衛生與社會福利政策也有銀髮族假牙補助、原住民假牙補助、

身心障礙與中低收入戶假牙補助、特殊疾病的假牙補助（詳情請洽各地合約醫療機構），這些政策都是希望藉由預防缺牙與假牙補助多管齊下的方法，讓銀髮族民眾能夠擁有一口好牙增進咀嚼能力提高生活品質。

註1：三個月牙結石清除（俗稱洗牙）：「全民健康保險牙醫門診總額特殊醫療服務計畫」之適用對象、化療、放射線治療病人（重度二個月一次）、口乾症患者、懷孕婦女、糖尿病患、腦血管疾病患者、血液透析及腹膜透析患者、使用雙磷酸鹽或抗骨鬆單株抗體藥物患者、惡性腫瘤患者、不符合「全民健康保險牙醫門診總額特殊醫療服務計畫」之肢體障礙、慢性精神病患或重要器官失去功能者之患者。

註2：氟化物治療包含：(1) 頭頸部開始電療後之患者；(2) 口乾症患者；(3) 齲齒經驗之高風險患者：糖尿病患者、65 歲以上患者、腦血管疾病患者、血液透析及腹膜透析患者、使用雙磷酸鹽或抗骨鬆單株抗體藥物患者、惡性腫瘤患者、不符合「全民健康保險牙醫門診總額特殊醫療服務計畫」之肢體障礙、慢性精神病患或重要器官失去功能者之患者；(4) 曾接受牙根齲齒復合體充填之患者。

參考文獻

衛生福利部長期照護服務對象口腔照護：醫療工作實務版與病患照護版。
衛生福利部高齡者及特殊需求者口腔機能促進保健手冊。
國家衛生研究院銀髮族簡易口腔衛生照護宣導手冊。

圖片來源

作者陳明安拍攝及提供。
假牙清潔部分照片取自衛生福利部高齡者及特殊需求者口腔機能促進保健手冊頁 21-24。

第十二章　自我照顧訓練五：用藥安全

徐尚為

前言

　　衛生福利部在民國 108 年的臺灣中老年身心社會生活狀況長期追蹤調查顯示，65 歲以上老年人中有 87.7% 至少罹患一種慢性疾病，依性別比較，男性至少罹患一項慢性疾病的百分比為 85.4%，女性為 88.3%。65 歲以上中老年人曾患各項疾病之百分比，由高至低前十名依序為高血壓（53.6%）、白內障（40.7%）、糖尿病（25.0%）、心臟病（22.5%）、高血脂（21.6 %）、關節炎或風濕症（18.4%）、肝膽疾病（10.5%）、中風或小中風（7.7%）、腎臟疾病（7.4%）及痛風（7.2%）。一項跨國研究發現，38.8% 的台灣 65 歲以上老年人，一年內有 45 天同時服用 5 種（含）以上的藥物，高於南韓、英國與澳洲。多重用藥導致潛在不當用藥、藥物交互作用、與不良反應的發生機率增高。再加上老化的生理、心理變化影響藥物動力學及藥效學，使長期用藥的長者更常出嚴重的用藥問題。在提供優質的照顧服務時，藥事照顧是重要的一環。（註：本章節舉例之藥物名稱，若已經超過專利保護，則以食品藥物管理局登記之成分表示；反之，以商品名呈現。）

第一節　老化導致的生理變化

　　老化是身體組成會隨著時間形成自然改變的過程，不一定會造成疾病或死亡，但可能會逐漸造成不可逆的功能喪失，這種改變的過程會漸進影響人們與外界環境的互動。老化除了瘦體組織比率降低、全身水分的減少與體脂的增加，解剖構造和生理功能的變化也會隨著實際年齡的增加而變得更加明顯。老年人發生與用藥安全有關的重要解剖學和生理學變化如

下：(1) 呼吸系統因肺泡和末端傳導氣道塌陷，導致容積和容量改變；(2)
心血管系統會因中型血管的彈性降低，引起心臟與血壓的問題；(3) 腎臟
腎小球濾過率下降與血管粥狀病變，引發腎功能逐漸惡化的風險增加；(4)
中樞神經系統因神經元密度減少與腦血管異常，導致認知功能降低的機率
增加；(5) 消化系統因上消化道神經肌肉功能下降，進而影響食物吞嚥；(6)
內分泌系統因性激素分泌減少，導致腹部脂肪的堆積，進而使血中游離脂
肪酸增加對胰島素之阻抗增加；(7) 骨骼肌肉系統因骨質流失和肥胖，可
能導致肌肉骨骼退行性退化、肌少症和肌肉減少性肥胖症的發展；(8) 特
殊感覺系統方面，如視覺、聽覺、嗅覺、味覺及觸覺等神經元數目減少，
導致日常生活諸多不便。

一、呼吸系統

隨著年齡的增長，肺和胸壁的順應性而降低，導致氣道彈性支撐減
少、肺泡和末端傳導氣道塌陷，導致總肺活量、用力肺活量、第一秒用力
呼氣容積和肺活量都會持續下降，殘氣量增加，功能殘氣量則保持不變。
吸菸者、慢性胸部疾病患者和接受腹部或胸部手術的年長者，常見肺不
張、肺栓塞等肺部狀況。

上述肺部的狀況可能影響用藥安全，例如，苯二氮平類
（benzodiazepines, BZDs）。此類藥物是目前最常用的安眠鎮靜藥物，老
年人常因睡眠品質問題或焦慮而使用，而 BZDs 會使骨骼肌鬆弛，因此年
長者有慢性阻塞性肺病、肺不張、肺栓塞等肺部狀況，服用此類藥物時應
特別注意急性肺功能降低的狀況。

二、心血管系統

年齡增長，使大、中型血管的彈性降低，會導致全身血管阻力升高
和高血壓，進而可能引發左心室肥大，使每次心搏輸出量和心室收縮力降
低，導致心輸出量每十年下降約 3%。心臟傳導細胞數量減少，使心臟傳
導阻滯、異位搏動、心律失常和心房顫動更加普遍。

老年人心肌的乙型腎上腺素受體（β adrenergic receptors）對擬交感神

經敏感性降低，導致對兒茶酚胺（catecholamine）和擬交感神經藥的反應降低，可能影響血管收縮藥物，如，麻黃鹼（ephedrine）的功效。

年長者普遍存在自主穩態的功能不彰，和頸動脈壓力感受器反應受損等狀況，身體出現狀況時，心率無法立即反應，以維持動脈血壓。例如，姿態性低血壓在老年人群中很常見，可能會因服用利尿劑、降壓藥使低血壓症狀加劇。

缺血性心臟病在老年患者中很常見，尤其是吸菸者和糖尿病患者。由於行動不便和其他共病，可能會限制長者身體活動，故可能無法檢測到心絞痛或勞力性呼吸困難等症狀。因此，即使沒有冠心病的客觀證據，也應考慮所有老年人具有心血管疾病風險增加可能性。

三、腎臟

由於腎皮質腎小球的逐漸喪失，腎小球濾過率 20 歲以後每年下降 1%。動脈粥樣硬化性血管疾病會導致心輸出量減少，引發腎灌注減少，致使腎功能下降，可能導致排泄或保存液體的能力降低、電解質失衡以及腎排泄藥物的清除率降低。除此之外，男性前列腺疾病可導致阻塞性腎病；老年人在生病期間常見脫水情形。有上述情形，在使用腎毒性藥物如非類固醇抗發炎藥（non-steroidal anti-inflammatory drug, NSAIDs）和治療高血壓與心臟衰竭的藥物血管緊張素轉換酶抑製劑（angiotensin converting enzyme inhibitors, ACEIs）時應注意腎功能的變化。

因為肌肉體積會隨著年齡的增長而減少，從而導致肌酸酐產生減少，老年人的腎功能檢查結果可能看似正常。因此，肌酸酐濃度的小幅升高，可能代表存在顯著的腎功能損害。肌酸酐清除率（creatinine clearance）是一種有用的腎功能檢測，可以透過 24 小時尿液收集計算得出。在台灣，慢性腎臟病防治是使用 modification of diet in renal disease equation（MDRD）的 MDRD-simplify-GFR 公式來估算。此公式使用患者的年齡、血清肌酸酐和性別推導出肌酸酐清除率的估計值（estimates glomerular filtration rate, EGFR），公式如下；或至財團法人腎臟病防治基金會網站（https://www.tckdf.org.tw/main/gfr02）輸入相關數據。

男性：186×（血清肌酸酐）$^{-1.154}$×（年齡）$^{-0.203}$

女性：186×（血清肌酸酐）$^{-1.154}$×（年齡）$^{-0.203}$×0.742

四、神經系統

隨著年齡增長神經元逐漸減少，到 80 歲時神經元密度減少 30%，可能導致認知障礙。因瀰漫性動脈粥樣硬化和高血壓導致的腦血管疾病，亦可能導致認知障礙。在老年人中很常見認知障礙的原因包括阿茲海默病、多發梗塞性癡呆、帕金森病和慢性酒精中毒。這些狀況會導致溝通困難與降低患者照顧與用藥的依從性。

五、消化系統

老化導致胃腸道生理改變一般可分為：神經肌肉功能的改變、胃腸道本身結構的改變、與腸道吸收和分泌功能的改變。此三項變化以神經肌肉變化對於藥事照顧的影響最顯著。隨著老化，口咽和食道的功能逐漸退化，這些變化主要與神經肌肉功能退化和隨後的協調性反射能力改變有關，造成吞嚥和食物沿食道推進受到影響。這些情況可能導致誤吸、吞嚥困難和咽食管憩室等問題，造成照顧上的問題，包含藥物的使用。

六、內分泌系統

男性身上因年齡增長相關的睪固酮濃度下降，導致增加腹部脂肪的堆積；女性停經之後，即使在體重未增加的情況下，脂肪的再分布情形改變，使腹部脂肪增加，最後造成血中三酸甘油酯及小顆粒低密度脂蛋白膽固醇增加，且具保護心血管作用的第二類高密度脂蛋白膽固醇減少。男女性皆因腹部脂肪的堆積，進而使血中游離脂肪酸增加對胰島素之阻抗增加。對於非糖尿病個體而言，空腹和餐後血糖濃度隨年齡增長而增加。與年輕人（20 多歲）相較，老年人（80 多歲）的口服葡萄糖耐受性降低 45%。此現象與肥胖和性別無關，可能是由胰島素抗性增加，而不是胰島素分泌受損引起的。至於胰腺的酶功能，胰脂肪酶濃度可能會輕度降低，導致老年人的脂肪吸收較差。

七、骨骼肌肉系統

　　隨著老化，性激素濃度下降、肌肉神經功能退化與運動神經元減少，可能導致肌肉質量減少與肌力的下降，其中以下肢近端肌肉的減少最多。肌肉內的脂肪與纖維化的比例隨老化而逐漸增加，導致水溶性藥物的分布容積會減小而容易造成藥物中毒，脂溶性藥物則因分布容積變大而使半衰期延長。因骨質流失使骨頭無法維持結構上的完整，骨質疏鬆風險增加。肌少與骨質疏鬆造成活動功能障礙，增加照顧上的難度與增加跌倒、失能的機率。

八、特殊感覺系統

　　老化造成眼睛構造與視覺反應處理改變，多導致項視覺退化，包括調節能力（老花眼）、眩光耐受性、適應性、低光度對比度活性、視野和顏色辨別力。聽力會因高音頻敏感度降低，增加語音中子音區分的難度，導致傳導性和感覺性聽力損失（老年性耳聾）。

　　研究顯示，老化使味覺敏銳度和乳突密度的下降，導致味覺功能下降。大約 70 歲後，味覺閾值開始提高，導致味覺障礙。因牙齒脫落和使用假牙導致的咀嚼問題也會干擾味覺，並導致唾液分泌減少。

　　正常衰老過程中，因嗅球神經元萎縮，造成嗅覺和檢測氣味的能力下降，生活品質因而顯著受損，包括味覺障礙和進食樂趣喪失，從而導致體重和消化能力發生變化。

　　隨著年齡的增長，觸覺通常會因皮膚變化、接觸感受器或大腦和脊髓的血液循環減少與營養不均衡而降低。老化使皮膚、肌肉、肌腱、關節和內臟器官具的觸覺、溫度與疼痛的感受器感受性降低。因此，影響簡單的運動技能、手的握力和平衡能力，影響生活中需要直接觸感而能執行的工作，如，自藥盒中欲取出所要服用的藥物。肌梭（肌肉內主要檢測肌肉長度變化的感覺感受器）和機械感受器（對觸覺或聲音等機械刺激作出反應的感覺器官或細胞）的功能，都會隨著年齡的增長而下降，進一步干擾平衡感。老年人常見的姿勢性低血壓，肇因於體內壓力感受器老化、損傷及腦內血流自我調節能力失常，對於若干降血壓藥品所帶來的反應適應不

及，增加暈眩或是跌倒的風險。

第二節　老化對用藥的影響

藥物對老年人的好處與不利影響存在相當大的差異。一個人對藥物的反應，是藥物或其代謝物在個體中的藥物動力學（劑量、濃度和時間關係）和藥效學（濃度和藥理作用之間的關係）之間的相互作用，這些相互作用又受到合併症、伴隨藥物、器官功能以及年齡等相關變化有關。身體成分的變化和生理功能的下降都會影響老年人對藥物的反應，包含藥物動力學和藥物效應學。為老年人提供安全、有效的藥物治療具有挑戰性，原因有很多，如：(1) 他們使用的藥物比任何其他年齡組都多，增加了不良反應和藥物相互作用的風險，並使依從性更加困難；(2) 慢性疾病的病況可能因藥物而惡化或影響對藥物反應；(3) 老年人生理儲備通常會減少，且可能因急性和慢性疾病而進一步減少；(4) 老化可以改變藥物的藥物動力學和藥效學。

優化老年人藥物照顧的主要方法有兩種：(1) 按照指示使用適當的藥物；(2) 確保藥物劑量正確、停用不必要的藥物、避免藥物與藥物間以及疾病與藥物的相互作用，以避免藥物不良反應。

一、老化與藥物動力學

隨著年齡的增長，藥物的吸收、分布、代謝與排泄都會發生變化，一些變化可能具有臨床意義，如：(1) 年長者對許多藥物的代謝和排泄減少，可能需要調整劑量；(2) 有些藥物毒性緩慢發展，可能會到治療開始後數天或數週才會出現毒性跡象，如，氯二氮平（chlordiazepoxide）、二氮平（diazepam）、氟耐妥眠（flunitrazepam, FM2）等苯二氮類藥物。

（一）藥物吸收

儘管與年齡相關的小腸表面積減少、胃排空減慢和胃 pH 值升高藥物吸收的變化在臨床上往往無關緊要，但臨床仍有應注意的事項。
1. 碳酸鈣需要酸性環境才能實現最佳吸收。當有萎縮性胃炎胃的狀況，

或使用質子泵抑製劑時，胃 pH 值升高，會降低鈣的吸收並增加便秘的風險。因此，老年人應該使用在酸性較低的環境中更容易溶解的鈣鹽（如檸檬酸鈣）。

2. 腸衣錠因胃排空減慢和胃 pH 值升高而提早釋放，增加了胃腸道不良反應的風險，例如，阿斯匹靈（aspirin）腸衣錠。

3. 年齡相關的胃腸運動減慢或使用抗膽鹼能藥物可延長藥物通過胃到小腸的運動。對於在小腸上段吸收的藥物，如乙醯氨酚（acetaminophen），胃腸動力減慢可延緩吸收和發生藥效，因而降低藥物峰濃度和藥理作用。

（二）藥物分布

隨著年齡的增長，身體脂肪通常會增加，而全身水分會減少。脂肪增加會增加高親脂性藥物，例如，二氮平（diazepam）、氯二氮平（chlordiazepoxide）的分布容積，並可能顯著延長它們的半衰期。親水性的藥物，如毛地黃（digoxin）或鋰鹽（lithium），若沒有適當的調整劑量，在血中的濃度可能增加而產生毒性。

隨著年齡的增長，血清白蛋白減少，α1- 酸性糖蛋白增加，但這些變化對血清藥物結合的臨床影響因藥物而異。在患有急性疾病或營養不良的患者中，血清白蛋白的快速降低可能會增強藥物作用，因為未結合（游離）藥物的血清濃度可能會增加。二苯基內醯尿（phenytoin）和苯甲香豆醇（warfarin）是高度蛋白結合藥物的例子，當血清白蛋白水平降低時，它們具有更高的毒性作用風險。

（三）藥物代謝

藥物代謝通常是指藥物在肝臟代謝的過程。許多藥物是經由肝臟的細胞色素 p-450 酶系統進行代謝。總體肝臟代謝功能隨著年齡的增長而降低，對於肝臟代謝的藥物，清除率通常降低 30% 至 40%。

經由 I 期反應（氧化、還原、水解）代謝的藥物，於肝臟清除的速度在老年人有可能變慢（表 12-1）。通常，年齡不會顯著影響經由結合和葡萄醣醛酸化（II 期反應）代謝藥物的清除率。

表 12-1 衰老降低肝臟藥物代謝的例子

藥物種類	藥品
止痛消炎藥	二克氯吩（diclofenac），異布洛芬（ibuprofen），萘普洛仙（naproxen）
心血管藥物	安脈迪平（amlodipine），迪太贊（diltiazem），尼非待平（nifedipine），普潘奈（propranolol），維律脈必利（verapamil），利度卡因（lidocaine），奎尼丁（quinidine），苯甲香豆醇（warfarin）
精神藥物	三氮二氮平（alprazolam），氯二氮平（chlordiazepoxide），二氮平（diazepam），伊米胺（imipramine），查諾頓（trazodone），阿若南（triazolam）
其他	消化性潰瘍：希每得定（cimetidine） 巴金森氏症：左旋多巴（levodopa） 氣喘及支氣管痙攣：茶鹼（theophylline）

　　首渡效應（部分口服藥物在通過腸黏膜和肝臟時，可能被代謝失活，從而使進入循環的有效劑量減少，因而導致降低藥效）在 40 歲後每年減少約 1%，使循環藥物濃度上升，增加用藥風險，例如，硝酸鹽、普潘奈（propranolol）、苯巴比妥（phenobarbital）和尼非待平（nifedipine）。

　　其他因素也會影響正在服用藥物的肝臟代謝，而影響藥效。例如，葡萄柚、柚子汁、大豆、甘藍、石榴、楊桃、辣椒、大蒜、紅酒、人參等會抑制細胞色素 P450 代謝活性，增加血中藥物濃度，因而增加用藥風險。反之，吸菸、巧克力、碳烤食物、咖啡因、茶葉等會增強細胞色素 P450 代謝活性，降低血中藥物濃度，因而降低藥效。

（四）藥物排泄

　　藥物排泄通常發生於腎臟。年齡增長導致腎臟排功能改變，已於先前段落陳述，在此不再贅述。藥物於腎臟清除的速度在老年人有可能變慢（表 12-2）。嚴重依賴腎臟排除的藥物，高齡者每日劑量應降低和／或給藥頻率應降低。由於腎功能是動態的，當患者生病或脫水或最近剛從脫水中恢復過來時，可能需要調整藥物的維持劑量。如，常用的雙胍類降血糖藥物二甲二脈（metformin），當腎臟功能衰退到某個程度，就應避免使用。

表 12-2　衰老降低腎臟藥物排泄的例子

藥物種類	藥品
降血糖藥	1. 磺脲類：氯普珀脲（chlorpropamide）、格胰比瑞（glimepiride）、格力本（glyburide） 2. 雙胍類：二甲二脈（metformin） 3. 二肽基肽酶 4（DPP-4）抑制劑：耐釋糖 ®（alogliptin）、康併莎 ®（saxagliptin）、磷酸西他格列吡汀（sitagliptin） 4. 升糖素胜肽 -1（GLP-1）受體促效劑：爽胰達注射劑 ®（lixisenatide） 5. 第二型鈉 - 葡萄糖轉運蛋白抑制劑：可拿糖膜衣錠 ®（canagliflozin）、福適佳膜衣錠 ®（dapagliflozin）、恩排糖膜衣錠 ®（empagliflozin）、穩適妥膜衣錠 ®（ertugliflozin）
抗菌劑	艾米克信（amikacin）、塞浦弗洒辛（ciprofloxacin）、見大黴素（gentamicin）、左氧氟沙星（levofloxacin）、耐挫敷妥因（nitrofurantoin）、鏈黴素（streptomycin）、泰百黴素（tobramycin）、每索匹林（trimethoprim）
心血管藥物	1. 非維他命 K 拮抗劑口服抗凝血劑：阿哌沙班（apixaban）、普栓達膠囊 ®（dabigatran）、里先安膜衣錠 ®（edoxaban）、利伐沙班（rivaroxaban） 2. 血管加壓素轉化酶抑制劑：卡特普（captopril）、伊那拉普利（enalapril）、利欣諾普（lisinopril） 3. 抗心律不整藥：普卡因醯胺（procainamide） 4. 抗血栓及抗凝血劑：克立生注射劑 ®（enoxaparin）、肝素（heparin） 5. 強心劑：毛地黃（digoxin）
利尿劑	阿米諾樂（amiloride）、服樂泄麥（furosemide）、雙氫化氯噻治（hydrochlorothiazide）、蘇拉通（spironolactone）、三胺嘌呤（triamterene）
精神藥物	銳思定 ®（brexpiprazole）、樂途達 ®（lurasidone）、帕利哌酮（paliperidone）、瑞斯酮（risperidone）
其他	痛風：安樂普諾（allopurinol） 巴金森氏症：阿曼他定（amantadine） 消化性潰瘍：希每得定（cimetidine）、發模梯定（famotidine）、雷尼得定（ranitidine） 癲癇：佳巴本汀（gabapentin） 躁鬱症：鋰鹽（lithium） 止吐：美多普胺（metoclopramide） 流感：奧司他韋（oseltamivir）

二、老化與藥物效應學

　　藥效學是藥物對身體的作用或身體對藥物的反應，它受藥物與受體結合、受體後效應和化學相互作用的影響。與年輕人相較，在老年人中，通常是由於器官的病理變化，使藥物的敏感性可能增加或降低（表 12-3）。

表 12-3　衰老對藥物反應影響的例子

藥物種類	藥品	反應影響
抗凝血劑	苯甲香豆醇（warfarin）	增加凝血酶原時間國際標準化比值
支氣管擴張藥	沙布他醇（albuterol）	支氣管擴張效果降低
心血管藥物	洛沙坦（losartan），纈沙坦（valsartan），艾比沙坦（irbesartan）	提升降低血壓效果
	迪太贊（diltiazem），伊那拉普利（enalapril）	提升急性抗高血壓效果
	非洛地平（felodipine）	提升抗高血壓效果
	異丙腎上腺素（isoproterenol）	降低心律與心輸出量，減緩靜脈擴張程度
	維律脈必利（verapamil）	提升急性抗高血壓效果與心肌傳導速度
	普潘奈與其他乙型受體阻斷劑（propranolol and other beta-blockers）	增加心律
利尿劑	布米他奈（bumetanide）	減緩尿流量與鈉離子排除
	弗西邁（furosemide）	減少利尿反應峰值
口服降血糖藥	格力本（glyburide）	延長慢性降血糖作用
精神藥物	二氮平（diazepam）	延長鎮靜效果
	二苯安明（diphenhydramine）	延長精神運動功能障礙療效
	哈羅嘩利杜（haloperidol）	增加急性鎮靜效果
	咪氟唑侖（midazolam）	增加鎮靜效果，增加腦波活性
	阿若南（triazolam）	延長鎮靜效果

　　老年人對抗膽鹼能藥物的作用特別敏感，例如，三環類抗抑鬱藥、具鎮靜作用的抗組胺藥、泌尿道抗毒蕈鹼藥、一些抗精神病藥、具有阿托品樣活性的抗帕金森病藥物以及許多非處方安眠藥和感冒藥。老年人，尤其是那些有認知障礙的人，特別容易受到此類藥物的中樞神經系統不良影響，並且可能變得更加混亂和昏昏欲睡。抗膽鹼能藥物通常還會引起便秘、尿滯留（尤其是患有良性前列腺增生的老年男性）、視力模糊、姿態性低血壓和口乾。即使在低劑量下，這些藥物也會透過抑制出汗來增加中暑的風險。

　　一般來說，老年人應盡可能避免使用具有抗膽鹼能作用的藥物。

第三節　老年人常見的用藥問題

　　藥物相關問題在老年人中很常見，包括藥物無效、藥物不良反應、用藥過量、用藥不足、治療不當、監測不充分、依從性和藥物相互作用。一個主要原因是與患者或醫療保健從業者之間的溝通不足，特別是在轉換醫療保健機構過程。如果在患者入院或出院或其他護理照護轉移（從療養院轉移到醫院，或專業護理機構轉移到家中）時，加註藥物使用注意相關事項，則可以預防許多與藥物有關的問題。

一、藥物─疾病相互作用

　　無論患者年齡如何，用於治療一種疾病的藥物都會加重另一種疾病的病情，但區分藥物不良反應與藥物─疾病相互作用在臨床上通常不容易，並且可能導致處方連串事件。處方連串事件是指藥物不良反應，被誤解為新疾病時，開出新藥來治療時的症狀或病徵，新的、不必要的藥物可能會引起額外的副作用，然後可能又誤解為另一種疾病，並進行不必要的治療等等。下述為常見的例子：

1. 鈣離子通道阻斷劑，例如，安脈狄平（amlodipine）、尼非待平（nifedipine）、非洛地平（felodipine）等可用於控制高血壓，但也可能引起周邊水腫；有些臨床處置可能給予利尿劑治療，例如，服樂泄麥

（furosemide）。如此，可能會導致低鉀血症，需要補鉀。

2. 抗精神病藥可能會引起類似於帕金森病的症狀。在老年人中，這些症狀可能會診斷為帕金森病並以多巴胺能藥物治療，如此可能導致抗帕金森藥物的不良反應，例如，姿態性低血壓、譫妄、幻覺、噁心。

3. 用於失智症患者的膽鹼酯酶抑製劑，如，多那皮諾（donepezil）、利佛斯狄明（rivastigmine）、葛蘭他命（galantamine），可能導致腹瀉、尿頻或急迫性尿失禁。然後，抗膽鹼藥物，例如，奧斯必得寧（oxybutynin），可能開立給患者來治療新症狀。如此添加了不必要的藥物，增加了藥物不良反應和藥物相互作用的風險。

提供藥事服務，若服務對象出現新症狀或體徵時，照顧者要考慮可能是由於現有藥物治療所致的可能性。

二、藥物―藥物交互作用

由於老年人經常服用多種藥物，因此他們特別容易受到藥物相互作用的影響。例如，抗生素開羅理黴素（clarithromycin）、紅黴素（erythromycin）會減緩降血脂藥辛維司汀（simvastatin）的代謝，使辛維司汀血中濃度上升，導致肌肉病變或橫紋肌溶解症風險增加；它們也會減緩降心血管藥維律脈必利（verapamil）的代謝，導致低血壓與心律不整的風險增加。

老年人也經常使用草藥和其他膳食補充劑，並且可能不會告訴他們的醫療保健提供者，因而發生草藥或膳食補充劑與處方藥間的相互作用，並導致不良反應。例如，銀杏葉提取物與苯甲香豆醇（warfarin）一起服用會增加出血風險，而聖約翰草（St. John's wort）與選擇性血清素回收抑制劑（SSRI）一起服用，會增加血清素症候群的風險。因此，醫生或照顧者應特別注意患者有關膳食補充劑的訊息，包括草藥和維生素補充劑。

三、監控不足

藥物使用的監測應包含：

1. 記錄新開立藥物的適應症。

2. 在醫療紀錄中保留患者使用的最新藥物清單。

3. 記錄藥物治療是否達到醫師目標與其他藥物反應。

4. 實施必要的實驗室檢測，以了解藥物療效或不良反應。

5. 定期審查藥物是否持續需要。

　　這些措施對老年患者尤為重要。缺乏密切監測，尤其是在開出新藥後，會增加多重用藥、不良反應和無效的風險。居家照護人員應主動執行上述前三項，以提升藥事服務品質。

四、藥物選擇不當

　　如果一種藥物使用的潛在危害大於其潛在獲益時，則該藥物是不合適的。不當使用藥物的情形：

1. 選擇不合適的藥物、劑量、給藥頻率、劑型或治療持續時間。

2. 重複治療。

3. 沒有考慮藥物相互作用和藥物的適當適應症。

4. 適當的藥物於急性病症消退，仍繼續使用。當患者從一個醫療機構轉移到另一個醫療機構沒有重新評估適應症時，就可能會發生這種情況。

五、用藥者缺乏依從性

　　藥物有效性通常因缺乏用藥者的依從性而受到影響。依從性受許多因素影響，包括語言障礙，但不受年齡本身的影響。多達一半的老年人沒有按照指示服藥，通常服藥量低於規定（依從性不足），原因與年輕人相似。此外，缺乏用藥依從性的因素如下：

1. 財務的限制，這可能使購買藥物變得困難。

2. 認知問題，這可能使按照指示服藥變得困難。

3. 使用多種藥物（多藥）。

4. 使用必須每天服用數次或以特定方式服用的藥物。

5. 對藥物的作用（益處）或如何識別和管理不良反應（危害）缺乏了解。

　　使用太頻繁或太不頻繁的劑量、多種藥物或兩者兼而有之的藥物治療計畫，可能太複雜，以至於患者無法遵循。居家藥事服務可以透過安排

或推薦易於取用的容器、藥物標籤和說明大型容器、配備提醒警報器等方式，提高用藥依從性。

六、用藥劑量過量

一般來說，儘管劑量要求因人而異，但老年人應從最低劑量開始用藥。實務上，當一種藥物的治療指數較窄時，或生理情況可能因藥物而惡化時，特別是當患者虛弱時，起始劑量約爲通常成人劑量的三分之一至二分之一，然後根據對所需效果的耐受性向上調整劑量。當劑量增加時，應評估患者的不良反應，並在可能時監測藥物濃度。

當同時服用兩種以上藥物時，可能因藥物相互作用，影響藥物代謝，而導致藥物在體內濃度增加。或是病患於不同機構就醫時，當不同的從業者開出一種藥物，並且不知道另一個從業者開出相同或相似藥物時（治療重複），也可能發生藥物過量。

七、溝通不暢

用藥資訊從一個醫療機構到另一個醫療機構的溝通不暢，導致發生用藥錯誤和藥物不良反應的情形。

八、處方不足

適當的藥物可能開得不足，即，使用劑量未達到最大療效。處方不足可能會增加發病率和死亡率並降低生活品質。老年人常發生處方不足的藥，包括用於治療抑鬱症、阿茲海默病、心衰竭、後心肌梗塞（乙型受體阻斷劑）、心房顫動和高血壓的藥物。

在患有慢性疾病的老年患者中，急性或無關疾病可能未得到充分治療，例如，慢性阻塞性肺病患者可能未治療高膽固醇血症。原因是臨床醫生可能擔心會增加藥物不良反應的風險，或患者從治療中獲益所需的時間較預期存活壽命長。

第四節　正確用藥

由於老年人的生理狀況與慢性病的病情，有些藥物，例如，鎮痛藥、抗凝血藥、抗高血壓藥、抗帕金森病藥物、利尿劑、降血糖藥與精神活性藥物，對它們可能構成特殊風險。因此，美國老年學會於 1991 年發表了的 BEERs® 標準，將老人可能出現的不適當藥物分爲三組：

1. 可能不適當所有老年人：盡可能避免。
2. 由於藥物—疾病或藥物—症狀相互作用可能存在潛在的不合當：在患有某些疾病或症狀的老年人中應避免使用。
3. 謹愼使用：益處可能抵消某些患者的風險。

我國的老年醫學及老年藥學學者於 2010 年參考了各國已發表的老年人潛在性不適當用藥準則，制定台灣潛在性不適當用藥準則（PIM-Taiwan criteria）。此準則包括一般應避免給予老年人的藥物或藥物類別，應避免之原因與替代藥物或治療方案；12 種臨床病況須避免使用之藥物類別及原因。衛生福利部食品藥物管理署與醫療機構亦持續推廣「正確用藥五大核心能力」，以確保民眾的用藥安全，進行居家藥事照顧時應注意此五大核心能力。

一、用藥核心能力

提供居家藥事照顧時，爲確保用藥安全，應對於老年人與共住家人宣導「正確用藥五大核心能力」。

1. 就醫時向醫師清楚表達自己的身體狀況。

   看病時或陪同看病時，有沒有其他疾病，例如心血管、腸胃道、肝臟、腎臟或家族遺傳疾病。其他重要訊息，如，藥品或食物過敏史、目前正在使用的藥品，包含中、西藥、成藥或保健食品等事項，亦應主動詳細提供，以避免藥物—藥物或藥物—食物的交互作用。特別是日常生活的微恙，至非照顧慢性病的醫院就診時，更應主動用藥避免重複用藥或藥物交互作用。

2. 領藥、使用藥品時看清楚姓名、藥品用法、藥品適應症等事項。

教育照顧對象及家屬若有必要自行購買指示藥或成藥時，要檢查包裝上是否有衛生福利部的核准藥品許可證字號及效期。指示藥，如綜合感冒藥外包裝會標示衛部藥製字第 OOOOOO 號、衛部藥輸字第 OOOOOO 號，標示字樣「指示藥品」，「醫師、藥師（藥劑生）指示藥」。使用時若病情未改善或加重時，應即刻就診。成藥，如昆蟲咬傷、一般外傷、止癢的皮膚軟膏與外用液劑等，外包裝上會標示成藥字樣，且一定要標示衛部成製字第 OOOOOO 號，標示字樣「甲類成藥」或「乙類成藥」。使用時應依藥品標示、說明書適時適量。

3. 清楚服用用藥的方法、時間。

服用藥品時，應了解藥品適應症以及服用方法及時間，如有特殊服用方法，請向醫師、藥師確認清楚。口服藥品應以適量的溫開水服用，不要以葡萄柚汁、牛奶、茶、果汁、咖啡等飲料搭配服用。腸衣錠藥物對酸不安定性，易受胃酸破壞而失效，緩釋錠如破壞原有劑型，將喪失藥物長效作用，導致劑量全部釋出，引起不良反應。若長者有吞嚥問題，應與醫師討論，切忌研磨成粉狀後使用。

飯後服藥是指吃飯後 1 小時內要吃藥。因為有些藥品吃完後會有腸胃相關副作用，若在飯後服用可減少副作用發生，例如：非類固醇消炎止痛藥（NSAIDs）。另外，維生素、鐵質補給也應在飯後服用，可達到更好的吸收效果。中藥類藥品如屬袪風濕、清熱解毒類藥品，建議在飯後服用，降低腸胃道的刺激，若是治療胸膈以上部位（如：心、肺）的中藥方藥，在飯後服用可增加藥效。

飯前服藥是指吃飯前 30 分鐘至 1 小時或飯後 2 小時以上。有些藥品容易被食物影響吸收，所以需飯前吃，如：甲狀腺素藥品。有些藥品需空腹吃，與藥效發揮時間有關，如：血糖藥在飯前吃以降低餐後血糖。中藥補氣、補益藥，驅蟲劑，建議在飯前吃以增加藥效發揮及吸收。

有些藥品隨餐服用可增加效果（在吃完藥後立刻吃飯或是吃第一口飯之後吃藥），如部分血糖藥。另外也有部分藥品和食物併服時吸收效果更好，例如，部分抗肝炎藥品。中藥有些方劑與食材一起烹煮食用，更加相輔相成，可促進藥效抵達作用部位，如四神湯（山藥、芡實、茯苓、蓮子等）。

忘記吃藥時，可先以「吃藥週期的一半」爲基準，計算自己需不需要補服？例如：一個藥品必須在早、中、晚服藥，如果每餐之間間隔 6 小時，那吃藥週期的一半就是 3 小時。假如早餐後忘了吃藥，在吃藥週期的一半 3 小時以內都還能補吃；但超過 3 小時才想起的話，就省略早上那次，中午時按當次劑量服用即可。少數藥品補服時需調整劑量，領藥時務必和藥師諮詢清楚。

4. 爲了自己的健康，應堅持五不。

藥品都存在副作用或使用的風險性，購買藥品應至藥師執業之藥局購買。應教育照顧對象及家屬使用藥物時應堅持「不聽信神奇療效藥品的廣告」、「不相信有神奇療效的藥品」、「不買攤販、夜市、網路、遊覽車上所販賣的藥品」、「不吃別人贈送的藥品」與「不推薦藥品給其他人」等五不。

5. 生病找醫師，用藥找藥師。

照顧對象同時服用多種藥品，包含中藥、保健食品，可能會增加藥物交互作用的風險，用藥前或有任何醫藥疑難問題，教育個案及家屬應諮詢醫師或藥師。

二、長期用藥應注意事項

由於就醫的方便性與不太遵守「五不」的用藥習慣，長期用藥的照顧對象，可能有用藥不愼引起的健康風險。以下整理老年人常見長期用藥時應注意事項，提供居家照顧服務的參考。

（一）非類固醇抗發炎藥（止痛藥）

口服非類固醇抗發炎藥（NSAIDs）用途廣泛，常用以抗發炎、止痛與退燒，也是日常生活中無需處方即可獲得的止痛退燒藥。由於是指示用藥或成藥，取得方便，老年人可能容易出現這些藥物的不良反應，並且由於以下原因，不良反應可能更嚴重：

1. 此類藥物是高度脂溶性的，並且由於脂肪組織通常隨著年齡的增長而增加，藥物的分布更廣泛。

2. 老年人血漿蛋白通常會降低，導致未結合的藥物濃度升高，並增強與

蛋白質高度結合的藥物的藥理作用。

3. 許多老年人的腎功能下降，導致腎清除率下降和藥物濃度升高。

　　非類固醇抗發炎藥嚴重的副作用包括消化性潰瘍和上消化道出血，特別是當開始使用和增加劑量時，風險會增加。當 NSAIDs 與皮質類固醇、苯甲香豆醇（warfarin）、直接口服抗凝劑、低劑量阿斯匹靈（aspirin）或其他抗血小板藥物，如，克洛平格（clopidogrel）合用時，上消化道出血的風險會增加。非類固醇抗發炎藥可能會增加心血管事件的風險，並可能導致體液留滯，有時還會導致腎臟疾病。

　　非類固醇抗發炎藥引起的體液留滯可能會使血壓上升，這種影響若未被識別並導致強化抗高血壓治療（處方級聯）。因此，當老年人血壓升高時，應注意使用非類固醇抗發炎藥的情況，尤其是非處方的止痛退燒藥。

　　與其他非類固醇抗發炎藥相比，選擇性環氧合酶 -2 阻斷劑，如，塞利克西（celecoxib）引起的胃腸道刺激和血小板抑制較少，但仍有胃腸道出血的風險，尤其是對於服用苯甲香豆醇（warfarin）或阿斯匹靈（aspirin）（即使是低劑量）的患者以及發生過胃腸道事件的患者。選擇性環氧合酶 -2 阻斷劑似乎會增加心血管事件的風險，但風險可能因藥物而異，應謹慎使用它們。選擇性環氧合酶 -2 阻斷劑對腎臟的影響與其他非類固醇抗發炎藥相當。

　　解熱鎮痛藥的使用，老年人應盡可能使用風險較低的替代品，例如，乙醯氨酚、外用二克氯吩（diclofenac）凝膠。如果非類固醇抗發炎藥用於老年人，則應使用最低有效劑量，並應經常審查是否持續需要。如果長期使用此類抗炎藥，應密切監測血清肌酐和血壓，尤其是有其他危險因素，如，心衰竭、腎功能不全、肝硬化腹水、血容量不足與使用利尿劑。必要時應考慮同時使用胃的保護藥，例如，質子泵抑製劑（ppi）或米索前列醇（misoprostol）。

（二）抗凝劑

　　年齡可能會增加對苯甲香豆醇（warfarin）抗凝作用的敏感性，應小心給藥和常規監測，降低老年人服用的出血風險。此外，由於藥物與苯甲香豆醇的相互作用很常見，因此在添加新藥或停用舊藥時需要進行更密切

的監測；如果患者服用多種藥物，應諮詢醫師或藥師相關藥物交互作用。還應監測患者苯甲香豆醇與食物、酒精、非處方藥和補充劑的交互作用。與苯甲香豆醇相比，較新的抗凝劑，如，普栓達®（dabigatran）、里先安®（Edoxaban）、利伐沙班（rivaroxaban）、阿派沙班（apixaban），可能更容易給藥，藥物間相互作用和食物間相互作用更少。與苯甲香豆醇相比，新型抗凝劑在降低心房顫動患者中風和顱內出血風險的效果相同或更有效，但仍會增加老年人的出血風險，尤其是腎功能受損的患者。

（三）抗抑鬱藥

抗抑鬱藥擇性血清素回收抑制劑（SSRIs）、正腎上腺素與血清素回收抑制劑（SNRIs）與三環類抗抑鬱藥（TACs）都會增加老年人跌倒和低鈉血症的風險。擇性血清素回收抑制劑與複方再攝取抑製劑抗抑鬱效果與三環類抗抑鬱藥一樣有效，但副作用較小，臨床上常使用。年長者服用下列藥物時，照顧者須特別注意。

1. 吡咯希定（paroxetine）比其他 SSRI 更鎮靜，具有抗膽鹼能作用，抑制肝細胞色素酶活性，可能影響多種藥物的代謝，包括泰莫西芬（tamoxifen）、一些抗精神病藥、抗心律不整藥和 TCA。
2. 西他普蘭（citalopram）與右旋西猷普蘭（escitalopram）可能導致心搏 qt 間期延長，老年人的劑量應嚴加注意。
3. 凡拉費新（venlafaxine）與度洛西汀（duloxetine）可能會導致血壓上升。
4. 米達紗賓（mirtazapine）可能刺激食慾／體重增加。
5. 施特瓦林（sertraline）可能導致腹瀉。

（四）降血糖藥

因為老年人的腎臟清除率降低，格力本（glyburide）與格胰比瑞（glimepiride）等磺脲類藥物引起的低血糖風險，可能會隨著年齡的增長而增加。

二甲二脈（metformin）可增加周邊組織對胰島素的敏感性，單獨或與磺脲類藥物聯合使用可有效控制血糖，導致乳酸性酸中毒的風險隨著腎功能損害程度和患者年齡的增加而增加。有症狀的心衰竭是禁忌症。

可拿糖膜衣錠 ®（canagliflozin）、釋多糖持續性藥效膜衣錠 ®（dapagliflozin）與恩排糖膜衣錠 ®（empagliflozin）等鈉－葡萄糖協同轉運蛋白 2 抑製劑（sodium-glucose cotransporter 2 inhibitors, sglt-2 inhibitors）會增加尿路感染、眞菌感染和低血容量伴姿態性低血壓的風險，腎功能受損的患者應避免使用。

（五）抗高血壓藥

在許多老年人中，可能需要降低抗高血壓藥的起始劑量，以降低不良反應的風險；然而，臨床上對於大多數患有高血壓的老年人來說，是以達到血壓目標需要標準劑量和多藥治療。居家照護應監測坐姿和站立血壓，特別是在使用多種降壓藥時，以檢視是否存在會增加跌倒和骨折風險的姿態性性低血壓。對於老年人來說，動態或家庭血壓監測也可能比門診血壓更準確，因爲許多老年人患有白袍症候群（在醫生辦公室時血壓升高），或隱匿性高血壓（在醫生辦公室時血壓降低）。

（六）抗帕金森藥物

老年人的左旋多巴（Levodopa）清除率降低，他們更容易發生藥物的不良反應，尤其是姿態性低血壓和精神錯亂。因此，老年人應給予較低的左旋多巴起始劑量，並仔細監測不良反應。服用左旋多巴時出現神智不清的患者，也可能無法耐受普拉克索（pramipexole）、力必平 ®（ropinirole）等多巴胺致效劑。由於患有帕金森症的老年人也可能同時出現認知功能的症狀，因此應避免使用具有抗膽鹼作用的藥物，如，二苯安明（diphenhydramine）、崙和費定（trihexyphenidyl）。

（七）抗焦慮藥和安眠藥

在使用安眠藥之前，應尋找並控制可治療的失眠原因，並先嘗試非藥物措施，例如認知行爲療法和睡眠衛生，例如，避免含咖啡因的飲料、限制白天小睡、調整就寢時間。如果它們無效，低劑量的唑匹淀（zolpidem）、順眠膜衣錠 ®（eszopiclone）與納力波隆（zaleplon）等非苯二氮平類催眠藥是短期使用的選擇。非苯二氮平類與苯二氮平類藥物與

老年人認知障礙、譫妄、跌倒、骨折和機動車碰撞的風險增加有關，應避免用於治療失眠。苯二氮平類藥物可能適用於治療老年人的焦慮或驚恐發作。

　　不推薦使用二苯安明（diphenhydramine）、亥多西任（hydroxyzine）等抗組胺藥作為抗焦慮藥或催眠藥，因為它們具有抗膽鹼能作用，並且對鎮靜作用的耐受性會迅速發展。

（八）利尿劑

　　較低劑量的噻嗪類利尿劑（thiazide）可有效控制許多老年人的高血壓，並且與其他利尿劑相比，發生低鉀血症和高血糖的風險較低。

　　保鉀利尿劑可能產生鉀離子偏高，症狀包括感覺異常、心跳不規律、呼吸急促、手腳或嘴唇麻木感等副作用。因此，老年人使用保鉀利尿劑時必須注意身體狀況，特別是當這些利尿劑與卡特普（captopril）等血管緊張素轉換酶抑製劑或諾莎坦（losartan）等血管緊張素受體阻斷劑一起使用時，或者當患者腎功能受損時。

結語

　　「藥即是毒」、「藥可以治病亦可致命」，提供居家照顧服務時，應向照顧對象與同住家人提醒用藥安全的重要性，遇用藥安全的問題，應向醫師或藥師諮詢。

參考文獻

吳孟霖、黃書澐、陳俞沛（2016）。淺談中藥用藥安全及中，西藥交互作用。台灣老年醫學暨老年學雜誌，*11*(1)，1-15。
藥物食品安全週報第919期：https://www.fda.gov.tw/Tc/PublishOther EpaperContent.aspx?id=1454&tid=4298&r=1717355618
徐天威、朱哲生、潘志泉（2020）。抗精神病藥物於老年人的使用。臨床

醫學月刊，*85*(2)，74-80。

財團法人醫院評鑑暨醫療品質策進會。用藥安全。https://www.jct.org.tw/cp-182-2905-3b1c5-1.html

陳人豪、嚴崇仁（2003）。老年人之生理變化與檢驗數據判讀。台灣醫學，*7*(3)，356-363。

黃盈翔、盧豐華（2003）。老年人之用藥原則。台灣醫學，*7*(3)，385-395。

蔡咏蓁、蔡東湖（2008）。中草藥與藥物交互作用。當代醫學，(413)，216-220。

衛生福利部食品藥物管理署藥證查詢系統：https://info.fda.gov.tw/mlms/H0001.aspx

賴秀昀，黃國晉、陳慶餘（2006）。老年人與代謝症候群。基層醫學，*21*(9)，239-243。

劉力幗（2020）。老年用藥總論。臨床醫學月刊，*85*(3)，149-153。

2019 American Geriatrics Society Beers Criteria® Update Expert Panel, Fick, D. M., Semla, T. P., Steinman, M., Beizer, J., Brandt, N., ... & Sandhu, S. (2019). American Geriatrics Society 2019 updated AGS Beers Criteria® for potentially inappropriate medication use in older adults. *Journal of the American Geriatrics Society*, *67*(4), 674-694.

Aalami, O. O., Fang, T. D., Song, H. M., & Nacamuli, R. P. (2003). Physiological features of aging persons. *Archives of Surgery*, *138*(10), 1068-1076.

Amarya, S., Singh, K., & Sabharwal, M. (2018). Ageing process and physiological changes. In G. D'Onofrio, D. Sancarlo, & A. Greco (Eds.), *Gerontology*. IntechOpen. https://www.intechopen.com/chapters/60564.

Chang, C. B., Lai, H. Y., Hwang, S. J., Yang, S. Y., Wu, R. S., Chang, L. Y., ... & Chan, D. C. (2019). The updated PIM-Taiwan criteria: a list of potentially inappropriate medications in older people. *Therapeutic Advances in Chronic Disease*, *10*, 2040622319879602.

Elmadfa, I., & Meyer, A. L. (2008). Body composition, changing physiological functions and nutrient requirements of the elderly. *Annals of Nutrition and*

Metabolism, *52*(Suppl. 1), 2-5.

Lee, H., Baek, Y. H., Kim, J. H., Liao, T. C., Lau, W. C., Man, K. K., ... & Shin, J. Y. (2023). Trends of polypharmacy among older people in Asia, Australia and the United Kingdom: a multinational population-based study. *Age and Ageing*, *52*(2), afad014.

Liao, Y. H., Chen, L. Y., Liao, K. M., & Chen, C. Y. (2020). Drug safety of benzodiazepines in Asian patients with chronic obstructive pulmonary disease. *Frontiers in Pharmacology*, 11, 592910.

Ruscin, M., & Linnebur, S. Drug therapy in older adults. https://www.msdmanuals.com/professional/geriatrics/drug-therapy-in-older-adults

國家圖書館出版品預行編目資料

提升自我照顧能力／王蕙婷，江禹嫻，李巧
　彥，李明明，林志遠，徐尚為，孫國丁，張
　志隆，張家瑜，陳明安，黃庭偉，黃雅文，
　黃曉令，楊忠一，劉映彤，羅伊婷著．－－
　初版．－－臺北市：五南圖書出版股份有限
　公司，2024.04
　面；　公分
　ISBN 978-626-393-130-5（平裝）

1.CST：失能　2.CST：健康照護　3.CST：自
　我照護

419.7　　　　　　　　　　　113002354

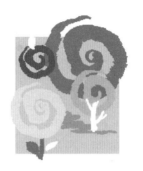

5JOS

提升自我照顧能力

主　　　編 ― 羅伊婷

作　　　者 ― 王蕙婷、江禹嫻、李巧彥、李明明、林志遠
　　　　　　　徐尚為、孫國丁、張志隆、張家瑜、陳明安
　　　　　　　黃庭偉、黃雅文、黃曉令、楊忠一、劉映彤
　　　　　　　羅伊婷（依姓名筆畫排序）

發 行 人 ― 楊榮川

總 經 理 ― 楊士清

總 編 輯 ― 楊秀麗

副總編輯 ― 王俐文

責任編輯 ― 金明芬

封面設計 ― 徐碧霞

出 版 者 ― 五南圖書出版股份有限公司

地　　　址：106臺北市大安區和平東路二段339號4樓

電　　　話：(02)2705-5066　　傳　　真：(02)2706-6100

網　　　址：https://www.wunan.com.tw

電子郵件：wunan@wunan.com.tw

劃撥帳號：01068953

戶　　　名：五南圖書出版股份有限公司

法律顧問　林勝安律師

出版日期　2024年4月初版一刷

定　　價　新臺幣600元